Rudolf Hörmann

Schilddrüsenkrankheiten

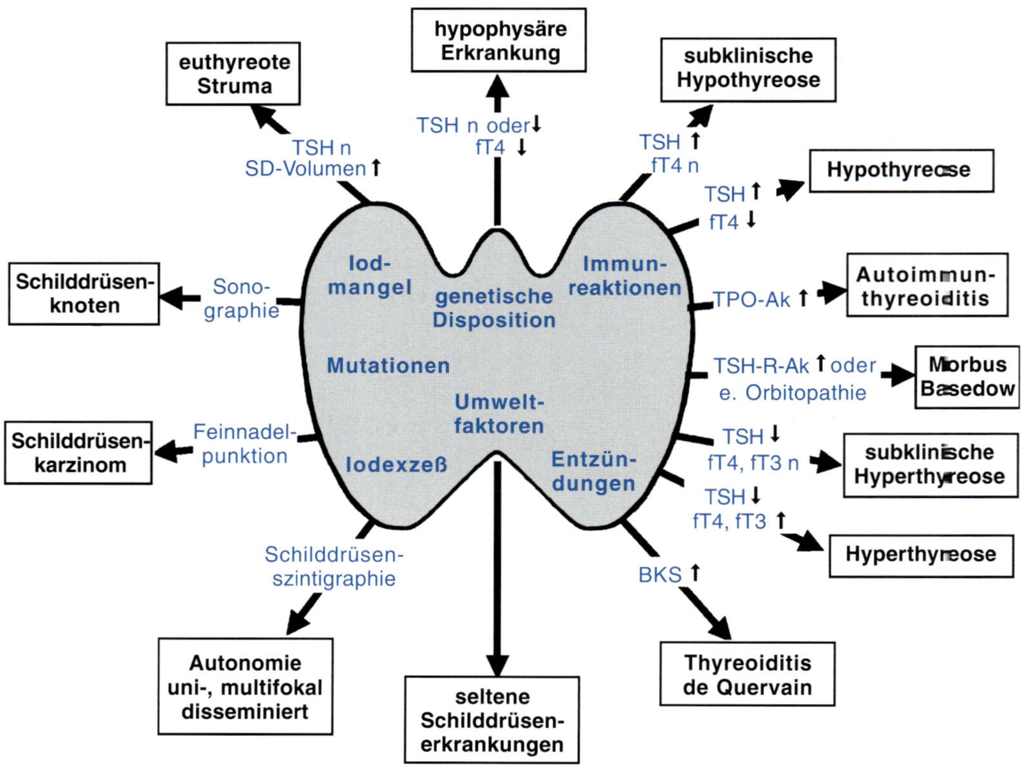

hypophysäre Erkrankung
euthyreote Struma
subklinische Hypothyreose
Hypothyreose
Autoimmun-thyreoiditis
Morbus Basedow
subklinische Hyperthyreose
Hyperthyreose
Thyreoiditis de Quervain
seltene Schilddrüsen-erkrankungen
Autonomie uni-, multifokal disseminiert
Schilddrüsen-karzinom
Schilddrüsen-knoten
TSH n oder ↓ fT4 ↓
TSH n SD-Volumen ↑
TSH ↑ fT4 n
TSH ↑ fT4 ↓
TPO-Ak ↑
TSH-R-Ak ↑ oder e. Orbitopathie
TSH ↓ fT4, fT3 n
TSH ↓ fT4, fT3 ↑
BKS ↑
Schilddrüsen-szintigraphie
Feinnadel-punktion
Sono-graphie
Iod-mangel
genetische Disposition
Immun-reaktionen
Mutationen
Umwelt-faktoren
Iodexzeß
Entzün-dungen

Blackwell Wissenschaft

Rudolf Hörmann

Schilddrüsenkrankheiten

Leitfaden für Praxis und Klinik

3., aktualisierte und erweiterte Auflage

Mit 35 Abbildungen und 37 Tabellen

Blackwell Wissenschafts-Verlag Berlin · Wien 2001
Boston · Edinburgh · Kopenhagen · London · Melbourne · Oxford · Tokio

Blackwell Wissenschafts-Verlag GmbH
Kurfürstendamm 57, D-10707 Berlin
Firmiangasse 7, A-1130 Wien

Blackwell Science Ltd
Osney Mead, Oxford, OX2 0EL, UK
25 John Street, London WC1N 2BL, UK
23 Ainslie Place, Edingburgh EH3 6AJ, UK

Munksgaard International Publishers Ltd
35 Nørre Søgade
1016 Kopenhagen K, Dänemark

Blackwell Science, Inc.
Commerce Place, 350 Main Street
Malden, Massachusetts 02148 5018, USA

Blackwell Science KK
MG Kodemmacho Building, 3F
7–10, Kodemmacho Nihonbashi,
Chuo-ku, Tokio 103-0001, Japan

Blackwell Science Asia Pty Ltd
54 University Street,
Carlton, Victoria 3053, Australien

Anschrift des Autors:

Prof. Dr. med. Rudolf Hörmann
Kreiskrankenhaus Lüdenscheid
Internistisches Zentrum
Allgemeine Innere Medizin mit
Endokrinologie und Gastroenterologie
Paulmannshöher Straße 14
58515 Lüdenscheid

Gewährleistungsvermerk:
Die Medizin ist eine Wissenschaft mit ständigem Wissenszuwachs. Forschung und Weiterentwicklung klinischer Verfahren erschließen auch gerade in der Pharmakotherapie veränderte Anwendungen. Die Verfasser dieses Werkes haben sich intensiv bemüht, für die verschiedenen Medikamente in den jeweiligen Anwendungen exakte Dosierungshinweise entsprechend dem aktuellen Wissensstand zu geben. Diese Dosierungshinweise entsprechen den Standardvorschriften der Hersteller. Verfasser und Verlag können eine Gewährleistung für die Richtigkeit von Dosierungsangaben dennoch nicht übernehmen. Dem Praktiker wird dringend empfohlen, in jedem Anwendungsfall die Produktinformation der Hersteller hinsichtlich Dosierungen und Kontraindikationen entsprechend dem jeweiligen Zeitpunkt der Produktanwendung zu beachten.

Die Deutsche Bibliothek – CIP Einheitsaufnahme

Hörmann, Rudolf: Schilddrüsenkrankheiten: Leitfaden für Praxis und Klinik / Rudolf Hörmann. – 3., aktualisierte und erw. Aufl. – Berlin; Wien [u.a.]: Blackwell Wiss.-Verl., 2001
ISBN 3-89412-453-9

e-mail: verlag@blackwis.de
Internet: http://www.blackwell.de

ISBN 3-89412-453-9 • Printed in Germany

Einbandgestaltung: unter Verwendung einer Abbildung des Autors
Satz: schwarz auf weiss, Berlin
Druck und Bindung: Druckhaus „Thomas Müntzer", Bad Langensalza

Gedruckt auf chlorfrei gebleichtem Papier

Vorwort

Schilddrüsenerkrankungen sind eine Volkskrankheit. Das Thema berührt viele Patienten und Ärzte. In den letzten Jahren sind die Untersuchungsmethoden bei Erkrankungen der Schilddrüse einfacher und zuverlässiger, aber auch differenzierter geworden. Jedoch muß in der Praxis eine patientenorientierte Betrachtung im Vordergrund stehen, die von der Anamnese und Untersuchung des Schilddrüsenkranken ausgeht. Dies kann bei einem Patienten eine Beschränkung auf wenige Untersuchungsmethoden bedeuten, bei einem anderen eine umfangreiche Diagnostik einschließlich moderner Gentests erfordern.

Unser Wissen über Erkrankungen der Schilddrüse hat sich durch Erkenntnisse der molekularen Grundlagenforschung, Fortschritte der Labortechnik und klinische Studien stark erweitert. Die erweiterten diagnostischen Möglichkeiten finden ihre Entsprechung in einer Differenzierung der Therapiestrategien. Dies gilt für die Strumatherapie gleichermaßen wie für die Behandlung einer Hyperthyreose, Thyreoiditis oder eines Schilddrüsenkarzinoms. Die symptomorientierte Behandlung wird, wenn immer möglich, durch eine ätiopathogenetisch ausgerichtete, evidenzgestützte Therapiewahl ersetzt, die sich nach der unterschiedlichen Entstehung und Prognose der spezifischen Schilddrüsenerkrankung richtet. Noch unzureichend genutzt werden auch die Möglichkeiten einer Krankheitsprävention, wofür sich gerade Erkrankungen der Schilddrüse in besonderer Weise eignen.

Das Buch ist als Leitfaden für die Praxis gedacht und sollte auch dem Nichtspezialisten einen verständlichen, übersichtlich gegliederten und raschen Zugang zu Diagnose und Therapie von Schilddrüsenkrankheiten vermitteln. Hauptanliegen ist es, die wesentlichen Entscheidungskriterien für ein differenziertes Vorgehen in einfacher und konkreter Weise darzustellen.

In diesem Sinne wünscht sich der Autor einen nutzbringenden Gebrauch des Buches in der alltäglichen Praxis.

In der dritten Auflage, die dank der regen Nachfrage bereits nach kurzer Zeit erscheint, wurde eine Aktualisierung auf den neuesten Stand vorgenommen und werden einige seltenere Krankheitsbilder noch etwas ausführlicher beschrieben. Der Charakter des Leitfadens und Handbuches bleibt jedoch gewahrt.

Ich danke all denjenigen, die durch ihre Unterstützung und Anregungen zum Erfolg des Buches beigetragen haben.

Lüdenscheid, im Herbst 2000

Rudolf Hörmann

Inhaltsverzeichnis

3 Spezielle Fragestellungen in verschiedenen Lebensabschnitten

4 Schilddrüse und wichtige Organfunktionen

1 Erkrankungen der Schilddrüse

1.1 Struma

1.1.1 Definition

Als Struma wird eine ***Vergrößerung der Schilddrüse*** bezeichnet. Anstelle der früher üblichen klinischen Kriterien der Weltgesundheitsorganisation wird heute die objektive sonographische Volumetrie der Definition zugrunde gelegt. Überschreitet das *Schilddrüsenvolumen* bei der erwachsenen Frau 18 ml, beim erwachsenen Mann 25 ml bzw. bei Kindern den altersentsprechenden Referenzwert spricht man von einer Struma. Wir unterscheiden eine diffuse Organvergrößerung *(Struma diffusa)* und eine knotige Form *(Struma nodosa).*

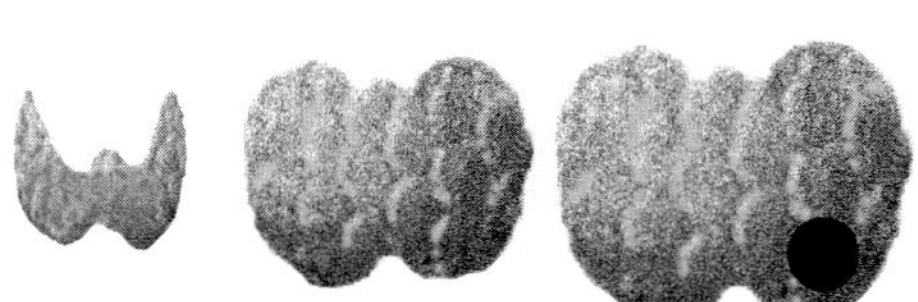

Abb. 1 Formen der Struma

Epidemiologie

Die *Strumaprävalenz* der deutschen Bevölkerung ist nach objektiven, sonographischen Kriterien höher als früher auf Grund klinischer Untersuchungen angenommen wurde. Sie wurde in jüngsten Populationsstudien mit 50 % im Jugend- und Erwachsenenalter und 20 % im Kindesalter ermittelt. Frauen sind etwas häufiger betroffen als Männer. Mit zunehmendem Lebensalter kommt es zu einer Zunahme des Schilddrüsenvolumens und vermehrtem Auftreten von Knotenbildungen in der Schilddrüse (20–30 %). Es finden sich regionale Unterschiede, jedoch kein ausgeprägtes Süd-Nord-Gefälle der Strumahäufigkeit.

1.1.2 Ursachen

Die bei weitem häufigste Ursache einer Struma ist der ***alimentäre Iodmangel***. Andere Ursachen sind selten, jedoch im Rahmen der Ausschlußdiagnostik bedeutsam. Ein länger bestehender Iodmangel führt zu Knotenbildungen (Struma nodosa). Auch in einer nicht wesentlich vergrößerten Schilddrüse sind häufig sonographisch bereits fokale Läsionen und knotige Veränderungen nachweisbar.

Pathogenese der Iodmangelstruma

Die Entstehung der **Iodmangelstruma** wurde lange Zeit über einen initialen Abfall der Hormonsynthese der Schilddrüse als direkte Folge des Iodmangels und einen kompensatorischen Anstieg des hypophysären TSH mit trophischer Wirkung auf die Thyreozyten und konsekutiver Auslösung des Strumawachstums erklärt. Heute wird anderen Mechanismen entscheidende Bedeutung bei

Tab. 1 Ursachen der Struma
Häufig (ca. 90 %)
• alimentärer Iodmangel
Seltener
• Autonomie der Schilddrüse
• Morbus Basedow
• Hashimoto-Thyreoiditis
• andere Thyreoiditiden (z. B. subakute Thyreoiditis de Quervain)
• Tumoren, Zysten
• Schwangerschaft
• Medikamente (Thyreostatika, Lithium)
Sehr selten
• angeborene Enzymdefekte
• TSH-Rezeptormutationen
• TSH-produzierender Hypophysentumor
• Schilddrüsenhormonresistenz
• Riedel-Struma
• Lymphome, Metastasen
• Akromegalie
• Hodentumoren
• Amyloidose
• Andere Erkrankungen z. B. granulomatöse Systemerkrankungen
• strumigene Nahrungsfaktoren (Thiocyanat, Perchlorat, Nitrat)
• Selenmangel, Zinkmangel

der Strumaentstehung zugesprochen, insbesondere **lokalen Wachstumsfaktoren** (IGF-I, IGF-II, IGF-Bindungsproteinen, EGF, bFGF, TGF-α, TGF-β) und **Iodlipiden** (δ-Iodlakton). Diese werden durch den intrathyreoidalen Iodgehalt reguliert. Physiologisch besteht eine komplexe Autoregulation. Bei Iodmangel ist das Gleichgewicht zwischen wachstumsstimulierenden und wachstumshemmenden Faktoren gestört. Die Bildung des Proliferationsfaktors IGF-I durch den Thyreozyten selbst, die physiologischerweise durch Iod gehemmt wird, ist erhöht. Die Synthese von iodierten Arachidonsäurederivaten (Iodlaktonen), denen eine wachstumsinhibierende Wirkung (u. a. durch die Hemmung der Proteinkinase C) zugeschrieben wird, ist dagegen vermin-

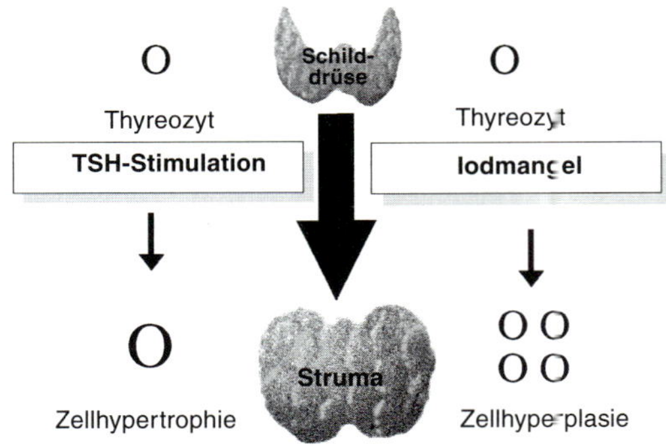

Abb. 2 Pathogenese der Struma

dert. Außerdem kommt es bei Iodmangel zu einer **Sensibilisierung**, d. h. einem verstärkten Ansprechen des Thyreozyten gegenüber der trophischen Wirkung von TSH. Weniger gut untersucht sind bisher Veränderungen der Apoptoserate in Strumen. **Genetisch determinierte Faktoren**, über die bisher wenig bekannt ist (ein Kandidatengen ist der Natriumiodid-Symporter), und **Belastungssituationen** (Schwangerschaft, Stillzeit, Pubertät) modulieren die individuellen Auswirkungen des ubiquitären Iodmangels und begünstigen das Auftreten einer Struma beim Einzelnen. Sogar das Wachstumsverhalten der einzelnen Thyreozyten in einer Struma ist durchaus heterogen. Bei Iodmangel verstärkt proliferierendeThyreozyten scheinen in besonderer Weise anfällig für das Neuauftreten von Mutationen, insbesondere in den kodierenden Gensequenzen des TSH-Rezeptors und nachgeschalteter G-Proteine. Die Mutation führt über die Daueraktivierung der Zelle zu einem nicht mehr ausreichend regulierbarem, unabhängigen verstärkten Wachstum dieser Zellklone und längerfristig zur Entstehung von Knoten (autonomen Adenomen) in der Iodmangelstruma *(s. Hyperthyreose, S. 19)*. Der Wachstumsprozeß der Schilddrüse ist insgesamt ein komplexes multifaktorielles Geschehen. Wir unterscheiden eine durch die Iodverarmung verursachte **Hyperplasie** (Vermehrung der Schilddrüsenzellen) und eine TSH-vermittelte **Hypertrophie** (Vergrößerung des Thyreozyten). Auch besteht eine **parakrine Interaktion** der Thyreozyten mit dem umliegenden Bindegewebe und Gefäßsystem.

1.1.3 Klinische Symptome

Kleine Strumen müssen noch keine klinische Symptomatik verursachen. Bei zunehmendem Wachstum der Schilddrüse kommt es durch mechanische Beeinträchtigung der Nachbarorgane zu verstärkten Beschwerden im Halsbereich.

Die Iodmangelstruma geht üblicherweise mit einer *euthyreoten* Stoffwechsellage einher (Ausnahme: extremer Iodmangel). Besteht eine Funktionsstörung der Schilddrüse, so ist dies als Hinweis auf eine andere Ursache zu werten.

1.1.4 Untersuchungsschema

1.1.4.1 Anamnese

- Familiäre Strumahäufigkeit
- Zeitpunkt des Strumawachstums (Pubertät, Menopause, Schwangerschaft)
- Verlauf des Strumawachstums (langsame/rasch zunehmende Halsverdickung, Knotenbildungen)
- Vorbehandlung (Medikamente, Operation, Radioiodtherapie)
- Risikofaktoren für ein Malignom (Bestrahlung im Halsbereich im Kindesalter)
- Hinweise auf eine Schilddrüsenfunktionsstörung (Änderung des Körpergewichts, kardiale Beschwerden, verändertes Temperaturempfinden, neurologische Auffälligkeiten, psychische Veränderungen, Veränderung der Stuhlgewohnheiten)
- Medikamenteneinnahme (v. a. Iodid, Schilddrüsenhormone, Thyreostatika, Lithium, Interferontherapie)
- Kontrastmittelexposition

1.1.4.2 Körperliche Untersuchung

- Inspektion und Palpation der Schilddrüse
  - Asymmetrie, ausgefülltes Jugulum
  - Größe, Strumagrad, Halsumfang
  - V. a. substernalen Anteil
  - Druckschmerzhaftigkeit
  - Verschieblichkeit
  - Beschaffenheit (weich – derb, knotige Veränderungen)
  - Palpable Knoten (weich – derb, schluckverschieblich)
  - Narbe nach vorausgehender Schilddrüsenoperation
- Komplikationen (Stridor, Heiserkeit, Einflußstauung)
- Lymphknoten
- Augensymptome *(s. endokrine Orbitopathie, S. 48)*
- Pulsfrequenz, Blutdruck
- klinischer Gesamteindruck des Patienten: Euthyreose – Hyperthyreose – Hypothyreose
- allgemeine Untersuchung
- Begleiterkrankungen

Tab. 2 Symptome der Struma
• Häufig keine Beschwerden • Mißempfindungen am Hals, z. B. bei geschlossenem Kragen • Druck, Enge-, Kloßgefühl • Schluckbeschwerden • vermehrtes Räuspern • Schmerzen (bei Thyreoiditis)
Bei ausgeprägter Struma • Luftnot • Stridor • Heiserkeit • obere Einflußstauung

1.1.4.3 Labormethoden

Bei der klinischen Verdachtsdiagnose einer euthyreoten Iodmangelstruma können sich die Laboruntersuchungen auf die *Bestimmung des basalen TSH* beschränken. Der Beleg eines normalen TSH-Wertes ist zur Dokumentation der Euthyreose ausreichend. Nur im Falle des Nachweises eines erniedrigten oder erhöhten TSH-Wertes muß ergänzend die Bestimmung der peripheren Schilddrüsenhormone [fT4, fT3 (alternativ T3)] durchgeführt werden. Antikörperbestimmungen sind bei begründetem Verdacht auf das Vorliegen einer Autoimmunerkrankung als Ursache der Struma (Morbus Basedow, Hashimoto-Thyreoiditis) erforderlich. Die schmerzhafte Thyreoiditis de Quervain ist laborchemisch durch eine starke Beschleunigung der BKS charakterisiert.

- Schilddrüsenfunktionsdiagnostik
  - Bestimmung des basalen TSH (RB: 0,3–4 mU/l), Screeninguntersuchung bei Verdacht auf euthyreote Iodmangelstruma
  - Bestimmung des TSH und der Schilddrüsenhormone [fT4, fT3 (oder T3)] bei Verdacht auf Hyper- oder Hypothyreose *(s. Hyperthyreose, S. 26)*
- Bestimmung von Schilddrüsenautoantikörpern (TPO-Ak, TSH-R-Ak) bei Verdacht auf Morbus Basedow oder Autoimmunthyreoiditis *(s. Hyperthyreose, S. 27)*
- Allgemeine Laborwerte
  - BKS *(s. Thyreoiditis, S. 71)*

1.1.4.4 Sonographie

Die sonographische Untersuchung der Schilddrüse ermöglicht die objektive und zuverlässige *Größenbestimmung* der Struma, *Beurteilung der Binnenstruktur* und den Nachweis von *Knoten* und *fokalen* Veränderungen (mit einer Auflösung im Bereich weniger Millimeter). Mit dem Einsatz der Duplexsonographie läßt sich zusätzlich die *Durchblutung* des Organs und einzelner Knoten darstellen.

- Bestimmung des Schilddrüsenvolumens
  Ausmessung jedes Lappens und Berechnung des Volumens nach der Ellipsoidformel (Länge × Breite × Dicke × 0,5 cm^3) und Addition der Volumina beider Lappen ohne Isthmus
  Referenzwerte: Frauen < 18 ml,
  Männer < 25 ml *(s. Tab. 4)*
- Beurteilung der Organabgrenzung nach kaudal (sub-, retrosternale Struma)
- Beurteilung des Echomusters
  homogen – inhomogen, echonormal – echoarm

diffuse Echoarmut ⇒ Verdacht auf Autoimmunerkrankung der Schilddrüse

- Nachweis von fokalen Läsionen
  - Zyste
  - Knoten
    Größenbestimmung des Knotens
    Beschaffenheit des Knotens
    solide – zystisch, zystische Degeneration
    echoreich – echoarm – echokomplex
    Randbegrenzung scharf – unscharf
    echofreier Randsaum – kein Randsaum
    Verkalkungen des Knotens (Mikro-, Makroverkalkungen)
    grobschollig verkalkter Knoten
    ⇒ (Hinweis auf medulläres Schilddrüsenkarzinom
    (Calcitoninbestimmung)
- Verkalkungen in der Schilddrüse
- Beurteilung der Lymphknoten im Halsbereich
  Beachte: Mit hochauflösenden Geräten werden häufig auch kleine, normale Halslymphknoten dargestellt. Diese weisen meist einen größeren Längsdurchmesser im Verhältnis zu ihrem Querdurchmesser auf.
- ergänzende Beurteilung des Durchblutungsverhaltens der Schilddrüse und einzelner Knoten
  (farbkodierte Dopplersonographie)

- verstärkte Vaskularisation des gesamten Organs

⇒Hinweis auf Basedow-Hyperthyreose (kein Beweis, selten sogar bei Hypothyreose möglich)

- Vaskularisation von Schilddrüsenknoten *(s. S. 84)*
  Eine verstärkte Vaskularisation des echoarmen Randsaumes kommt bei warmen und kalten Knoten vor und erlaubt keine funktionelle Zuordnung. Eine verstärkte zentrale Durchblutung findet sich häufig bei autonomen Adenomen, jedoch auch bei follikulären Neoplasien.

1.1.4.5 Szintigraphie

Die Szintigraphie der Schilddrüse ist eine *funktionsorientierte Untersuchung.* Sie beruht auf der aktiven Aufnahme (Uptake) eines kurzlebigen Radiopharmakons in die Schilddrüse und ermöglicht eine Beurteilung der globalen Anreicherung *(Gesamt-Uptake-Messung)* und *regionalen Aktivitätsverteilung.* Ihre Domäne ist der Beleg einer Autonomie der Schilddrüse und der Nachweis funktionell inaktiver, nicht speichernder Knoten.

Indikation

^{99m}Techenetium/Pertechnetat-Szintigraphie

- Struma nodosa
  (Differenzierung warmer und kalter Knoten)
- Verdacht auf Autonomie der Schilddrüse (Uptake-Messung, diffuse/fokale Mehranreicherungen, unifokale – multifokale – disseminierte Autonomie, ggf. Suppressionsszintigraphie)
  (s. Hyperthyreose, S. 29)
- Differentialdiagnose einer Hyperthyreose bei Thyreoiditis gegenüber einem M. Basedow
  erniedrigter Uptake bei Thyreoiditis, erhöhter Uptake bei M. Basedow
  (s. Hyperthyreose, S. 29)

^{123}Iod-Szintigraphie

- Verdacht auf dystopes Schilddrüsengewebe
  z. B. Zungengrundstruma, Struma ovarii
- Differentialdiagnose einer mediastinalen Raumforderung

Keine Indikation

- Euthyreote Struma diffusa bei jugendlichen Patienten

Kontraindikation

- Schwangerschaft, Stillen

1.1.4.6 Feinnadelpunktion

Die einfach durchzuführende und komplikationsarme Feinnadelpunktion mit Gewinnung einer Aspirationszytologie stellt das wichtigste diagnostische Hilfsmittel zur *Dignitätsbeurteilung* von Schilddrüsenknoten dar.

Indikation

- Szintigraphisch kalter Knoten > 1 cm
  (s. Feinnadelpunktion, S. 85, 174)

1.1.4.7 Ergänzende Untersuchungen

Bei großen Strumen sind häufig zusätzliche Untersuchungen zur Beurteilung bereits eingetretener *Komplikationen* mit Beeinträchtigung der Nachbarorgane durch die Struma notwendig und für die Therapieentscheidung hilfreich.

- Tracheazielaufnahme
  (Einengung, Verlagerung der Trachea?)
- Thoraxröntgenaufnahme
  (substernale Struma? Lage der Trachea?)
- Saug- und Preßversuch der Trachea
  (Tracheomalazie?)
- Lungenfunktion
  (funktionell wirksame Trachealstenose?)
- Computertomographie, MRT des Thorax
  (retrosternale Struma?)

Beachte: Kontrastmittelgabe ist bei Gefahr der Auslösung einer iodinduzierten Hyperthyreose zu vermeiden.

- HNO-ärztliche Untersuchung (Funktionsprüfung der Nn. recurrentes)
- Ösophagusbreischluck (Verlagerung des Ösophagus? Differentialdiagnose anderer Ursachen einer Schluckstörung, z. B. eines Zenkerschen Divertikels)

1.1.5 Diagnose

Die aus therapeutischen Gründen wichtige *Frühdiagnose* der Struma muß sich in entscheidender Weise auf den Einsatz des bildgebenden Verfahrens der Sonographie stützen, da die klinische Untersuchung in Abhängigkeit von den anatomischen Verhältnissen häufig zu einer Unter- bzw. Überschätzung der wahren Größe der Schilddrüse führt. Nur die Sonographie ermöglicht eine objektive Größenbestimmung der Struma und frühzeitige Erkennung kleiner fokaler Gewebeläsionen.

Bei deutlicher Vergrößerung der Schilddrüse kann die Diagnose einer Struma klinisch gestellt werden und bereitet an sich keine Schwierigkeiten. Die Zuordnung zu einer ***Struma diffusa*** bzw. ***Struma nodosa*** und die *klinische Stadieneinteilung* der Struma nach der WHO-Klassifikation (Grad I–III) dient der orientierenden Befundbeschreibung (Tab. 3).

Tab. 3 Klassifikation der Struma nach klinischen Stadien (WHO)

0	keine Struma
I a	tastbare, aber nicht sichtbare Struma
I b	tastbare und bei zurückgebeugtem Kopf eben sichtbare Struma
II	sichtbare Struma
III	große sichtbare Struma

Dies ist jedoch heute allein nicht mehr ausreichend und bedarf in jedem Falle der Ergänzung durch die *objektive sonographische Beurteilung* der Schilddrüse, die eine quantitative Angabe zur Organgröße (Schilddrüsenvolumen) und genaue Beschreibung und Dokumentation eines Schilddrüsenknotens enthalten muß.

Werden die altersabhängigen und geschlechtspezifischen Referenzwerte für das sonographisch ermittelte Schilddrüsenvolumen überschritten, wird die objektive Diagnose einer Struma gestellt (Tab. 4).

Tab. 4 Schilddrüsenvolumen (Referenzwerte)

Kinder	3– 6 Jahre	< 5 ml
	7–12 Jahre	< 6–12 ml
Jugendliche	13–15 Jahre	< 12–16 ml
	15–18 Jahre	< 16–18 ml
Frauen		< 18 ml
Männer		< 25 ml

Vor Einleitung einer adäquaten Therapie muß eine *weitere Differenzierung* der symptomatischen Diagnose „Struma" nach *ätiologischen* Gesichtspunkten erfolgen. In über 90 % der Fälle liegt der Struma ursächlich ein alimentärer Iodmangel zugrunde. Seltenere Schilddrüsenerkrankungen dürfen jedoch nicht übersehen werden.

Die *diagnostische Abklärung* kann sich in vielen Fällen auf die sorgfältige Anamnese, körperliche Untersuchung, sonographische Untersuchung und Bestimmung des basalen TSH beschränken.
Durch den anamnestisch-klinischen Eindruck einer euthyreoten Stoffwechsellage in Verbindung mit der Bestimmung des basalen TSH ist der Beleg einer Euthyreose und ***Ausschluß einer Fehlfunktion*** der Schilddrüse zuverlässig und kostengünstig zu erreichen.

Die Iodmangelstruma zeichnet sich durch eine echonormale Binnenstruktur aus. Der sonographische Befund einer diffusen Verminderung der Echogenität des Schilddrüsengewebes läßt daher die Dia-

Tab. 5 Diagnostik bei Struma
• Anamnese: familiäre Belastung, Verlauf, Beschwerden, Medikamente
• Untersuchung: Größe, Beschaffenheit, Konsistenz, Knoten, Komplikationen (Stridor, Heiserkeit)
• Labormethoden: Bestimmung des basalen TSH
• Sonographie: Volumetrie, Binnenstruktur
• ggf. weiterführende Untersuchungen (Schilddrüsenszintigraphie, Feinnadelpunktion)

gnose Iodmangelstruma zweifelhaft erscheinen. Sie begründet den Verdacht auf eine bestehende Autoimmunerkrankung der Schilddrüse, dem durch die Bestimmung von TSH, fT4, fT3 (oder T3), TSHR-Ak und TPO-Ak weiter nachgegangen werden muß.

Fokale Veränderungen und *Schilddrüsenknoten* lassen sich mit der heutigen sonographischen Technik, die eine sehr hohe Auflösung ermöglicht (1–3 mm), nachweisen. Bei kleineren Läsionen unter 1 cm wird in der Regel eine sonographische Verlaufskontrolle nach 3 bis 6 Monaten, anschließend in jährlichen Abständen und unabhängig von einem Zeitintervall bei vermeintlicher Wachstumstendenz ausreichen. Eine *weitere diagnostische Abklärung* ist ab einer Knotengröße von 1 cm angezeigt. Die Schilddrüsenszintigraphie erlaubt die prognostisch wichtige Unterteilung in mehrspeichernde, sog. ***warme***, und vermindert speichernde, sog. ***kalte Knoten***. Eine erhöhte *Malignitätsrate* weisen echoarme, szintigraphisch kalte Knoten auf.

Tab. 6 Malignomrisiko von Schilddrüsenknoten	
• szintigraphisch heißer Knoten	< 1 %
• sonographisch echoarmer und szintigraphisch kalter Knoten	> 6 %

In Anbetracht der hohen Prävalenz von *benignen* Schilddrüsenknoten in der deutschen Bevölkerung (ca. 20–30 %) ist es eine schwierige Aufgabe, das seltene Vorliegen eines *Schilddrüsenkarzinoms* zu erkennen.

Den entscheidenden Beitrag zur Dignitätsbeurteilung von Schilddrüsenknoten und damit zur Vermeidung unnötiger Schilddrüsenoperationen leistet die Feinnadelpunktion. In geübten Händen wurden eine Sensitivität und Spezifität im Bereich von 90 % berichtet. Alle Knoten mit erhöhtem Malignitätsrisiko, insbesondere kalte Knoten > 1 cm, sind einer Feinnadelpunktion zu unterziehen *(s. Schilddrüsentumoren, S. 87)*.

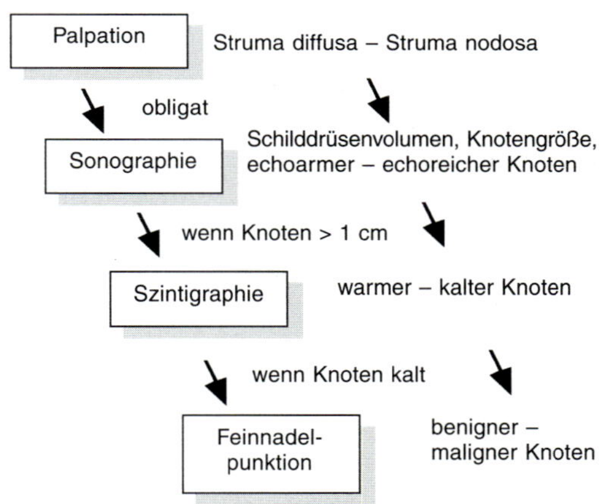

Abb. 3 Diagnostisches Vorgehen bei Struma nodosa

Das Ausmaß einer ***mechanischen Beeinträchtigung*** durch die Struma wird anhand subjektiver Kriterien und objektiver Untersuchungsbefunde (Sonographie, Röntgenaufnahme der Trachea, Ösophagusbreischluck) einzuschätzen sein.

Ein sehr derber („eisenharter") Tastbefund einer vergrößerten schlecht schluckverschieblichen Schilddrüse läßt neben einem Malignom an die seltene **Riedel-Struma** *(s. Thyreoiditis, S. 75)*, denken.

Bei der seltenen **dystopen Lokalisation** einer Struma (Zungengrundstruma, aberrierende laterale Halsstruma, intralaryngeale Struma, intratracheale Struma, retrosternale Struma, mediastinale Struma ohne Verbindung zum eutopen Organ, Struma ovarii) stellt der Nachweis der Fähigkeit zur Iodaufnahme (^{123}Iod-Szintigraphie) das entscheidende diagnostische Kriterium dar. Für retrosternale und mediastinale Strumen wurde eine gehäufte maligne Entartung berichtet. Eine Hyperthyreose oder ein Schilddrüsenkarzinom bei Struma ovarii ist ebenfalls möglich.

1.1.6 Differentialdiagnose

Bei zahlreichen *subjektiven Mißempfindungen* und Beschwerden im Halsbereich, insbesondere dem sehr häufigen Globusgefühl, wird eine Schilddrüsendiagnostik erforderlich. Die Schilddrüsensonographie erlaubt in diesen Fällen die objektive Beurteilung der Lage, Größe und Nachbarschaftsbeziehung der Schilddrüse.

Die Differentialdiagnose wichtiger anderer Ursachen von Mißempfindungen im Halsbereich betrifft in erster Linie das psychogene Globusgefühl, ein Zenkersches Divertikel, Halszysten (mediane Halszyste), Entzündungen und Tumoren benachbarter Organe (HNO-Bereich, Ösophagus), Lymphome und Metastasen.

Die Differentialdiagnose einer *mediastinalen Raumforderung* beinhaltet die retrosternale Struma, die mit und ohne Verbindung zum eutopen Organ vorkommt. Die Diagnose wird mit Hilfe eines ^{123}Iod-Szintigramms gestellt.

1.1.7 Therapie

Die Therapie der Struma richtet sich nach ihrer Ätiologie, Größe und Beschaffenheit, dem Vorhandensein von Knoten, dem Vorliegen mechanischer Komplikationen, der Schilddrüsenstoffwechsellage sowie dem Alter, den Begleiterkrankungen und der Präferenz des Patienten (Abb. 4).

Zur Wahl stehen:

- *medikamentöse Therapie*
  Iodidtherapie
  Schilddrüsenhormontherapie
  Kombinationstherapie aus Iodid und Schilddrüsenhormon
- *chirurgische Strumatherapie*
- *Radioiodtherapie* (nur in ausgewählten Fällen)

Entscheidende Bedeutung kommt einer *Strumaprophylaxe* oder zumindest möglichst *frühzeitigen Behandlung* der Struma zu, da die Rückbildungsfähigkeit der Organvergrößerung begrenzt ist. Am günstigsten sind die Therapieaussichten bei jungen Patienten und kurzem Bestehen der Struma.

Therapieziel kann nicht nur die Rückbildung der Struma sein, die oftmals den Patienten nicht beschwert und keinerlei Symptome verursacht, sondern muß auch eine Verhinderung des weiteren Strumawachstums und der *langfristigen Folgeerkrankungen* des Iodmangels, insbesondere der Knotenbildungen sein. Die Entwicklung eines Schilddrüsenknotens ist dabei durch ein langsames stetes Wachstum gekennzeichnet. Die Hälfte aller Knoten erreicht nach Ablauf von 3 Jahren in der Nachbeobachtung eine sonographisch meßbare Größenzunahme (> 30% des Ausgangsvolumens). Therapeutische Maßnahmen sind daher möglichst kausal (Ausgleich des Iodmangels) und langfristig durchzuführen.

Im Anschluß an die Therapie der Struma ist in jedem Falle eine dauerhafte *Rezidivprophylaxe* durchzuführen, da sonst der Behandlungserfolg nicht aufrechtzuerhalten ist.

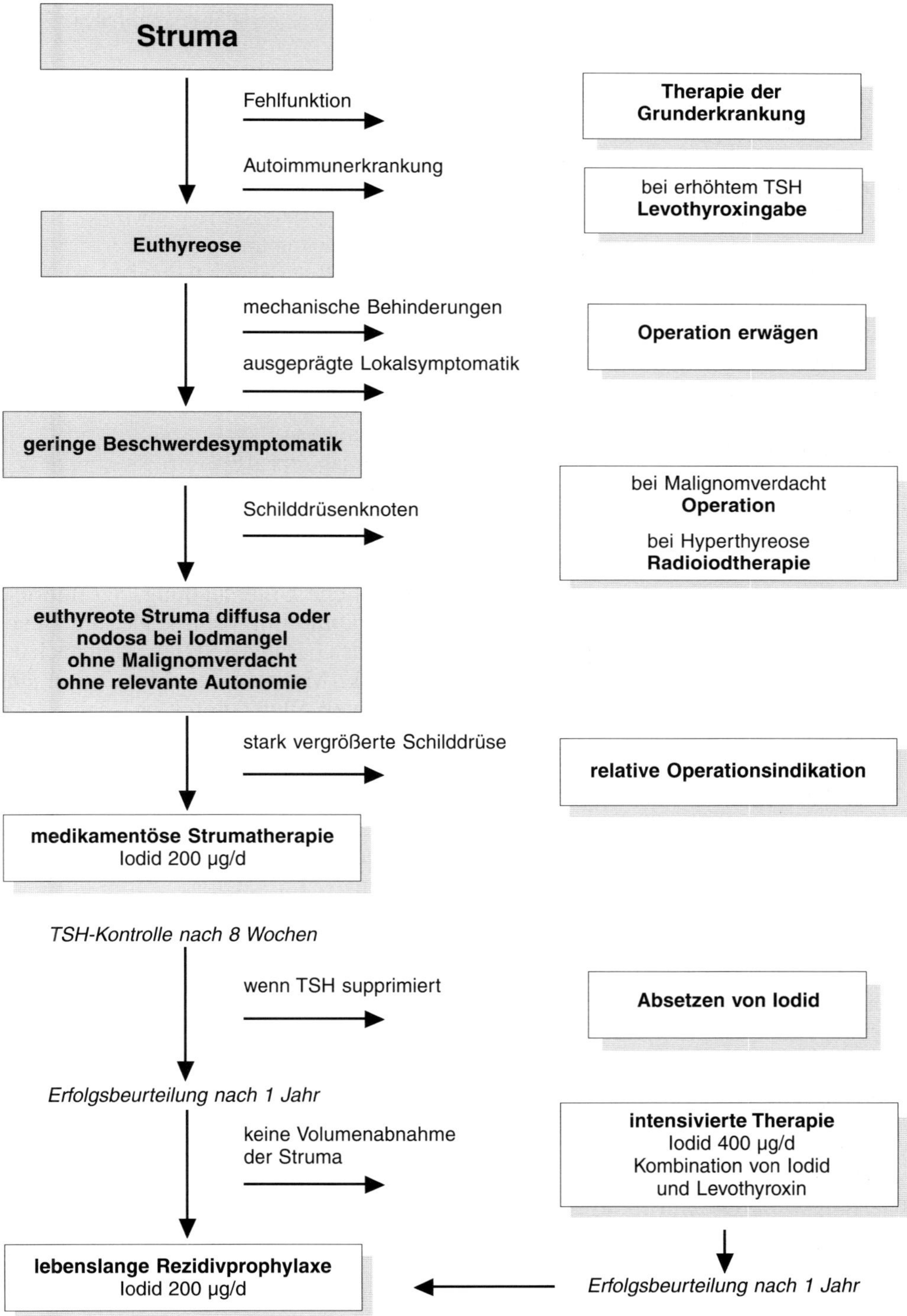

Abb. 4 Therapie der Struma

1.1.7.1 Strumaprophylaxe mit Iodid

Die Iodidprophylaxe ist bei rechtzeitigem und ausreichendem Ausgleich des alimentären Iodmangels sehr effektiv. Die Verwendung von iodiertem Speisesalz im Haushalt als alleinige Maßnahme genügt nicht.

Absolute Indikation
- Zustand nach erfolgreicher Strumatherapie
- Schwangerschaft und Stillzeit
- positive Familienanamnese einer Struma

Relative Indikation
- Kinder und Jugendliche (Strumaprävalenz 20 bzw. 50 %)

Durchführung

• Kinder unter 10 Jahren	100 µg	Iodid/d
• Jugendliche und Erwachsene	100–200 µg	Iodid/d
• in der Schwangerschaft und Stillzeit	200 µg	Iodid/d

1.1.7.2 Medikamentöse Therapie

Eine *volle Rückbildung* der Struma ist nur bei frühzeitigem Therapiebeginn (Kindes- oder Jugendalter) möglich, lange bestehende Strumen sind oft therapieresistent. Die maximal zu erwartende Volumenreduktion beträgt 30–40 %.

Die *Therapiedauer* ist auf 1–2 Jahre zu beschränken mit anschließender Rezidivprophylaxe.

Die *Behandlungen* mit Iodid, Levothyroxin oder einer Iodid-Levothyroxin-Kombination sind in ihrer Wirksamkeit vergleichbar. Die Iodidbehandlung ist als *kausale Therapie* im Sinne eines Ausgleichs des fehlenden Spurenelementes anzusehen und vorzugsweise einzusetzen.

Tab. 7 Differenzierte Therapiewahl bei Struma
Iodid • bei Kindern, Jugendlichen und Erwachsenen mit diffuser Struma und euthyreoter Struma nodosa
Levothyroxin • bei subklinischer Hypothyreose • bei Autoimmunthyreoiditis • bei älteren Patienten (> 50 J.), wenn eine Autonomie der Schilddrüse nicht ausgeschlossen ist
Iodid-Levothyroxin-Kombination • bei Patienten nach Strumaresektion mit kleiner Restschilddrüse und leicht erhöhtem basalen TSH • versuchsweise bei unzureichender Wirksamkeit einer Iodid- oder Levothyroxintherapie

Kontrolluntersuchungen (Anamnese, körperliche Untersuchung, Schilddrüsensonographie mit Volumetrie und Bestimmung des basalen TSH) werden nach 3 bis 6 und 12 Monaten, anschließend in jährlichen Intervallen empfohlen.

Therapie mit Iodid

Bevorzugte Indikation
- Kinder, Jugendliche (sehr gutes Ansprechen)
- Erwachsene unter 40 Jahren
- m. E. ältere Patienten mit Struma diffusa

Absolute Kontraindikation
- Latente oder manifeste Hyperthyreose

Relative Kontraindikation
- Autoimmunerkrankungen der Schilddrüse
- Nachgewiesene Autonomie der Schilddrüse (mit einem Technetium-Uptake > 2 % im Szintigramm unter Suppressionsbedingungen)

Durchführung

- Jugendliche und Erwachsene 200 µg Iodid/d, bei geringem

Ansprechen ⇒ Dosiserhöhung auf 400 µg Iodid/d für 1 Jahr
- in der Schwangerschaft 200 µg Iodid/d
- bei Kinder unter 10 Jahren 100 µg Iodid/d
- bei Kinder über 10 Jahren 100–200 µg Iodid/d

Therapiedauer
Grundsätzlich lebenslange Iodidsubstitution. Therapie und Prophylaxe gehen ineinander über und unterscheiden sich nicht wesentlich.

Nebenwirkungen
Bei Anwendung physiologischer Dosen zur Iodidsubstitution sind sie äußerst selten.
- Anstieg von Schilddrüsenautoantikörpern (TPO-Ak) selten, insbesondere bei vorbestehender Autoimmunerkrankung
- Iodakne (bei höheren Dosen zunehmend)
- Verschlechterung der sehr seltenen Dermatitis herpetiformis Duhring
- keine Iodallergie
  Kontrastmittelunverträglichkeiten gehen auf iodhaltige Verbindungen zurück und stellen keine Iodallergie dar.
  Beachte: Im Rahmen einer Kontrastmitteluntersuchung werden stark supraphysiologische Iodmengen zugeführt und um bis zu 1000fach erhöhte Serumiodidkonzentrationen erreicht, mit dem Risiko der Auslösung einer iodinduzierten Hyperthyreose *(s. Prophylaxe der iodinduzierten Hyperthyreose, S. 109).*

Therapie mit Schilddrüsenhormonen

Bevorzugte Indikation (gegenüber Iodidanwendung)
- Subklinische oder manifeste Hypothyreose bei Autoimmunthyreoiditis
- ältere Patienten (> 50 Jahre), bei denen eine relevante Autonomie nicht ausgeschlossen ist
- Ineffektivität einer einjährigen Iodidtherapie (alleine oder in Kombination mit Iodid)

Absolute Kontraindikation
- Subklinische oder manifeste Hyperthyreose

Relative Kontraindikation
- Nachgewiesene Autonomie der Schilddrüse (mit einem TcTUsuppr. > 2 %)

Durchführung

Überwiegende Verwendung eines reinen Levothyroxinpräparates.
Beachte: T4/T3-Kombinationspräparate werden bei Vorliegen einer Konversionsstörung eingesetzt.
- Dosierung meist 75–125 µg Levothyroxin/d
  individuelle Einstellung und Dosisanpassung
  Zielbereich des TSH 0,4–1 mU/l
  TSH-Kontrolle, ca. 8 Wochen nach Therapiebeginn

Beachte: Eine längerfristige TSH-Suppression ist in der Strumatherapie weder erforderlich noch erwünscht. Sie stellt eine nebenwirkungsbehaftete Übertherapie (manifeste oder subklinische Hyperthyreosis factitia) dar.

Keine Überdosierung stellt eine T4-, fT4-Erhöhung nach vorausgehender Levothyroxineinnahme bei normalem TSH dar.

Therapiedauer
Nach einem Jahr Übergang auf eine reine Iodidprophylaxe, wenn nicht funktionelle Gründe für die Fortführung des Hormonzusatzes sprechen.

Nebenwirkungen
- Thyreotoxicosis factitia
  (TSH supprimiert oder/und T3 erhöht, fT4 und T4 darf nach Levothyroxineinnahme erhöht sein)

- Medikamenteninteraktionen (z. B. mit Antikoagulanzien, Antidiabetika)
- andere Unverträglichkeiten, seltene Allergie auf die Trägersubstanz, nicht auf Hormon selbst
  Beachte: Alternativen der galenischen Zubereitung von Levothyroxin sind von pharmazeutischen Firmen auf Anfrage erhältlich.

Therapie mit einer Kombination von Iodid und Levothyroxin

Pathophysiologisch unterscheiden sich die therapeutischen Ansatzpunkte von Iodid und Levothyroxin.

- Iodid hemmt die Zellproliferation.
- Levothyroxin hemmt die Zellhypertrophie.

Bevorzugte Indikation
- Ausgleich des intrathyreoidalen Iodmangels unter einer Strumatherapie mit Levothyroxin
- Strumarezidivprophylaxe nach Schilddrüsenoperationen (insbesondere bei kleinem Restvolumen)
- subklinische oder manifeste Hypothyreose (nach Strumaoperation bzw. Radioiodtherapie, nicht bei Autoimmunthyreoiditis)
- Ineffektivität einer einjährigen Therapie mit Iodid oder Levothyroxin

Absolute Kontraindikation
- Subklinische oder manifeste Hyperthyreose

Relative Kontraindikation
- Nachgewiesene Autonomie der Schilddrüse
  (mit einem Technetium-Uptake > 2 % im Szintigramm unter Suppressionsbedingungen)
- Autoimmunthyreoiditis
  (hier wird die alleinige Levothyroxingabe bevorzugt)

Durchführung

- Iod-Thyroxin-Kombinationspräparate mit einem Iodanteil von 100 µg oder 150 µg und variablen Dosen von Levothyroxin 50, 70, 75, 100 oder 125 µg (im Handel verfügbar).
  Häufige Wahl: Iodidgehalt von 100–150 µg und Levothyroxinanteil von 70 oder 100 µg
- freie Kombination der beiden Substanzen mit der Möglichkeit einer individuellen Therapieeinstellung
- Einstellung des TSH in den niedrig-normalen Bereich (0,4–1,0 mU/l), keine TSH-Suppression!

Therapiedauer
- Üblicherweise 1 Jahr mit anschließender Umstellung auf eine reine Rezidivprophylaxe (200 µg Iodid/d)
- Langzeittherapie, falls Fortführung des Hormonzusatzes aus funktionellen Gründen indiziert ist.

Nebenwirkungen
Sie ergeben sich aus der Kombination der Einzelsubstanzen *(s. oben).*
- Thyreotoxicosis factitia
- Medikamenteninteraktionen
- Iodakne
- Verschlechterung der sehr seltenen Dermatitis herpetiformis Duhring

Medikamentöse Therapie bei Struma nodosa

Zum therapeutischen Vorgehen bei Schilddrüsenknoten *s. Schilddrüsentumoren, S. 90.*

Unabhängig von der Beeinflußbarkeit des Knotens erfolgt bei euthyreoter Struma nodosa die notwendige Einleitung einer *Strumatherapie* und *Iodidprophylaxe* mit dem Ziel, das Entstehen weiterer Knoten zu verhindern.

Jedoch muß vor Einleitung der medikamentösen Therapie das Vorliegen eines

Schilddrüsenmalignoms oder einer relevanten Autonomie ausgeschlossen sein.

Bei Struma nodosa mit Hinweisen auf eine klinisch *relevante Autonomie,* erkennbar an einem supprimierten TSH oder Technetium-Uptake unter Suppressionsbedingungen über 2 %, ist eine medikamentöse Therapie mit Iodid, Levothyroxin oder einer Kombination der beiden Substanzen nicht mehr möglich. Die Patienten müssen über die Gefahr der Auslösung einer Hyperthyreose durch exzessive Iodzufuhr (z. B. im Rahmen von Kontrastmitteluntersuchungen) aufgeklärt werden.

Benigne, szintigraphisch *kalte Schilddrüsenknoten* zeigen teilweise unter einer TSH-suppressiven medikamentösen Behandlung mit Levothyroxin eine Größenabnahme (kurzzeitige Ansprechrate ca. 30 %, Daten zum Langzeitverlauf fehlen). Eine Größenabnahme des Knotens unter Levothyroxingabe stellt jedoch kein zuverlässiges Kriterium zum Ausschluß eines Malignoms dar.

Bei *Schilddrüsenzysten* wird eine sonographisch kontrollierte Feinnadelpunktion zur möglichst vollständigen Entleerung der Zyste ab einer Größe von 1–1,5 cm durchgeführt, mit zytologischer Untersuchung des Punktates. Nach Entleerung der Zyste wird zum Ausschluß eines seltenen, zystisch imponierenden Schilddrüsenkarzinoms eine zusätzliche Punktion des soliden Anteils der Zystenwand durchgeführt.

Bei nachlaufenden Zysten kann eine *Sklerosierung* (Alkoholinstillation, *s. Schilddrüsentumoren S. 91*) oder *Verklebung* (Fibrinkleber) versucht werden, bei größeren Zysten ist eine operative Sanierung angezeigt.

Besondere Situationen

Struma im hohen Lebensalter
Da häufig bereits knotige Veränderungen bestehen, ist ein individuelles, differenziertes Therapiekonzept erforderlich *(s. Schilddrüse und hohes Alter, S. 129).*

Struma in der Schwangerschaft (s. Schilddrüse und Schwangerschaft, S. 119)

Generelle Empfehlung einer Strumaprophylaxe
- 200 µg Iodid/d

Strumatherapie
- 200 µg Iodid/d bis maximal 300 µg Iodid/d
- bei unzureichender Wirksamkeit frühzeitige kombinierte Therapie mit Iodid (200 µg/d) und Levothyroxin (70–150 µg/d)

Struma bei Morbus Basedow, Autoimmunthyreoiditis und anderen Schilddrüsenentzündungen
Therapie der Grunderkrankung

Strumarezidivprophylaxe nach Strumaresektion
Durchführung in Abhängigkeit von der Größe und Funktion des verbliebenen Restgewebes:

- 200 µg Iodid/d bei normal großer euthyreoter Restschilddrüse
- Kombination von Iodid (100 oder 150 µg/d) und Levothyroxin in einer Dosierung, die das TSH in den niedrig-normalen Bereich senkt, bei kleiner Restschilddrüse (< 10 ml) und hochnormalem bzw. erhöhtem basalen TSH-Spiegel

Kontrolluntersuchungen in jährlichen Intervallen.

Zungengrundstruma
Levothyroxintherapie evtl. in Kombination mit Iodid mit dem Ziel der Substitution einer nichtausreichenden Funktion der Schilddrüse und Größenrückbildung des dystopen Organs.

Retrosternale, mediastinale Struma
Die medikamentöse Strumatherapie ist in der Regel nur eine begleitende Maßnahme,

da primär eine Operationsindikation besteht.

Riedel-Struma (Invasiv-sklerosierende Thyreoiditis) *(s. Thyreoiditis, S. 77)*
Struma bei euthyreoten Schilddrüsenhormonresistenzsyndromen *(s. S. 66)*
Zur Absenkung des kompensatorisch erhöhten TSH in den Normbereich erfolgt die angepaßte Gabe von Levothyroxin, in Kombination mit Iodid zur Strumaprophylaxe.

1.1.7.3 Operative Therapie

Wesentliche Entscheidungskriterien sind die Größe der Struma, die lokale Beschwerdesymptomatik und das Vorliegen kalter Knoten.

Indikation
- Große Struma
  - mit Behinderung der Atemwege, Dyspnoe, Stridor
  - mit radiologischem Nachweis einer erheblichen Einengung der Trachea oder einer Tracheomalazie
  - mit Einengung des Ösophagus und ausgeprägten Schluckstörungen
  - mit erheblicher subjektiver Beeinträchtigung
- Vorliegen eines Schilddrüsenknotens
  - bei klinischem Malignomverdacht (derbe Konsistenz, rasches Wachstum des Knotens, palpabel oder sonographisch signifikant vergrößerte Halslymphknoten, Rekurrensparese auf der Knotenseite)
  - bei großem echoarmen, kalten Knoten (> 4–5 cm)
  - bei bestehendem Knoten (> 2–3 cm) in einer ansonsten unauffälligen Schilddrüse
  - bei zytologischem Malignomverdacht (positiver, dringend verdächtiger oder nicht eindeutiger Befund)
  - mit uni-/multifokaler Autonomie und zusätzlichem kalten Knoten
- Struma mit Funktionsstörung *(s. Hyperthyreose, S. 44)*
- Retrosternale, mediastinale Struma
  Die Operation ist indiziert aus Gründen der Raumforderung und der Notwendigkeit einer histologischen Abklärung bei erhöhtem Malignitätsrisiko.

Kontraindikation
- Floride Hyperthyreose (thyreostatische Vorbehandlung erforderlich)
- schwerwiegende Begleiterkrankungen, z. B. koronare Herzerkrankung

Durchführung

> Die funktionelle Strumaresektion hat das klassische Vorgehen einer subtotalen Strumaresektion ersetzt. Ziele sind:
> 1. die Resektion allen veränderten Gewebes zur Rezidivverhütung und
> 2. die weitestmögliche Erhaltung von normalem, funktionstüchtigem Gewebe.

- Bei Knotenfreiheit der dorsalen paratrachealen Anteile unterscheidet sich das Vorgehen nicht wesentlich von einer subtotalen Strumaresektion.
- Im individuellen Fall kann die funktionelle Resektion eine selektive Knotenexzision, eine Lobektomie oder eine ausgedehnte selektive Resektion bedeuten:
  - Bei *Struma uninodosa* Resektion des Knotens unter Einbeziehung der Kapsel mit Sicherheitsabstand im Gesunden.

> Beachte: Die Enukleation von Knoten wurde wegen einer erhöhten Rezidivneigung bei im Randbereich verbleibenden Zellen verlassen.

  - Bei *unifokaler Autonomie* Lappenteilresektion, evtl. auch bds. Resektion mit zusätzlichen knotigen Veränderungen.

- Bei zytologischem Nachweis einer *follikulären Neoplasie* Hemithyreoidektomie in erster Sitzung, damit sich bei histologischer Diagnosesicherung eines follikulären Karzinoms (schwierig, gelingt im Schnellschnitt meist nicht) der Zweiteingriff auf die nichtoperierte Seite beschränken kann.
- Bei *Schilddrüsenkarzinomen* totale Thyreoidektomie mit zusätzlicher Dissektion der Lymphknoten im paratrachealen und parajugulären Kompartiment, gegebenenfalls auch Entfernung von Lymphknoten im zentralen Kompartiment *(s. Schilddrüsentumoren, S. 94).*

- Bei histologischem Zufallsbefund eines Schilddrüsenkarzinoms ist eine Nachresektion im Sinne einer Thyreoidektomie erforderlich.

Ausnahme: Bei papillärem Mikrokarzinom mit einer Tumorgröße unter 1 cm, einem Patientenalter unter 40 Jahren, gesicherter vollständiger Tumorentfernung im Gesunden und fehlendem Lymphknotenbefall kann unter kontinuierlicher Überwachung auf den Zweiteingriff verzichtet werden.

- Es erfolgt die intraoperative Darstellung der Nn. recurrentes (nachweisliche Senkung der Rate an postoperativen Rekurrensparesen) und der Nebenschilddrüsen (zumindest bei ausgedehnteren Eingriffen).

Komplikationen
- Mortalität ca. 0,1 %
- Wundheilungsstörungen ca. 0,6 %
- Nachblutungen ca. 1 %,
  Gefahr einer raschen Schwellung im Halsbereich
- Rekurrensparese
  permanente Rekurrensparese
    bei Erstoperation 0,5–1 %
    bei Zweitoperation bis zu 10 %
  passagere Rekurrensparese 1–5 %
- Parese des N. laryngeus superior selten bei ausgedehnten Resektionen (Schluckstörung)
- Hypoparathyreoidismus
  permanenter Hypoparathyreoidismus 0,5–1 %
  passagerer Hypoparathyreoidismus 1–5 %
- lokale Infektion selten

Die Erfahrung des Operateurs ist für den Erfolg entscheidender als das Ausmaß des Eingriffs. Generell besteht bei totaler Thyreoidektomie und bei Zweiteingriffen eine deutlich höhere Komplikationsrate. Der Blutverlust ist normalerweise gering (ca. 50 ml), eine präoperative Eigenblutspende meist nicht notwendig.

Postoperative Maßnahmen
Postoperativ ist eine Überprüfung der Stimmbandfunktion durch einen HNO-Kollegen durchzuführen und im Falle einer Rekurrensparese frühzeitig eine logopädische Behandlung einzuleiten. Außer der Durchtrennung des N. recurrens kann eine ischämische Schädigung für den Funktionsausfall verantwortlich sein. Die Rückbildungsrate innerhalb des ersten halben Jahres beträgt ca. 50 %. Das Serumkalzium sollte unmittelbar postoperativ sowie 3 Monate nach dem Eingriff (Spätschäden) kontrolliert werden. Ein postoperativer Hypoparathyreoidismus kann durch ischämische Schädigung im Rahmen der Gefäßligatur hervorgerufen werden und erweist sich in über 50 % der Fälle innerhalb von 3–6 Monaten als reversibel. Es ist eine Substitution mit Kalzium (1–2 g/d), in schweren Fällen zusätzlich mit Dihydrotachysterol als PTH-Ersatz durchzuführen.

Eine zuverlässige sonographische Beurteilung und Volumenbestimmung des verbliebenen Schilddrüsenrestgewebes ist erst 3–6 Monaten nach dem Eingriff möglich.

Nachbehandlung
Eine Rezidivprophylaxe ist obligat. Sie wird in differenzierter Weise mit Iodid,

Levothyroxin oder Iodid plus Levothyroxin durchgeführt:

- Iodid (200 µg/d) bei ausreichendem, funktionell intaktem Restgewebe (> 10 ml) und niedrig-normalem TSH
- Iodid (100–200 µg/d) und Levothyroxin (50–125 µg/d) bei relativ kleinem Schilddrüsenrest und hochnormalem oder erhöhtem TSH (> 3 mU/l)
- Levothyroxin (50–125 µg/d) in nicht-TSH-suppressiver Dosierung nach Strumaresektion wegen Morbus Basedow oder Autoimmunthyreoiditis
- TSH-suppressive Levothyroxintherapie bei differenziertem Schilddrüsenkarzinom

1.1.7.4 Radioiodtherapie bei euthyreoter Struma

Die Radioiodtherapie besitzt bei benignen euthyreoten Strumen einen untergeordneten Stellenwert, anders als bei der hyperthyreoten und malignen Struma. In Einzelfällen kann sie jedoch durchaus erfolgreich zur Strumaverkleinerung eingesetzt werden.

Mögliche Indikation
- Versagen der medikamentösen Therapie und Kontraindikation gegen eine Operation,
  z. B. bei Rezidivstruma, eingeschränkter Operationsfähigkeit, Multimorbidität des Patienten

Kontraindikation
- Patienten mit größeren kalten Knoten
- keine ausreichende Iodaufnahme in die Schilddrüse bei Szintigraphie oder Radioiodtest
- Schwangerschaft und Stillzeit

Durchführung (s. Hyperthyreose, S. 42)
- Zieldosis: bei euthyreoter benigner Struma 150 Gy

Wirksamkeit
Ca. 30%ige Volumenreduktion der Struma mit oft deutlicher Abnahme der subjektiven Beschwerden.

Nebenwirkungen
(s. Hyperthyreose, S. 43)

Radioiodtherapie bei Struma mit uni-/multifokaler Autonomie
(s. Hyperthyreose, S. 42)

Radioiodtherapie bei Struma mit Hyperthyreose
(s. Hyperthyreose, S. 42)

Radioiodtherapie bei Struma maligna
(s. Schilddrüsentumoren, S. 94)

Radioiodtherapie bei dystoper Struma
- bei benignen Formen
  falls medikamentöse Therapie nicht zu Beschwerdefreiheit führt und keine Operationsindikation besteht (z. B. Zungengrundstruma)
- bei differenziertem Schilddrüsenkarzinom in einer dystopen Struma

1.2 Hyperthyreose

1.2.1 Definition

Die Hyperthyreose kann als eine ***erhöhte Konzentration*** *freier, zirkulierender Schilddrüsenhormone mit einer* ***gesteigerten Wirkung*** auf zahlreiche Funktionen des Stoffwechsels und der Organe des Körpers definiert werden. Nur der freie, nicht eiweißgebundene Hormonanteil ist biologisch wirksam. Eine Fehlfunktion der Schilddrüse geht immer mit einer Störung des hypothalamisch-hypophysären-thyreoidalen Regelkreises einher. Ist das TSH bei noch im Referenzbereich liegenden peripheren Schilddrüsenhormonkonzentrationen supprimiert, spricht man von einer *subklinischen Hyperthyreose.* Sind auch die peripheren freien Schilddrüsenhormonkonzentrationen über den Referenzbereich hinaus angestiegen, liegt eine *manifeste Hyperthyreose* vor. Eine akute lebensbedrohliche klinische Exazerbation der Erkrankung stellt die *thyreotoxische Krise* dar.

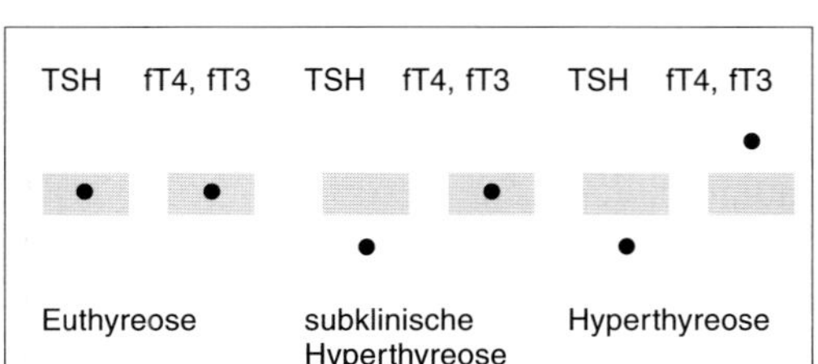

Abb. 5 Einteilung der Hyperthyreose

Epidemiologie

Die *Prävalenz* einer Hyperthyreose vom Typ Morbus Basedow wird auf Grund von Populationsstudien und Statistiken über den Thyreostatikaverbrauch auf 0,1–2 % geschätzt, Frauen sind 5mal häufiger betroffen. Die Erkrankung kann in jedem Alter auftreten, bevorzugt zwischen dem 20. und 40. Lebensjahr. Die Prävalenz einer Hyperthyreose bei Autonomie der Schilddrüse hängt entscheidend von der Iodversorgung ab. Sie ist in Ländern mit ausreichender Iodversorgung niedrig, in Deutschland jedoch höher als die Frequenz einer Basedow-Hyperthyreose. Die Häufigkeit einer Autonomie nimmt mit dem Lebensalter (ab dem 40. Lj.) deutlich zu.

1.2.2 Ursachen

Die Hyperthyreose ist ein Symptom, keine Krankheitsentität. Häufig ist ursächlich dafür eine organspezifische Autoimmunerkrankung (Morbus Basedow) oder eine Autonomie der Schilddrüse verantwortlich. Andere Ursachen sind seltener (Tab. 8).

Pathogenese des Morbus Basedow

Beim *Morbus Basedow* ist als entscheidender Pathomechanismus die Schilddrüsenfunktion der rückgekoppelten hypophysären Regulation entzogen und unterliegt der *unkontrollierten* Stimulation durch ein *auto-*

Tab. 8 Ursachen der Hyperthyreose

Häufig

Autoimmunerkrankungen
- Morbus Basedow
- Hashimoto-Thyreoiditis
- Hashitoxikosis

Funktionelle Autonomie der Schilddrüse
- unifokale Autonomie
- multifokale Autonomie
- disseminierte Autonomie

Thyreoiditiden
- subakute Thyreoiditis de Quervain
- Postpartum-Thyreoiditis
- medikamenteninduzierte Thyreoiditis
- Strahlenthyreoiditis

Iodinduzierte Hyperthyreose
- Iodexzeß in Verbindung mit vorbestehender Schilddrüsenerkrankung

Thyreotoxikosis factitia
- erhöhte exogene Schilddrüsenhormonzufuhr
- Intoxikation mit Schilddrüsenhormonen

Selten

TSH-induzierte Hyperthyreose
- TSH-produzierender Hypophysentumor (TSHom)

hCG-assoziierte Hyperthyreose
- Schwangerschaftshyperthyreose
- Hyperthyreose bei Blasenmole
- Hyperthyreose bei Chorionkarzinom
- Hyperthyreose bei Hodentumoren

Hyperthyreose bei Malignom
- Karzinom

Hyperthyreose bei dystoper Schilddrüse
- retrosternale Struma
- Struma ovarii

Familiäre nichtautoimmune Hyperthyreose
- genomische TSH-Rezeptormutation

Hypophysäre Schilddrüsenhormonresistenz
- zentrale partielle Schilddrüsenhormonresistenz

aggressives Immunsystem (Abb. 6). Auf Grund eines genetisch determinierten (HLA-Assoziation B8, DR 3, DQA1*0501), durch verschiedene endogene oder exogene Auslöser (psychosozialer Streß, Umweltfaktoren) verstärkten *Immundefektes* (z. B. Suppressorzelldefekt) kommt es zum Zusammenbruch der Selbsttoleranz gegen thyreoidale Antigene. Bakterielle und virale Antigene, die Ähnlichkeit mit thyreoidalen Antigenen (beispielsweise dem humanen TSH-Rezeptor) aufweisen, könnten die Immunantwort anstoßen. Aktivierte autoreaktive Lymphozyten ($CD4^+$ und $CD8^+$-T-Lymphozyten, B-Lymphozyten) infiltrieren bei herabgesetzter spezifischer Antigentoleranz unter Mitwirkung von Adhäsionsmolekülen die Schilddrüse. Nach Kontaktaufnahme mit den Zielantigenen, die in Verbindung mit HLA-Klasse-II-Antigen von dendritischen Zellen, Makrophagen, B-Lymphozyten oder Schilddrüsenzellen selbst präsentiert werden, setzen T_H-Lymphozyten Signalstoffe (Interleukine, Zytokine) frei, die eine Ausbreitung der Immunantwort bewirken und über Rekrutierung von B-Lymphozyten die Antikörperbildung induzieren.

Die Primärstimulation erfolgt wahrscheinlich über die Vermittlung von dendritischen Zellen. Dendritische Zellen sind als professionelle antigenpräsentierende Zellen fähig, Antigene aufzunehmen, zu prozessieren und als kleine Peptide im Zusammenhang mit HLA-DR zu präsentieren und die für die Auslösung der Immunantwort erforderlichen kostimulatorischen Moleküle (B 7.1 und B 7.2) zu exprimieren. In der Basedow-Schilddrüse kommen dendritische Zellen vermehrt vor. Thyreozyten sind sekundär nach Veränderung ihrer Oberflächeneigenschaften mit Expression von HLA-DR- und Adhäsionsmolekülen (Stimulation durch Interferon-γ und/oder TSH-Rezeptorantikörper) an der Restimulation und Rekrutierung neuer autoreaktiver Klone beteiligt. Im Zuge der immunologischen Aktivierung kommt es zur Freisetzung von Zytokinen und Differenzierung von zwei

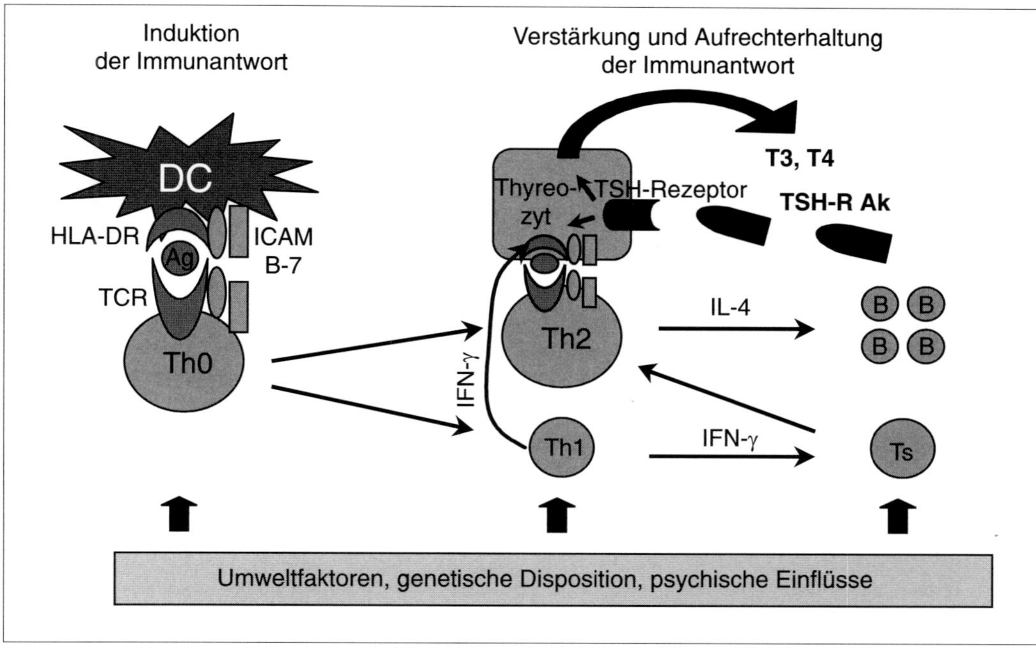

Ag	Antigen	Inf-γ	Interferon-γ
B	B-Lymphozyt	TH	T-Helferzelle
HLA-DR	Histokompatibilitäts-antigen DR	TS	T-Suppressorzelle
ICAM-1	Intercellular Adhesion Molecule -1	TSH	Thyreoideastimulierendes Hormon
IL	Interleukine	TSH-R-Ak	TSH-Rezeptorantikörper

Abb. 6 Pathogenese des Morbus Basedow

unterschiedlichen T-Helferzellpopulationen (Th1 und Th2) aus naiven T-Helferzellen (Th0). Beim Morbus Basedow, einer vornehmlich humoralen Autoimmunerkrankung, überwiegen CD4-positive Helferzellen vom Th2-Typ gegenüber Th1-Zellen, die generell bei zellulären Immunreaktionen dominieren. Th1- und Th2-Zellen weisen spezifische Sekretionsprofile an Zytokinen auf. Th2-Zellen stimulieren via Interleukin-4 die B-Zellen zur Antikörperproduktion, während Th1-Zellen durch Freisetzung von Interferon-γ cytotoxische T-Lymphozyten (CTL) induzieren. Trotz der Verschiebung des zahlenmäßigen Gleichgewichts in Richtung einer Th2-Antwort beim Morbus Basedow, spielen auch Th1-Zellen eine wichtige Rolle, da eine enge Beziehung zu CD8-positiven immunsuppressiv wirkenden T-Zellen (T-Suppressorzellen, Ts) besteht. Ein Defekt auf der Ebene der T-Suppressorzellaktivität könnte für das fehlende Abschalten der in Gang gekommenen Autoimmunreaktion verantwortlich sein. Die Immunreaktion wird letztlich beim Morbus Basedow unabhängig von der Auslösesituation durch einen selbstverstärkenden Circulus vitiosus perpetuiert und aufrecht erhalten (Abb. 6).

Die Antikörper sind im wesentlichen gegen den TSH-Rezeptor, die Schilddrüsenperoxidase (das frühere mikrosomale Antigen) und das Thyreoglobulin gerichtet. Pathogenetisch entscheidend sind die ***TSH-Rezeptorantikörper*** (TSH-R-Ak). Diese binden ähnlich wie das hypophysäre Hormon TSH spezifisch und hochaffin an den TSH-Rezeptor und können diesen aktivieren. Die Aktivierung des Rezeptors führt über die Dissoziation eines rezeptorgekoppelten

G-Proteins, die nachfolgende Stimulation der Adenylatzyklase und Anhebung der interzellulären cAMP-Konzentration zur Steigerung der Schilddrüsenhormonsekretion. Die Aktivierung weiterer intrazellulärer Signalwege durch Rezeptorbindung wird für das häufig auftretende, jedoch nicht obligate Strumawachstum bei Patienten mit Morbus Basedow verantwortlich gemacht. TSH-R-Ak können im Patientenserum mit Hilfe des etablierten *TSH-Rezeptorassays* auf Grund ihrer TSH-bindungshemmenden-Aktivität nachgewiesen werden.

Als jüngster Fortschritt ist eine methodische Verbesserung auf der Basis des rekombinanten humanen TSH-Rezeptors an Stelle des früher üblichen aus Schweineschilddrüsenmembranen gereinigten Rezeptors zu erwähnen, die den Nachweis von TSH-Rezeptorantikörper bei nahezu 100 % der Patienten mit floridem unbehandeltem M. Basedow ermöglicht. Der frühere sog. TRAk-negative Morbus Basedow (ca. 10 %) muß damit eher als ein methodisches Problem denn als eine pathogenetisch differente Erkrankung angesehen werden. Aus klinischer Sicht läßt sich der Anteil dieser Patientengruppe mit Einsatz der neuen Methode deutlich verringern. Die funktionelle Wirkung kann, allerdings bislang noch nicht routinemäßig, am rekombinanten humanen TSH-Rezeptor in experimentellen Systemen bestimmt werden. Neben funktionell *stimulierenden* Antikörpern kommen auch *blockierende* TSH-Rezeptorantikörper vor, die die seltene klinische Beobachtung eines Übergangs der Hyperthyreose bei Morbus Basedow in eine Hypothyreose erklären (sog. Hashitoxicosis).

Pathogenese der Autonomie

Die Hyperthyreose bei einer *Autonomie* der Schilddrüse ist, anders als bei einem Morbus Basedow, nicht auf eine exogene Überstimulation, sondern auf endogen überaktive Schilddrüsengewebeanteile zurückzuführen, die von der übergeordneten hypophysären Regulation unabhängig und funktionell *autonom* sind (Abb. 7). Auf molekularer Ebene wurden kürzlich ***Mutationen*** in kodierenden Gensequenzen des humanen TSH-Rezeptors und der G-Proteine nachgewiesen, die zu einer von der TSH-Stimulation unabhängigen, konstitutiven Aktivierung des Rezeptors bzw. des in der Signalkette unmittelbar nachgeschalteten, die Adenylatzyklase aktivierenden Gsα-Proteins führen und eine funktionelle Autonomie der mutierten Schilddrüsenzelle erklären könnten. Wachstum und Funktion müssen dabei nicht parallel gehen. Das Auftreten der somatischen Mutationen scheint durch einen bestehenden ***Iodmangel*** begünstigt zu werden, da sie in Ländern mit ausreichender Iodversorgung selten anzutreffen sind.

Nur selten liegen Keimbahnmutationen vor, die die Grundlage einer *hereditär familiären, nichtimmunogenen Hyperthyreose* darstellen.

Die klinische Manifestation einer Autonomie kann als *unifokale* Autonomie (sin-

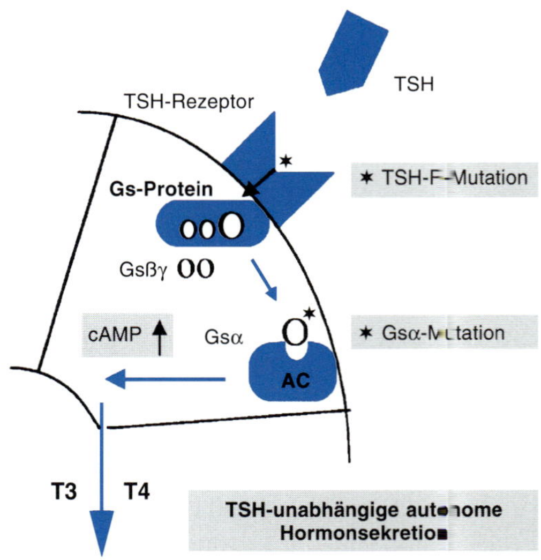

AC = Adenylatzyklase, cAMP = zyklisches Adenosinmonophosphat, Gs-Protein = stimulierendes G-Protein, Gsα = dissoziierte α-Untereinheit des stimulierenden G-Proteins, Gsβγ = dissoziierte β/γ-Untereinheiten des stimulierenden G-Proteins, T3 = Triiodthyronin, T4 = Thyroxin, TSH = thyreoideastimulierendes Hormon.

Abb. 7 Pathogenese der Autonomie der Schilddrüse

gulärer heißer Knoten, früher als kompensiertes bzw. dekompensiertes autonomes Adenom bezeichnet), *multifokale* Autonomie (mehrere mehrspeichernde Knoten) und selten als *disseminierte* Autonomie (diffuse Mehrspeicherung der Schilddrüse) erfolgen (Abb. 8). Der Übergang von der im Suppressionsszintigramm nachweisbaren

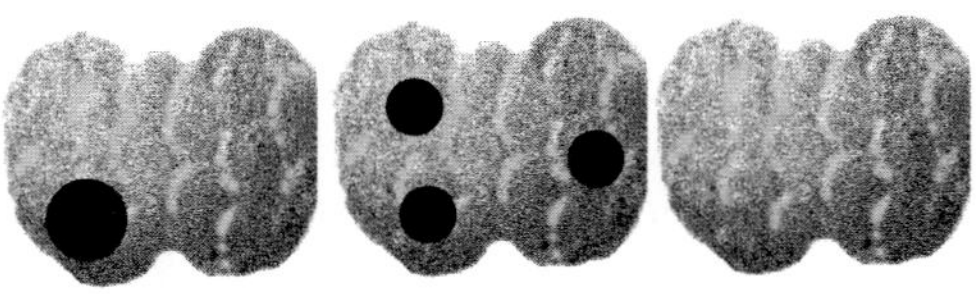

Abb. 8 Einteilung der Autonomie

Autonomie bei Euthyreose über die subklinische Hyperthyreose in die manifeste Hyperthyreose erfolgt langsam im Verlauf von Jahrzehnten. Mit zunehmender Masse und Aktivität an autonomen Gewebe wächst die Gefahr der Auslösung einer Hyperthyreose durch eine starke Iodbelastung (z. B. Kontrastmittelgabe).

Pathogenese seltener Formen der Hyperthyreose

Thyreoiditiden (Autoimmunthyreoiditis, subakute Thyreoiditis de Quervain, Postpartum-Thyreoiditis, medikamenteninduzierte Thyreoiditis) führen über den Pathomechanismus einer Follikeldestruktion mit dadurch bedingter Hormonfreisetzung zur Hyperthyreose. Diese Form der Hyperthyreose unterscheidet sich grundlegend von einem Morbus Basedow oder einer Autonomie der Schilddrüse, auch in ihrem Krankheitsverlauf, der nach Ausschüttung der Hormonvorräte *selbstlimitierend ist* und oftmals in eine Hypothyreose übergeht *(s. Thyreoiditis, S. 67).*

Der *Schwangerschaftshyperthyreose* liegt eine Kreuzreaktivität und Überstimulation des humanen TSH-Rezeptors mit dem Schwangerschaftshormon ***hCG*** oder dessen Varianten vor. Dies gilt in ähnlicher Weise für eine Hyperthyreose, die in enger Assoziation mit einer Blasenmole, einem Chorionkarzinom oder hCG-bildendem Hodentumor auftritt *(s. Schilddrüse und Schwangerschaft, S. 117).*

Die chronische Überstimulation der Schilddrüse durch TSH führt zur Hyperthyreose, da es zu keiner Rezeptor-Downregulation kommt. Ein ***TSH-Exzeß,*** ausgelöst durch einen TSH-produzierenden Hypophysentumor, kommt aber nur äußerst selten vor.

Das seltene *hypophysäre (partielle) Schilddrüsenhormonresistenz-Syndrom* führt auf Grund einer damit einhergehenden gestörten Rückkopplung zur verstärkten TSH-Sekretion und TSH-vermittelten Hyperthyreose. Bei der *generalisierten Schilddrüsenhormonresistenz* besteht dagegen in der Regel eine Euthyreose, da Hypophyse und periphere Organe gleichermaßen resistent sind und sich ein Gleichgewicht auf erhöhtem Niveau mit Strumabildung einstellt *(s. Schilddrüsenhormonresistenz, S. 55).*

Die Auslösung einer Hyperthyreose durch ein hochdifferenziertes *Schilddrüsenmalignom* stellt ein sehr seltenes Ereignis dar, da die meisten Schilddrüsenkarzinome funktionell inaktiv sind.

Die exogene Zufuhr hoher, supraphysiologischer *Iodmengen* kann nur bei bereits bestehender manifester oder latenter Schilddrüsenerkrankung (Autonomie der Schilddrüse oder Morbus Basedow) zur Hyperthyreose führen, da die gesunde Schilddrüse eine protektive Autoregulation der Iodidaufnahme aufweist *(s. Iodstoffwechsel, S. 102, 109).*

Die überhöhte exogene *Zufuhr von Schilddrüsenhormonen* führt zu erhöhten Schilddrüsenhormonkonzentrationen im Blut und bei intaktem Regelkreis zu einer Suppression der hypothalamischen und hypophysären Hormone TRH und TSH. Dies kann therapeutisch erwünscht sein (z. B. Einstellung einer latenten Hyperthyreose bei Patienten mit differenziertem Schilddrüsenkarzinom) oder eine Übertherapie bzw. Intoxikation darstellen.

Das Antiarrhytmikum *Amiodaron* kann durch seinen hohen Iodgehalt bei vorbestehender Schilddrüsenerkrankung eine iodinduzierte Hyperthyreose (Typ I) auslösen. Weiterhin kann es zu einer medikamenteninduzierten Thyreoiditis (Typ II) kommen *(s. Schilddrüse und Herz, S. 135)*. Neben pathogenetischen Reinformen kommen in der Praxis Mischbilder mit Beteiligung beider Mechanismen vor. Interferon-α löst ebenfalls insbesondere bei bereits vorbestehender latenter Autoimmunerkrankung eine Immunreaktion aus, die seltener zur Induktion von TSH-Rezeptorantikörpern mit der Folge einer Basedow-Hyperthyreose als zur einer zellulären destruktiven Autoimmunreaktion mit Nachweis von TPO-Antikörpern führt.

1.2.3 Klinische Symptome

Die klinische Symptomatik der Hyperthyreose wird geprägt durch die Ursache, Schwere und Dauer der Erkrankung (Tab. 9).

In typische Weise geht die Erkrankung mit *Tachykardie, Gewichtsabnahme, Nervosität, Wärmeintoleranz, Haarausfall und Tremor* einher. Trotz ausgeprägter Symptome neigen Patienten mit Hyperthyreose zur Dissimilation, so daß hyperthyreote Patienten im Gegensatz zu Patienten mit vegetativ bedingten Symptomen häufig erst nach längerer Krankheitsdauer ärztliche Hilfe suchen. Eine subjektiv empfunde-

Tab. 9 Symptome der Hyperthyreose

Allgemeine Symptome
- Leistungsknick, Müdigkeit, Schwäche, Gewichtsabnahme, Wärmeintoleranz

Schilddrüse
- bei Morbus Basedow: diffus vergrößerte, derbe, in schweren Fällen schwirrende, in ca. 10 % der Fälle normal große Schilddrüse
- bei Autonomie: ein oder mehrere Knoten, seltener diffuse Struma

Herz- und Kreislaufsystem
- typisch: Sinustachykardie
- atypisch: absolute Arrhythmie, Palpitationen, Herzinsuffizienz, arterielle Hypertonie, Herzgeräusche, Dyspnoe

Haut und Hautanhangsgebilde
- warme Handflächen, selten profuses Schwitzen, Haarausfall
- prätibiales Myxödem (bei Morbus Basedow)

Augen
- Glanzauge, erweiterter Lidspalt, Lidödeme
- Exophthalmus (bei Morbus Basedow)

Nervensystem und Psyche
- typisch: gesteigerte Nervosität, innere Unruhe, Ängstlichkeit, Schlafstörungen, Tremor
- atypisch: Apathie, emotionale Labilität, depressives Syndrom, Psychose

Muskel- und Skelettsystem
- Muskelschwäche, Muskelatrophie
- periodische Paralyse
- Osteopenie, Osteoporose
- Akropachie (bei Morbus Basedow)

Gastrointestinaltrakt
- veränderte Eßgewohnheiten (Heißhunger beim Jugendlichen, Anorexie beim älteren Patienten)
- Stuhlveränderungen (weicher und häufiger, selten Diarrhöen)
- epigastrische Beschwerden, Übelkeit, Erbrechen

Sexualorgane
- Frau: Zyklusstörungen, Amenorrhö, Oligomenorrhö, Infertilität
- Mann: Impotenz und Gynäkomastie
- Anstieg des sexualhormonbindenden Globulins

Stoffwechsel
- gesteigerter Grundumsatz mit Gewichtsabnahme, selten Gewichtszunahme und Adipositas
- erniedrigtes Cholesterin
- gesteigerter Insulinbedarf

ne Ruhe- oder Belastungsdyspnoe auch bei unauffälligem Röntgenthoraxbefund oder diskrete Beinödeme können einen ersten Hinweis auf eine beginnende klinische Dekompensation darstellen.

Beim jugendlichen Patienten ist die *Ruhetachykardie* das häufigste und ein zuverlässiges Symptom einer Hyperthyreose. Der Gesamteindruck ist der eines nervösen, aufgeregten, innerlich unruhigen, wenn auch trotz der inneren Anspannung gelegentlich beherrscht wirkenden Patienten.

Während die Hyperthyreose in typischer Weise mit einer *Gewichtsabnahme* einhergeht, überwiegt bei einer Minderheit (ca. 10 %) die Appetitsteigerung, durch die es sogar zu einer Gewichtszunahme kommt. Eine Adipositas schließt das Bestehen einer Hyperthyreose keineswegs aus.

Das Symptom der *Wärmeintoleranz* läßt sich am besten an Hand geänderter Verhaltensweisen, wie leichterer Bekleidung, geänderter Zudeckgewohnheiten, Öffnen der Fenster erfragen. Eine vermehrte Schweißbildung ist dagegen nicht charakteristisch für die Hyperthyreose.

Eine Veränderung der *Stuhlgewohnheiten* in Form einer Frequenzzunahme, Konsistenzveränderung oder auch der Besserung einer vorbestehenden Obstipation wird bei gezieltem Nachfragen von vielen Patienten mit Hyperthyreose angegeben.

Die *motorische Unruhe* fällt auch durch Hastigkeit und schnelles Sprechen auf.

Die *psychische Labilität* kommt in Form von Konzentrationsstörungen, Schlafstörungen, Gereiztheit, Stimmungsschwankungen, depressiven Phasen und gelegentlich psychotischen Symptomen zum Ausdruck.

Vom Aspekt her fallen die *Augensymptome* der Hyperthyreose (Glanzauge, weiter Lidspalt) auf, die durch eine adrenerge Überaktivität bedingt sind und noch keine spezifische Manifestation einer endokrinen Orbitopathie (Exophthalmus) darstellen. Die feuchte *überwärmte Haut* bei Patienten mit Hyperthyreose unterscheidet sich von den feuchtkalten Handflächen vegetativ übererregter Patienten. Ein *Fingertremor* wird bei ausgestreckten Händen auffällig und ist feinschlägig. Bei *älteren Patienten,* die weniger oft von dem abrupt auftretenden akuten Schub einer Basedow-Hyperthyreose betroffen sind, sondern meist an einer sich langsam über Jahre entwickelnden Autonomie der Schilddrüse leiden, finden sich selten die klassischen Hyperthyreosezeichen, häufig treten *oligosymptomatische* und *monosymptomatische* oder völlig *asymptomatische* Verlaufsformen der Hyperthyreose auf *(s. Hyperthyreose im Alter, S. 128)*. Neben einer Vielzahl diskreter, unspezifischer oder vieldeutiger Symptome kommen noch am häufigsten Herzrhythmusstörungen (Tachyarrhythmia absoluta) und Gewichtsabnahme vor. Besondere Beachtung verdienen apathische Verlaufsformen und gastrointestinale Manifestationen (anhaltende Übelkeit und Erbrechen), die häufig verkannt werden.

Die Diagnose wird in diesen Fällen nur mit Hilfe laborchemischer Methoden zu stellen sein.

Der Übergang einer Hyperthyreose in das lebensbedrohliche Krankheitsbild der ***thyreotoxischen Krise*** kann in kurzer Zeit erfolgen. *Warnsymptome* einer drohenden Krise sind eine Verschlechterung der Bewußtseinslage, zunehmende Apathie oder Agitiertheit, kardiale Dekompensationszeichen, Fieber, profuses Schwitzen, gastrointestinale Symptome wie Übelkeit, Erbrechen, Diarrhöen, bis hin zum akuten Abdomen.

Eine *hyperthyreote Myopathie* mit hochgradiger Muskelschwäche kommt insbesondere bei lange bestehender nicht erkannter Hyperthyreose vor. Sie kann gelegentlich ganz im Vordergrund des klinischen Beschwerdebildes stehen *(s. Schilddrüse und neuromuskuläres System, S. 145)*. Eine dramatische Symptomatik mit intermittierenden schlaffen Paresen und möglichen Stürzen bietet das durch die Hyperthyreose bei genetischer Veranlagung ausgelöste seltene

Krankheitsbild einer *periodischen hypokaliämischen Muskellähmung (s. Schilddrüse und neuromuskuläres System, S. 145).*

Die **endokrine Orbitopathie** *(s. endokrine Orbitopathie, S. 47)* ist ein wichtiger klinischer Hinweis für das Vorliegen einer Autoimmunerkrankung der Schilddrüse; sie tritt allerdings nur bei ca. 60 % der Patienten mit Morbus Basedow auf. Seltene extrathyreoidale Manifestationen des Morbus Basedow sind das **prätibiale Myxödem** (< 3 %), eine zirkumskripte endokrine Dermopathie mit lymphozytärer Infiltration, Einlagerung von Glycosaminglykosanen, Wasserretention und Fibrosierung (nicht eindrückbares Ödem) und die noch seltenere **Akropachie**, eine Osteopathie mit keulenförmiger Auftreibung der Finger- und Zehenendglieder *(s. S. 139).*

Es besteht eine Assoziation des Morbus Basedow mit **anderen Autoimmunerkrankungen** (u. a. Diabetes mellitus Typ I, M. Addison, atrophischer Gastritis, perniziöser Anämie, Sprue, rheumatoider Arthritis, Myasthenia gravis, multipler Sklerose, Lupus erythematodes, Morbus Werlhoff, allergischen Hauterkrankungen).

1.2.4 Untersuchungsschema

1.2.4.1 Anamnese

- Familiäre Häufung von Schilddrüsenerkrankungen, Schilddrüsenfunktionsstörungen, Autoimmunerkrankungen
- körperliche oder psychische Belastungssituationen
- rasche oder langsame Entwicklung der Symptomatik
- Kardinalsymptome
  Gewichtsabnahme, Herzklopfen, Nervosität, Schwitzen, Wärmeempfindlichkeit, Haarausfall, Stuhlveränderungen, psychische Veränderungen
- Veränderungen im Halsbereich
  Umfangszunahme, Knotenbildungen, Globusgefühl, Schluckbeschwerden, Schmerzen, Heiserkeit, Luftnot
- Augenbeteiligung
  Lidschwellungen, Hervortreten der Augen, Augentränen, Bindehautentzündungen, Doppelbilder, Sehstörungen
- Medikamenteneinnahme
  Thyreostatika, Schilddrüsenhormone, iodhaltige Medikamente, Ovulationshemmer, Interferon-α, Amiodaron, andere
- Kontrastmitteluntersuchungen

1.2.4.2 Körperliche Untersuchung

- Inspektion und Palpation der Schilddrüse
  - Grad der Struma (I–III), Halsumfang
  - Struma diffusa oder Struma nodosa
  - Knoten (Größe, Konsistenz, Schluckverschieblichkeit, Schmerzhaftigkeit)
  - Schwirren, Stridor, Halsvenenstauung
  - Lymphknotenstatus
  - Narbe nach Schilddrüsenoperation
- allgemeine Untersuchung (Gewicht, Größe, Haut, kardiopulmonaler Befund, Puls, Blutdruck, Ödeme, Myxödem, Reflexverhalten, Tremor)
- Augenbeteiligung (Lidödeme, Exophthalmus, Konjunktivitis, Diplopie)
- Klinischer Gesamteindruck (Euthyreose – Hyperthyreose)
- Begleiterkrankungen

1.2.4.3 Labormethoden

Der wichtigste Laborparameter in der Diagnostik der Hyperthyreose ist die Bestimmung des *basalen TSH.* Jede Erhöhung der freien Schilddrüsenhormonkonzentrationen in der Zirkulation führt – unter der Voraussetzung eines intakten Regelkreises – zu einer Suppression des TSH.

Hochsensitive immunometrische Methoden erlauben heute eine sichere Trennung noch meßbarer TSH-Spiegel von komplett supprimierten TSH-Serumkonzentrationen. Der früher übliche TRH-Test zur Anhebung der TSH-Spiegel in den sicheren Meßbereich ist damit entbehrlich geworden.

Bei supprimiertem basalen TSH kann eine *subklinische* oder *manifeste* Hyperthyreose vorliegen. Die für die Therapieentscheidung wichtige *Differenzierung* der beiden Formen und Bestätigung der manifesten Hyperthyreose muß durch ergänzende Bestimmung der peripheren Schilddrüsenhormone im Serum erfolgen. Es werden die *freien Hormonfraktionen* fT4 und fT3 bestimmt oder alternativ die Gesamthormone T4 und T3 in Kombination mit einem Bindungsparameter zur indirekten Einschätzung des freien Hormonanteils (TBI, T4/TBG-Quotient).

- Schilddrüsenfunktionsdiagnostik
  - basales TSH
    (Referenzbereich, RB: 0,3–4 mU/l)
    guter Screeningparameter
    bei *normalem TSH* ⇒ Ausschluß einer Hyperthyreose (seltene Ausnahmen: TSHom, partielle Schilddrüsenhormonresistenz)
    bei *supprimiertem* TSH ⇒ subklinische oder manifeste Hyperthyreose (seltene Ausnahmen: Störungen des Regelkreises durch Erkrankungen der Hypophyse, Steroidmedikation)
  - Schilddrüsenhormone
    Bestimmung bei abnormem TSH-Wert oder bei Verdacht auf Hyperthyreose.
    Beachte: Schilddrüsenhormonwerte sollten *immer* in Kenntnis des *TSH* und unter Berücksichtigung des klinischen Bildes interpretiert werden.
    Freies Thyroxin (fT4)
    (RB: 10–25 pmol/l, 0,8–2,0 ng/dl)
    freies Triiodthyronin (fT3)
    (RB: 3,3–8,2 pmol/l, 2,1–5,3 pg/ml)
    Gesamtthyroxin (TT4)
    (RB: 58–154 nmol/l, 4,5–12 µg/dl)
    Gesamttriiodthyronin (TT3)
    (RB: 1,23–3,08 nmol/l, 0,8–2,0 ng/dl)
    Thyroxinbindungsindex (TBI)
    (RB: 0,8–1,2)
    T4/TBG-Quotient
    (RB: 3,1–5,5)

    Folgende Kombinationen der Laborparameter werden zur Diagnose der Hyperthyreose empfohlen:
    1. Wahl: TSH, fT4, fT3 oder TSH, fT4, T3.
    Alternativen: TSH, T4, TBI, T3 oder TSH, T4, T4/TBG, T3.
    Interpretation *s. Differentialdiagnose, S. 34* und *Laboruntersuchungen, S. 167.*
- Schilddrüsenautoantikörper
  Die Bestimmung der Schilddrüsenantikörper dient der *Differentialdiagnose* einer Hyperthyreose und dem Beleg einer *immunogenen Form* der Hyperthyreose. Die Messung sollte am besten bei Krankheitsbeginn erfolgen, da die Sensitivität der Antikörperbestimmung im Stadium der floriden Hyperthyreose am höchsten ist und mit zunehmender Krankheitsdauer und Normalisierung der Stoffwechsellage abfällt.
  Für die Beurteilung des Therapieverlaufs und der Prognose der Erkrankung besitzt die Antikörperbestimmung einen eingeschränkten Stellenwert.
  - TSH-Rezeptorantikörper (TSH-R-Ak)
    Radiorezeptorassay, der auf einer Hemmung der TSH-Bindung an lösliche porzine TSH-Rezeptoren bei Anwesenheit von TSH-R-Ak im Patientenserum beruht. Neue Methode auf der Basis des rekombinanten humanen TSH-Rezeptors (Second Generation TRAk) mit noch höherer Sensitivität.
    Nachweis bei Morbus Basedow ca. 90 % (alte Methode) bis 99 % (neue Methode) (frische Erkrankung), selten bei Autoimmunthyreoiditis (blockierende Antikörper) ca. 10–15 %.
  - Schilddrüsenperoxidase-Antikörper (TPO-Ak)

Die Schilddrüsenperoxidase stellt das wesentliche mikrosomale Antigen dar. Die TPO-Methode mit gereinigtem Antigen hat daher die früher übliche Bestimmung der mikrosomalen Antikörper (MAK) ersetzt.
Nachweis bei Morbus Basedow ca. 80 % und gleichermaßen bei Autoimmunthyreoiditis 80–90 %.
  - Thyreoglobulin-Antikörper (Tg-Ak)
    Sind meist entbehrlich,
    bei Morbus Basedow ca. 30 %,
    häufiger bei Autoimmunthyreoiditis, 70–80 %.
- Iodidbestimmung im Urin
  - bei Hyperthyreose mit V. a. Iodkontamination
  - zum Ausschluß einer Iodkontamination vor Radioiodtherapie
    Ein Schnelltest erlaubt an Hand einer Farbreaktion den raschen Nachweis einer Iodkontamination
- Allgemeine Laborwerte
  - BKS
    Differentialdiagnose der Hyperthyreose: bei Thyreoiditis de Quervain stark beschleunigt
  - Cholesterin, Blutzucker, Leberwerte, alkalische Phosphatase (Knochen), Blutbild (Veränderungen im Rahmen der Hyperthyreose oder thyreostatischen Therapie)

1.2.4.4 Sonographie

Die Sonographie dient der Bestimmung des *Schilddrüsenvolumens* und leistet einen wertvollen Beitrag zur *Differentialdiagnose* einer Hyperthyreose.

Eine *diffuse* Echoarmut und hohe Tiefenausdehnung ist charakteristisch für einen *Morbus Basedow,* wenn auch nicht spezifisch, da sie in gleicher Weise bei der Autoimmunthyreoiditis mit Hypothyreose anzutreffen ist. Sie findet sich bei über 80 % der Patienten mit Morbus Basedow. Das Echomuster allein erlaubt keine Differenzierung einer floriden Hyperthyreose von einem in Remission befindlichen Morbus Basedow mit euthyreoter Stoffwechsellage.

Bei der *Autonomie* lassen sich meist *ein oder mehrere Schilddrüsenknoten* darstellen (Ausnahme disseminierte Autonomie). Größere autonome Adenome zeigen häufig in ihrem zentralen Anteil zystisch-regressive Veränderungen. Eine fokale Autonomie läßt sich sonographisch bei typischer Ausprägung vermuten, eine zuverlässige sonographische Zuordnung szintigraphisch warmer und kalter Knoten ist jedoch nicht möglich.

Die farbkodierte Dopplersonographie erlaubt eine Darstellung der Durchblutung der Gesamtschilddrüse und von Schilddrüsenknoten.

- Bestimmung des Schilddrüsenvolumens
  Ausmessung jedes Lappens und Berechnung nach der Ellipsoidformel (Länge × Breite × Dicke × 0,5 cm³) und Addition der Volumina beider Lappen ohne Isthmus.
  Referenzwerte: Frauen < 18 ml,
  Männer < 25 ml *(s. Tab. 4)*
  hohe Tiefenausdehnung ⇒ Verdacht auf Morbus Basedow
- Beurteilung der Binnenstruktur
  - homogen – inhomogen
  - echonormal – echoarm – echoreich
  - herdförmige, umschriebene Veränderungen

> Beachte: Diffus echoarme, inhomogene Binnenstruktur spricht für Morbus Basedow oder Autoimmunthyreoiditis.

- Darstellung von Schilddrüsenknoten
  - Anzahl der Knoten
  - Größenbestimmung in 3 Ebenen
  - Beschaffenheit des Knotens
    echoreich – echoarm – echokomplex
    regressiv veränderte, zystische Anteile
- Korrelation mit dem szintigraphischen Bild
- Beurteilung der Durchblutung (farbkodierte Dopplersonographie)

- verstärkte Durchblutung der gesamten Schilddrüse bei aktivem Morbus Basedow
  Eine Hypervaskularisation findet sich häufig bei aktivem Morbus Basedow mit hyperthyreoter Stoffwechsellage, während eine geringe Vaskularisation bei manifester Hyperthyreose als ein differentialdiagnostischer Hinweis auf eine andere Genese der Hyperthyreose (Thyreoiditis) zu werten ist. Die Hypervaskularisation ist jedoch nicht pathognomonisch für eine Basedow-Hyperthyreose. Sie kommt ebenfalls – wenn auch selten – in Verbindung mit einer Hashimoto-Thyreoiditis vor.
- vermehrte Randdurchblutung von Schilddrüsenknoten
  Kommt bei autonomen Adenomen häufig vor, jedoch auch bei hypofunktionellen kalten Knoten und erlaubt keine Funktionsbeurteilung
- verstärkte intranoduläre Vaskularisation
  Häufiger Befund bei autonomen Adenomen, keine Differenzierung von benigen und malignen Tumoren

1.2.4.5 Szintigraphie

Die Schilddrüsenszintigraphie ermöglicht eine Beurteilung der *funktionellen Aktivität* der Schilddrüse. Die Interpretation muß in Korrelation zum sonographischen Befund erfolgen.

Eine stark erhöhte Radionuklidaufnahme (Technetium-Uptake, TcTU) und *diffuse Mehranreicherung* findet sich bei Morbus Basedow und disseminierter Autonomie. *Fokale Mehrspeicherungen* weisen auf eine unifokale oder multifokale Autonomie hin. Eine verminderte oder fehlende Nuklidanreicherung weist einen sog. kalten Knoten aus.

- Messung des globalen Technetium-Uptakes (TcTU)
  - *erhöhter* TcTU ⇒Verdacht auf Morbus Basedow, Autonomie, Iodmangel, Thyreostatikaeinnahme
    Der Technetium-Uptake bei supprimiertem TSH (TcTUsuppr.) zeigt eine gute Korrelation zu dem Grad der Autonomie und erlaubt deren Quantifizierung.
  - *erniedrigter* TcTU ⇒ Verdacht auf Thyreoiditis, Iodkontamination
- Beurteilung der Aktivitätsverteilung
  - fokale Mehrspeicherungen (Dickeneffekt, unifokale Autonomie – multifokale Autonomie)
  - fokale Minderspeicherungen (supprimiertes Gewebe, kalter Knoten)

> Beachte: Auf die Durchführung eines Szintigramms kann bei gesichertem Morbus Basedow mit diffuser Struma verzichtet werden.

- Darstellung eines Lobus pyramidalis (entwicklungsgeschichtlicher Rest des Ductus thyreoglossus) gilt als diagnostisches Zeichen für einen Morbus Basedow.

Suppressionsszintigraphie

Zum Nachweis früher Stadien einer fokalen oder disseminierten Autonomie.

Durchführung

Bei bereits endogen supprimiertem TSH
- ohne exogene Gabe von Levothyroxin

oder bei normalem TSH
- nach vorheriger Suppression des TSH durch exogene Gabe von
  - 150 µg (2 µg/kg KG) Levothyroxin für mindestens 4 Wochen
    ggf. Dosisreduktion bei grenzwertigem TSH, alternativ:
  - 150–200 µg Levothyroxin für 14 Tage
  - 60–80 µg Triiodthyronin für 1 Woche
  - oder einmalige Gabe von 3 mg Levothyroxin mit Durchführung des Szintigramms 14 Tage nach der Gabe.
    Die Suppression des TSH sollte bei der Untersuchung durch die Bestimmung des basalen TSH belegt werden.

> Ab einem TcTUsuppr. (Technetium-Uptake bei dokumentiertem supprimier-

Tab. 10 Differentialdiagnose Morbus Basedow – Autonomie

	Morbus Basedow	Autonomie
Alter	junger Patient	älterer Patient
Tastbefund	Struma diffusa	Struma uninodosa Struma multinodosa
Begleiterkrankung	endokrine Ophthalmopathie (60 %)	–
Labordiagnostik	pos. Autoantikörpernachweis: TSH-R-Ak, TPO-Ak	fehlender Autoantikörpernachweis
Sonographie	diffuse Echoarmut große Tiefenausdehnung	Knoten
Szintigraphie	Technetium-Uptake erhöht* homogene Aktivitätsverteilung	Technetium-Uptake erhöht* unifokale, multifokale Mehrspeicherung

* Sehr geringer Technetium-Uptake bei einer thyreoiditisbedingten Hyperthyreose

ten TSH) > 2 % liegt eine klinisch relevante, meist therapiebedürftige Autonomie vor.

1.2.4.6 Ergänzende Untersuchungen

- Zusatzuntersuchungen bei großer Struma *(s. Struma, S. 7)*
- ophthalmologische Spezialuntersuchungen bei endokriner Orbitopathie *(s. Endokrine Orbitopathie, S. 49)*
- EKG, ggf. Langzeit-EKG (Herzfrequenz, Herzrhythmusstörungen)
- Echokardiographie (Pumpfunktion, kardiale Dekompensation)

1.2.5 Diagnose

Die Hyperthyreose wird bei *typischer Symptomatik* mit Gewichtsabnahme, Tachykardie, Wärmeintoleranz, Nervosität bereits klinisch diagnostiziert. Sie wird laborchemisch durch Bestimmung des TSH und der peripheren Schilddrüsenhormone belegt und in ihrem Ausmaß quantifiziert. Bei atypischen *oligosymptomatischen* Verlaufsformen kommt es entscheidend auf die Labordiagnostik an. Das *basale TSH* kann kostengünstig als initialer Screeningparameter eingesetzt werden, muß jedoch bei pathologischem Ausfall durch die Bestimmung des *freien T4 und T3* oder alternativ die Messung der Gesamthormone (TT4, TT3) unter Einschluß eines Parameters zur Abschätzung der Eiweißbindung (TBI, T4/TBG-Quotient) ergänzt werden.

Die globale Diagnose Hyperthyreose allein ist nicht ausreichend, da die Hyperthyreose einen Symptomenkomplex und keine Krankheitsentität darstellt. Notwendig ist auch aus therapeutischen Gründen eine *ätiologische* Diagnose und Differenzierung der Hyperthyreose *(Abb. 9)*.

Differentialdiagnose Morbus Basedow und Autonomie der Schilddrüse

Das Vorliegen einer endokrinen Orbitopathie (ca. 60 % der Fälle) ist ein zuverlässiges klinisches Kriterium der *immuno-*

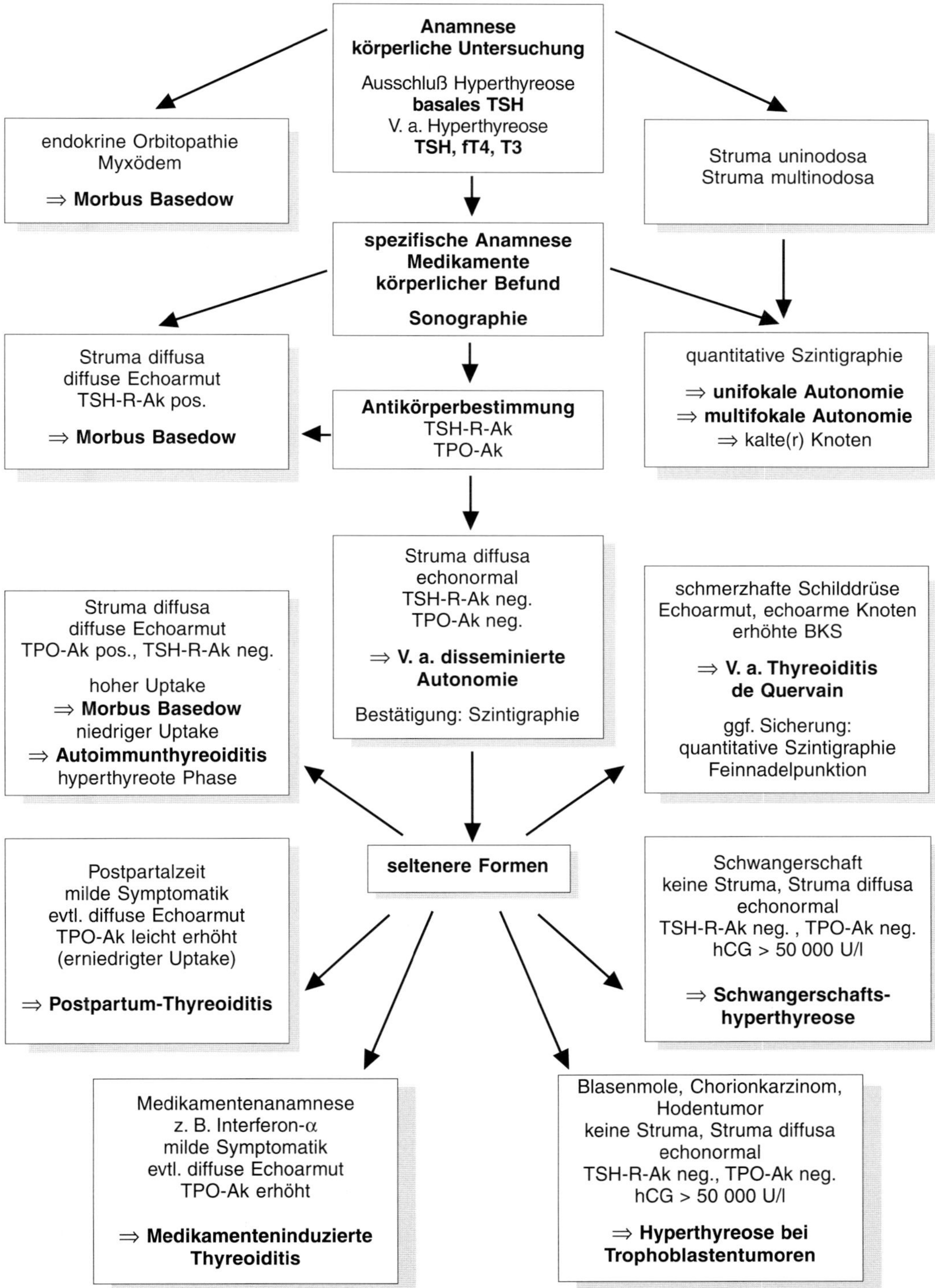

Abb. 9 Diagnostischer Algorithmus bei Verdacht auf Hyperthyreose

genen Hyperthyreose. Die Bestimmung von TSH-Rezeptorantikörpern (TSH-R-Ak) oder Schilddrüsenperoxidase-Antikörpern (TPO-Ak) kann die Diagnose in 90 %, mit verbesserter Methode unter Verwendung des rekombinanten humanen TSH-Rezeptors sogar in bis zu 99 % der Fälle sichern. Antikörpernegative immunogene Hyperthyreosen ohne Augenbeteiligung sind selten.

Die *Autonomie* der Schilddrüse wird bei uni- und multifokaler Form an Hand des sonographischen und szintigraphischen Bildes sicher zu diagnostizieren sein. Zu achten ist insbesondere auf zusätzliche kalte Knoten in enger Nachbarschaft zur fokalen Autonomie. Eine disseminierte Autonomie ist bei diffuser Mehrspeicherung im Szintigramm, unauffälligem Echoverhalten im Sonogramm und fehlendem Nachweis von TSH-R-Ak und TPO-Antikörpern wahrscheinlich.

Die Kombination eines Morbus Basedow und einer Autonomie in derselben Schilddrüse tritt mit einer Häufigkeit von ca. 1 % auf und wird als *Marine-Lenhart-Syndrom* bezeichnet.

Die Auslösung einer immunogenen Hyperthyreose (M. Basedow) im Zusammenhang mit einer erfolgreichen Radioiodtherapie der Autonomie der Schilddrüse ist ebenfalls in Einzelfällen beschrieben.

Seltene Formen einer Hyperthyreose

Die Manifestation einer Hyperthyreose in Zusammenhang mit einer Schwangerschaft, der Stillzeit oder dem Auftreten einer Erkrankung des Trophoblasten (Blasenmole, Chorionkarzinom der Frau, Hodentumor des Mannes) sollten an ***Sonderformen*** der Hyperthyreose wie Schwangerschaftshyperthyreose, Post-partum-Thyreoiditis oder eine Hyperthyreose bei Trophoblastentumoren denken lassen *(s. Schilddrüse und Schwangerschaft, S. 117)*.

Eine milde Hyperthyreose in Verbindung mit Schmerzen im Halsbereich spricht für das Vorliegen einer *Thyreoiditis de Quervain*. Die starke Beschleunigung der BKS, das typische echoarme, inhomogene sonographische Bild und eine fehlende Speicherung der Schilddrüse im Szintigramm bestätigen die Diagnose *(s. Thyreoiditis, S. 69)*.

Hyperthyreosen in Verbindung mit einem *Malignom der Schilddrüse* sind selten. Es kann die Kombination eines Morbus Basedow oder einer Autonomie mit einem Schilddrüsenkarzinom bestehen, noch seltener wird die Hyperthyreose durch ein hochdifferenziertes Schilddrüsenkarzinom oder dessen Metastasen unterhalten.

Eine erhöhte *exogene Zufuhr* von Schilddrüsenhormonen ist anamnestisch zu erfragen. Wird die vermutete Einnahme von Seiten des Patienten negiert, läßt sich der Verdacht durch Nachweis einer Blockade der Schilddrüse im Schilddrüsenszintigramm und eines supprimierten Thyreoglobulins im Serum erhärten.

Ein ***Iodexzeß*** als Auslöser einer Hyperthyreose bei vorbestehender Schilddrüsenerkrankung spielt bei der häufigen Anwendung von iodhaltigen Kontrastmitteln eine wichtige Rolle *(s. Kapitel 2.3)*. Bei nicht eindeutiger Anamnese kann die Iodkontamination durch Bestimmung der Iodurie (Schnelltest verfügbar) belegt werden.

Die **Amiodaron-induzierte Hyperthyreose** ist auch aus therapeutischen Gründen weiter zu differenzieren in eine

- iodinduzierte Hyperthyreose mit gesteigerter Hormonsynthese (Typ I), die meist bereits nach kurzer Exposition bei vorbestehender Autonomie der Schilddrüse oder Morbus Basedow auftritt und eine
- medikamenten-induzierte Thyreoiditis mit vermehrter Freisetzung der Schilddrüsenhormone durch Destruktion von Schilddrüsenfollikeln (Typ II), die auch ohne vorbestehende Schilddrüsenerkrankung nach Langzeitgebrauch des Medikamentes vorkommt (*s. Schilddrüse und Herz, S. 135*).

Alle primären Hyperthyreosen sind diagnostisch durch ein erniedrigtes TSH ausgewiesen *(s. Tab. 11)*. Mit einem erhöhten TSH einhergehende, ***sekundäre Hyperthyreoseformen*** sind das TSHom und die hypophysäre, partielle Schilddrüsenhormonresistenz. Diese seltenen Erkrankungen lassen sich auf Grund einer klinischen Hyperthyreose-Symptomatik, erhöhter fT4- und fT3-Serumspiegel und eines in Anbetracht der peripheren Hormonkonzentrationen inadäquaten (normalen oder erhöhten) TSH-Wertes vermuten und mittels einer Magnetresonanztomographie der Sella bzw. molekularbiologischen Untersuchung des Schilddrüsenhormonrezeptors weiter abklären.

Tab. 11 Differenzierte Beurteilung erhöhter Schilddrüsenhormonkonzentrationen

Erkrankung	T4, T3	fT4, fT3	TSH
Hyperthyreose	↑	↑	↓
Hyperthyroxinämie	↑	n	n
TSHom	↑	↑	↑, n
Schilddrüsenhormonresistenz	↑	↑	↑, n

Hyperthyreosen können **familiär gehäuft** auftreten, sowohl bei M. Basedow als auch bei einer Autonomie der Schilddrüse. Eine echte **hereditäre Form der Hyperthyreose** stellt die familiäre nichtimmunogene Hyperthyreose dar, die sich bereits im frühen Lebensalter manifestieren kann und durch den Nachweis einer genomischen TSH-Rezeptormutation diagnostiziert wird *(s. Schilddrüse und Kindesalter, S. 125)*. Die **Übertragung der Hyperthyreose auf den Feten** ist bei Morbus Basedow durch die diaplazentare Passage der TSH-Rezeptorantikörper – nicht der Schilddrüsenhormone, die nur in geringem Umfang plazentagängig sind – möglich. Diagnostisch wegweisend sind hohe Antikörpertiter im Blut der Mutter und eine erhöhte Herzfrequenz des Feten. *(s. Schilddrüse und Perinatalzeit, S. 123)*. Selten läßt sich eine Hyperthyreose auf eine **dystope Struma** (retrosternale, mediastinale Struma, Struma ovarii) zurückführen, die sich im ^{123}Iodganzkörperszintigramm darstellen läßt *(s. Struma, S. 7)*.

Thyreotoxische Krise

Die Diagnose der *thyreotoxischen Krise* als akuter lebensbedrohlicher Ausprägung einer Hyperthyreose ist an Hand des klinischen Bildes zu stellen und wird nicht laborchemisch durch die Höhe der Schilddrüsenhormonspiegel im Blut definiert.

Häufige *Auslöser* der Krise sind Iodexzeß, Operationen, Traumata, fieberhafte Infekte, unabhängige schwere Allgemeinerkrankungen oder die lange bestehende, nichterkannte bzw. unzureichend behandelte Erkrankung selbst. Als Grunderkrankung überwiegt eine Autonomie der Schilddrüse, insbesondere in Kombination mit einer Iodexposition, gegenüber einem Morbus Basedow.

Klinische *Leitsymptome* der thyreotoxischen Krise sind eine ausgeprägte Tachykardie, Hyperthermie und Beeinträchtigung der Bewußtseinslage. Deutliche Warnsymptome sind Übelkeit, Erbrechen, Leibschmerzen bis hin zum akuten Abdomen, Diarrhöen, Zeichen einer beginnenden kardialen Dekompensation, therapieresistente Herzrhythmusstörungen (Tachyarrhythmia absoluta). Bereits Zeichen der Krise sind Hypertonie, Fieber, Dehydratation, profuses Schwitzen, zunehmende Zittrigkeit, Hyperkinesie, innere Unruhe, Agitiertheit, psychotische Symptome, Krampfanfälle, bei adynamen Formen Stupor, Somnolenz und Koma.

Der Übergang von einer schweren Hyperthyreose zur Krise ist fließend. Die *Stadieneinteilung* der thyreotoxischen Krise nach Herrmann (Tab. 12) hat sich als Grundlage für die prognostische Beurteilung und therapeutische Entscheidungen (Indikation zur notfallmäßigen Thyreoidektomie) bewährt.

Die Letalität im Stadium I liegt bei 10 %, im Stadium III bei 30 %. Die Laborwerte bestätigen die Hyperthyreose ohne enge Korrelation zum klinischen Schweregrad.

Tab. 12 Stadieneinteilung der thyreotoxischen Krise (nach Herrmann)

Stadium I
Tachykardie > 150/min, Herzrhythmusstörungen, Hyperthermie, Adynamie, profuse Durchfälle, Dehydration, verstärkter Tremor, Unruhe, Agitiertheit, Hyperkinesie
Stadium II
Bewußtseinsstörungen, Stupor, Somnolenz, psychotische Zeichen, örtliche und zeitliche Desorientiertheit
Stadium III
Koma
a Patient ≤ 50 Jahre **b** Patient > 50 Jahre

1.2.6 Differentialdiagnose

Bei zahlreichen unspezifischen Symptomen, wie Gewichtsabnahme, Adynamie, depressive Syndrome, vegetative Labilität, Muskelschwäche, Hypertonie, Tachykardie, absolute Arrhythmie, Diarrhöen, Zyklusstörungen, Fettstoffwechselstörungen ist das Vorliegen einer Hyperthyreose differentialdiagnostisch in Betracht zu ziehen.

Zum *Ausschluß einer Hyperthyreose* bei geringem klinischen Verdacht genügt in der Regel der Nachweis eines normalen, nicht supprimierten basalen TSH im Serum.

Ein TSH-Wert im Referenzbereich trotz des Bestehens einer hyperthyreoten Stoffwechsellage findet sich lediglich bei Vorliegen der sehr seltenen Erkrankungen eines TSH-produzierenden Hypophysentumors und einer partiellen Schilddrüsenhormonresistenz (Tab. 12).

Nicht mit einer Hyperthyreose zu verwechseln ist die sog. **Hyperthyroxinämie** mit erhöhten T3- und/oder T4-Werten bei Euthyreose [mit normalem fT4, fT3 und TSH] (Tab. 12). Diese Laborkonstellation findet sich in der Schwangerschaft, bei Einnahme von Ovulationshemmern, genetisch bedingter TBG-Erhöhung, familiärer Dysalbuminämie, Schilddrüsenhormonresistenz, Leberzirrhose und bei Konversionsstörungen.

1.2.7 Therapie

Grundsätzlich wird die *Wahl der Therapie* durch die Ätiologie und Prognose der Hyperthyreose, die Größe der Struma, die lokale Beschwerdesymptomatik sowie die Präferenz des Patienten bestimmt.

Vor Therapiebeginn wird der laborchemische Beleg der Hyperthyreose und die ätiologische Differenzierung der Hyperthyreose vorausgesetzt. Einen therapeutischen Überblick gibt Abbildung 10.

Wichtig ist die Unterscheidung selbstlimitierender Hyperthyreoseformen, die häufig keiner schilddrüsenspezifischen Behandlung bedürfen:

- Schwangerschaftshyperthyreose und Hyperthyreose bei Tumoren des Trophoblasten *(s. dort S. 120),*
- Post-partum-Thyreoiditis *(s. dort, S. 122),*
- Thyreoiditis de Quervain *(s. dort, S. 76),*
- Hyperthyreosis factitia (reversibel nach Absetzen des Schilddrüsenhormonpräparates)
  Beachte: Die Plasmahalbwertszeit des Thyroxins beträgt 7 Tage.

Zur *spezifischen Therapie* der Hyperthyreose stehen zur Verfügung:

- medikamentöse Behandlung,
- Radioiodtherapie und
- Schilddrüsenchirurgie.

Tabelle 13 faßt die wesentlichen Indikationen der verschiedenen Therapieverfahren zusammen.

Tab. 13 Therapiewahl bei Hyperthyreose

Medikamentöse Therapie
-Ersttherapie bei Morbus Basedow und Autonomie zum Erreichen einer Euthyreose vor einer definitiven Therapie
- längerfristige Therapie (1 Jahr) bei Morbus Basedow bis zum wahrscheinlichen Eintritt einer Remission der Erkrankung

Radioiodtherapie
- bevorzugt bei kleinen Strumen (< 60 ml)
- Frühtherapie einer subklinischen oder manifesten Hyperthyreose bei Autonomie der Schilddrüse
- Therapie einer Rezidivhyperthyreose nach thyreostatischer Therapie bei Morbus Basedow
- Rezidivstruma mit Hyperthyreose bei erhöhtem Operationsrisiko
- Kontraindikationen gegen Strumaresektion (schwere Begleiterkrankungen, Wunsch des Patienten)
- schwere Nebenwirkungen unter Thyreostatika bei gleichzeitiger Kontraindikation der Strumaresektion

Operation
- Akuttherapie der thyreotoxischen Krise (im Zustand der Hyperthyreose)
- Frühtherapie der Hyperthyreose (nach medikamentöser Einstellung der Euthyreose)
- bei großer Struma (> 60 ml) oder bei zusätzlichem Vorliegen malignitätsverdächtiger Knoten
- bei Nebenwirkungen der Thyreostatika
- bei iodinduzierter, thyreostatisch nicht behandelbarer Hyperthyreose
- Rezidivhyperthyreose nach thyreostatischer Primärtherapie
- Kontraindikationen für Radioiodtherapie (Schwangerschaft, Stillen, Kinderwunsch im nächsten halben Jahr)

Die Hauptindikation für eine längerfristige medikamentöse (thyreostatische) Therapie stellt der *Morbus Basedow* dar, bei dem sich mit ca. 50 % Wahrscheinlichkeit eine Remission erreichen läßt. Üblicherweise wird die thyreostatische Therapie in angepaßter Dosierung für die Dauer *eines Jahres* durchgeführt. Eine zu kurze Therapiedauer, insbesondere ein verfrühtes Absetzen der Medikation bereits unmittelbar nach Erreichen der Euthyreose, ist mit einer hohen Rezidivquote belastet. Eine längere Therapiezeit kann die Erfolgsaussichten meist nicht wesentlich erhöhen. Im Anschluß an die Therapie erfolgt ein empirischer *Auslaßversuch*. Im Falle einer *Rezidivhyperthyreose* wird die thyreostatische Therapie kurzzeitig wiederaufgenommen und eine *definitive* Therapiemaßnahme (Operation, Radioiodtherapie) in die Wege geleitet.

Bei Vorliegen eines Morbus Basedow mit großer Struma und lokalen Beschwerden oder bei Medikamentenunverträglichkeit wird in Abweichung von diesem Konzept bereits nach Erreichen der Euthyreose eine *frühzeitige* Operation angestrebt.

Bei Vorliegen einer *Autonomie* der Schilddrüse ist wegen der geringen Heilungschance eine *definitive* Therapie (Radioiodtherapie bzw. bei mechanischer Behinderung oder zusätzlichen kalten Knoten eine Operation) primär indiziert. Thyreostatika werden vor dem Eingriff zur Herbeiführung einer euthyreoten Stoffwechsellage *kurzzeitig* eingesetzt.

Das unterschiedliche therapeutische Vorgehen bei Morbus Basedow und Autonomie faßt Tabelle 14 zusammen.

1.2.7.1 Medikamentöse Therapie

Ziel der medikamentösen Therapie ist die *Unterdrückung* der Hyperthyreose. Sie wird in Abhängigkeit von der Grunderkrankung durchgeführt:

- als *vorbereitende* Maßnahme für eine Operation oder Radioiodtherapie, die im euthyreoten Zustand mit geringerem Risiko durchgeführt werden kann
- als *überbrückende* Maßnahme bis zum wahrscheinlichen Eintritt einer Remission der Erkrankung (Morbus Basedow)

Tab. 14 Therapeutisches Vorgehen bei Morbus Basedow und Autonomie der Schilddrüse

	Morbus Basedow		Autonomie	
	kleine Schilddrüse ohne lokale Beeinträchtigung	große, mechanisch behindernde Struma	kleine Schilddrüse ohne lokale Beeinträchtigung uni-/multifokale Autonomie	große, mechanisch behindernde Struma, Struma mit kaltem Knoten
Therapie der Wahl	1jährige thyreostatische Therapie	subtotale Strumaresektion	Radioiodtherapie	subtotale Strumaresektion
Therapie bei Rezidiv	Radioiodtherapie	Radioiodtherapie	Wiederholung der Radioiodtherapie	Radioiodtherapie (1. Wahl) Zweitoperation (kalter Knoten)

- als *Langzeitbehandlung,* falls eine definitive Therapie wegen Multimorbidität oder ablehnender Haltung des Patienten nicht möglich ist.

Thyreostatika

Gebräuchliche Substanzen sind:
Thiamazol, Carbimazol, Propylthiouracil und Perchlorat.

Die Wirkung der ersten drei Pharmaka beruht auf einer kompetitiven Hemmung der Schilddrüsenperoxidase (TPO) (Konkurrenz mit Iodid), mit Unterbindung der Schilddrüsenhormonsynthese. Perchlorat hemmt die Iodaufnahme durch Blockade des Iodkanals (Iodidtransporters). Propylthiouracil hemmt zusätzlich – ohne daß diesem Effekt große klinische Bedeutung zukommt – die 5´-Deiodase und periphere Konversion von T4 zu T3.

Die Wirksamkeit der Thyreostatika hängt, abgesehen von der verabreichten Dosis, in starkem Maße von der alimentären *Iodversorgung* ab. Aus diesem Grunde ist der Thyreostatikabedarf im Iodmangelgebiet Deutschland herabgesetzt.

Auf Grund einer intrathyreoidalen Anreicherung der Pharmaka ist ihre Wirkzeit länger als der Plasmahalbwertszeit entspricht. Bei Thiamazol und Carbimazol genügt die einmalige Tagesgabe, Propycil sollte in der Anfangsphase auf 2–3 Tagesdosen verteilt werden. Die gute intestinale Resorption gestattet die orale Anwendung.

Der Eintritt der klinischen Wirkung ist *verzögert,* da die Neusynthese unterbunden wird und die Hormonfreisetzung in die Zirkulation bis zur Entleerung der Speichervorräte anhält.

Eine euthyreote Stoffwechsellage wird bei den meisten Patienten nach ca. 3- bis 6wöchiger Behandlungsdauer erreicht.

Indikation

- Hyperthyreose bei Morbus Basedow
- Hyperthyreose bei Autonomie der Schilddrüse
- iodinduzierte Hyperthyreose
- Hyperthyreose in der Schwangerschaft (M. Basedow, *s. S. 119*)

Keine Indikation (im Regelfall)

- Hyperthyreose infolge einer Thyreoiditis
- Schwangerschaftshyperthyreose *(s. S. 119)*
- Thyreotoxicosis factitia

Kontraindikation

- Im Rahmen einer früheren Behandlung aufgetretene gravierende Nebenwirkungen

Durchführung

- Die Therapie wird heute üblicherweise in einer *niedrigeren* Dosierung (Thiamazol 20–30 mg/d) als früher üblich begonnen, höhere Dosen sind nur bei *schwerer* Hyperthyreose oder *iodinduzierter* Hyperthyreose (Thiamazol 40–80 mg/d) erforderlich.
- Nach Erreichen einer peripher euthyreoten Stoffwechsellage (4–6 Wochen) ist eine *Dosisreduktion* (5–10 mg/d Thiamazol) erforderlich.

- Im Verlauf sind weitere *Dosisanpassungen* erforderlich. Sie werden in der Weise vorgenommen, daß die peripheren Schilddrüsenhormone im euthyreoten Bereich liegen und TSH den *unteren* Referenzbereich (0,5–0,8 mU/l) nicht überschreitet.
- Der Patient muß über typische Symptome einer *Agranulozytose* (Tonsillitis, Fieber) und deren Konsequenz einer unverzüglichen Arztvorstellung zur Anfertigung eines Differentialblutbildes aufgeklärt werden.
- Kontrolluntersuchungen zur Überprüfung der Stoffwechsellage, Dosisanpassung, Verlaufskontrolle der Strumagröße und Erfassung von Nebenwirkungen werden routinemäßig anfänglich in 2- bis 3wöchentlichen, später 2- bis 3monatlichen Intervallen empfohlen: Bestimmung von TSH, fT4, und fT3 (oder T3) Überwachung des Differentialblutbildes (Agranulozytose!) und ggf. der Leberwerte vor Beginn und zumindest in den ersten Monaten der thyreostatischen Therapie.
- Mono- oder Kombinationstherapie
  Bei funktioneller Autonomie wird grundsätzlich nur die Monotherapie durchgeführt. Bei Morbus Basedow besteht die Wahl zwischen einer:

Monotherapie
(mit alleiniger Gabe des Thyreostatikums)
oder
Kombinationstherapie des Thyreostatikums (5–10 mg/d Thiamazol) mit Levothyroxin (50 µg/d).

Voraussetzungen für die kombinierte Therapie sind ein nicht zu hoher Thyreostatikabedarf und eine euthyreote Stoffwechsellage mit meßbarem TSH. Sie ist daher nicht in der Anfangsphase der Therapie möglich. Der Vorteil besteht in einer leichteren Einstellung der Stoffwechsellage, geringeren Schwankungen der Schilddrüsenhormonspiegel, geringeren Gefahr der Überdosierung mit Strumawachstum und längeren Kontrollintervallen. Der Thyreostatikabedarf ist gering gesteigert. Die Wirksamkeit der beiden Therapieoptionen erscheint nach den bisher verfügbaren Daten vergleichbar.

- Perchlorat wird in Kombination mit Thiamazol zur Therapie und Prophylaxe der *iodinduzierten* Hyperthyreose angewendet *(s. Prophylaxe der iodinduzierten Hyperthyreose, S. 111)*. Die alleinige Anwendung erfolgt bei Unverträglichkeit von Thionamiden und Thiouracil.
  Beachte: Die Durchführung einer Radioiodtherapie ist unter Perchlorat nicht möglich.

Tab. 15 Dosierungsempfehlungen zur thyreostatischen Therapie

Chemische Verbindung	Initialdosis mg/d	Erhaltungsdosis mg/d
Thiamazol	10–20	2,5–10
Carbimazol	15–30	5–15
Propylthiouracil	150–200	50–100
Perchlorat	1200–2000	100–400

Therapiedauer
Sie hängt von der Art der Hyperthyreose ab.

- Kurzzeittherapie (bis zum Erreichen einer Euthyreose und Durchführung einer definitiven Therapie bei funktioneller Autonomie und bei Morbus Basedow mit Rezidivhyperthyreose)

- Langzeittherapie 1 (–2) Jahr(e) bei Morbus Basedow (Erstmanifestation)
  Eine Dauertherapie mit Thyreostatika ist auf Grund ihrer fehlenden kausalen Wirkung und potentiellen Nebenwirkungen möglichst zu vermeiden.
  Ausnahme: multimorbide Patienten, bei denen weder eine Operation noch Radioiodtherapie möglich ist, oder Patienten, die beide Therapieoptionen ablehnen
  (s. Hyperthyreose im Alter, S. 129)

Wirksamkeit

- Euthyreoserate innerhalb der ersten 4–6 Therapiewochen 80–90 %
- Remissionsrate (anhaltende euthyreote Stoffwechsellage nach Absetzen des Thyreostatikums)
  bei Autonomie der Schilddrüse 1–5 %,
  bei Morbus Basedow (nach 1jähriger Therapie) ca. 50 %

Nebenwirkungen

- Sie sind dosisabhängig und treten überwiegend in den ersten drei Behandlungsmonaten und vermehrt bei älteren Patienten auf (Tab. 16).

> Beachte: Tagesdosen von 30–40 mg Thiamazol sollten in Abwägung der Nutzen-Risiko-Bilanz nur bei schweren Hyperthyreosen und vorliegender Iodkontamination überschritten werden.

In einer großen europäischen Multizenterstudie von Reinwein und Mitarbeitern betrug die Nebenwirkungsrate 26 % unter 40 mg/d Methimazol, im Vergleich zu 15,5 % bei Gabe von 10 mg/d Methimazol. Nach 4 Wochen waren 85 % der Patienten in der Niedrigdosisgruppe und 92 % in der Hochdosisgruppe euthyreot.

- Strumawachstum bei Überdosierung des Thyreostatikums (erkennbar an einem erhöhten TSH)

Tab. 16 Nebenwirkungen der Thyreostatika

Schwerwiegend, selten
Agranulozytose (0,1–0,6 %)
aplastische Anämie, Thrombozytopenie
Panzytopenie
Cholestase
pANCA-positive Vaskulitis, medikamenteninduzierter Lupus erythematodes
Hypoglykämie (Anti-Insulinantikörper)
Weniger gravierend, häufiger
Pruritus, Urtikaria, allergische Exantheme
Leukopenie
leichte Leberenzymerhöhungen
Gelenk- und Muskelschmerzen
Arzneimittelfieber
Geschmacks- oder Geruchsstörungen
Polyneuropathie
gastrointestinale Beschwerden
Kopfschmerzen
Haarausfall (meist durch Hyperthyreose selbst)
Strumawachstum (bei Überdosierung)

Beachte: Diese Nebenwirkung ist durch regelmäßige Kontrolluntersuchungen und Einstellung des TSH-Spiegels in den niedrig-normalen Bereich (0,3–0,8 mU/l) vermeidbar.

Vorgehen bei Komplikationen

- Bei weniger gravierenden Nebenwirkungen
  ⇒ Umstellung auf Alternativpräparat
  Wechsel von Thiamazol oder Carbimazol auf Propylthiouracil (ca. 10-fache Äquivalenzdosis) (ggf. Perchlorat als 3. Alternative).
  Beachte: Carbimazol (10 mg) wird zu Thiamazol (6 mg) metabolisiert. Die Substanzen sind daher bei Unverträglichkeit nicht austauschbar.
- Im Falle gravierender Nebenwirkungen (Agranulozytose)
  ⇒ unverzügliches Absetzen des Thyreostatikums

⇒ keine weitere thyreostatische Therapie (wegen möglicher Kreuzreaktivität)
⇒ symptomatische Therapie mit β-Blokkern (Propranolol 3 x 10–40 mg)
⇒ Applikation eines Granulozytenstimulationsfaktors (G-CSF, 300 μg s.c./d) (Verkürzung der Dauer der Agranulozytose auf < 1 Woche und Senkung der Mortalität)
⇒ Gabe von Breitbandantibiotika
⇒ frühzeitige definitive operative Therapie nach Erholung der Leukozytenzahl (alternativ bei initial weniger schweren Hyperthyreosen Radioiodtherapie möglich, wenn rasch verfügbar).

Beachte: Die Operation sollte wegen der Gefahr von Wundinfektionen und Wundheilungsstörungen nicht bei bestehender Agranulozytose durchgeführt werden!

Es besteht die Möglichkeit einer präoperativen Plummerung mit hohen Ioddosen (0,2–2 g/d) in Form einer Iod/Kaliumiodidlösung (Lugol-Lösung, unterschiedliche Verdünnungen in Gebrauch) über 8–10 Tage, die für eine befristete Zeitspanne, in der die Operation durchgeführt werden muß, eine Hemmung der Freisetzung der Schilddrüsenhormone bewirkt.

Symptomatische Therapiemaßnahmen

β-Rezeptorenblocker
werden als symptomatische Zusatztherapie oder bei Thyreostatikaunverträglichkeit auch alleine zur Dämpfung der sympathischen Übererregbarkeit eingesetzt; sie bleiben ohne Einfluß auf die Grunderkrankung. Propranolol hemmt zusätzlich die Konversion von T4 nach T3.

Ihre Anwendung beschränkt sich auf die Frühphase der floriden Hyperthyreose.

Propranolol 3 x 10 mg bis 3 x 40 mg per os tägl., Dosisanpassung entsprechend der Herzfrequenz (Zielbereich 80–90/min)

Beachte: Bei kardialer Dekompensation und schlechter Pumpfunktion (Echokardiographie) besteht Gefahr der Auslösung eines kardiogenen Schockes.

Allgemeine Maßnahmen
Generell sind bei Hyperthyreose eine krankheitsadaptierte Lebensführung, Vermeidung von körperlicher Überlastung sowie Nikotinkarenz (da Raucher ein erhöhtes Risiko zur Auslösung oder Verschlechterung einer endokrinen Orbitopathie aufweisen) zu empfehlen.

Besondere Situationen

Therapie der subklinischen Hyperthyreose
Die subklinische Hyperthyreose stellt im Regelfall *keine Indikation* zu einer thyreostatischen Therapie dar. Bei nicht zu erwartender Reversibilität der Grunderkrankung (Autonomie der Schilddrüse) sind jedoch bereits in diesem Stadium definitive Therapiemaßnahmen (Radioiodtherapie, Operation) indiziert, da eine längerbestehende subklinische Hyperthyreose ein erhöhtes (ca. 3fach über 10 Jahre) Risiko des Auftretens von Vorhofflimmern birgt. Eine subklinische Hyperthyreose unter Einnahme von Levothyroxin ist aus diesem Grunde durch Dosisreduktion zu korrigieren (Ausnahme Schilddrüsenkarzinom).

Therapie der uni-/multifokalen Autonomie im Stadium der Euthyreose
Eine frühzeitige Radioiodtherapie im Sinne einer Krankheitsprophylaxe bei voraussehbarer langsamer Progression der Grunderkrankung ist unter Levothyroxinschutz des umliegenden gesunden Schilddrüsengewebes möglich, jedoch ist bei fehlender klinischer Relevanz *(s. S. 110)* auch eine zunächst abwartende Verlaufsbeobachtung zu vertreten. Die Therapieentscheidung ist individuell zu diskutieren. Wenn möglich, ohne daß dies zu einer TSH-Suppression führt, sollte eine niedrig dosierte Iodidgabe (100–200 μg/d) zur

Strumatherapie und Verhütung des Wachstums weiterer Knoten eingeleitet werden.

Therapie in der Schwangerschaft
Die Therapieindikation ist auf Grund der Risiken einer längerbestehenden und unbehandelten Hyperthyreose für Mutter und Kind gegeben. Die Hyperthyreose selbst ist teratogen, nicht dagegen eine niedrig dosierte thyreostatische Therapie. Die Schwangerschaftshyperthyreose ist meist selbstlimitierend und nicht therapiepflichtig, die Hyperthyreose in der Schwangerschaft (Morbus Basedow) muß dagegen meist behandelt werden.

Die *Behandlung* erfolgt stets als Monotherapie in niedrigst möglicher Dosierung und Einstellung einer grenzwertig hyperthyreoten Stoffwechsellage *(s. Schilddrüse und Schwangerschaft, S. 121).*

Therapie der Amiodaron-induzierten Hyperthyreose und Thyreoiditis
Differenziertes Behandlungskonzept in Abhängigkeit vom Typ der Erkrankung (iodinduzierte Hyperthyreose Typ I, Thyreoiditis Typ II, Mischtyp), dem Schweregrad der begleitenden Schilddrüsenfehlfunktion (Hyper-, Hypothyreose) und der kardialen Situation.

- Bei iodinduzierter Hyperthyreose Typ I
  hochdosierte thyreostatische Therapie (Thiamazol 40–60 mg/d) und Blockade der Iodaufnahme (Perchlorat 3 x 250 mg/d)
  Absetzen von Amiodaron, wenn möglich lange Halbwertszeit und Persistenz des Iodexzesses über Monate wegen Lipophilie des Medikamentes
- Bei leichten Formen einer Hyperthyreose vom Thyreoiditis-Typ II
  Absetzen von Amiodaron, wenn keine harte kardiale Indikation besteht oder ein Alternativpräparat zur Verfügung steht
  Spontanremission nach Absetzen innerhalb von 2–4 Mo. möglich
- Bei schwereren Formen einer Hyperthyreose vom Thyreoiditis-Typ II
  Therapie mit Glukokortikoiden (Prednisolon 1mg/kg KG/Tag, langsamer Dosisabbau über 2–3 Monate)
  Amiodaron nicht unbedingt sofort absetzen, da protektiv gegen kardiale Auswirkungen der Hyperthyreose und evtl. sogar Fortsetzung nach passagerer Glukokortikoidtherapie möglich
- Bei Mischtyp
  Steroidtherapie *(s. oben)* in Kombination mit Thiamazol (40–60 mg/d) und Perchlorat (3 x 250 mg/d)
- Bei therapierefraktärer Hyperthyreose (Typ I oder Typ II)
  Indikation zur totalen Thyreoidektomie, selten auch Radioiodspeicherung und Radioiodtherapie möglich
- Bei Hypothyreose
  (s. dort, S. 62)

Therapie der durch Interferon-α ausgelösten Hyperthyreose
- bei Morbus Basedow (TSH-R-Ak positiv) Absetzen des Medikamentes und Einleitung einer üblichen thyreostatischen Therapie
  bei Thyreoiditis (hyperthyreote Initialphase) keine Thyreostatika, ggf. symptomatische Gabe von Betablockern, da selbstlimitierend und meist in Hypothyreose übergehend

Therapie der Hyperthyreose bei Blasenmolen, Chorionkarzinom und hCG-bildenden Hodentumoren
Die Behandlung (Operation, Chemotherapie) des Tumorleidens führt zum Abfall der hCG-Serumkonzentrationen und Rückgang der Hyperthyreose. Thyreostatika sind nur in schweren, langanhaltenden Fällen indiziert.

Therapie im Kindesalter
Im Kindesalter überwiegt ein Morbus Basedow, und es wird eine längere Therapiedauer (2–5 Jahre) gewählt, als im Erwachsenenalter üblich ist *(s. Schilddrüse und Kindesalter, S. 125).*

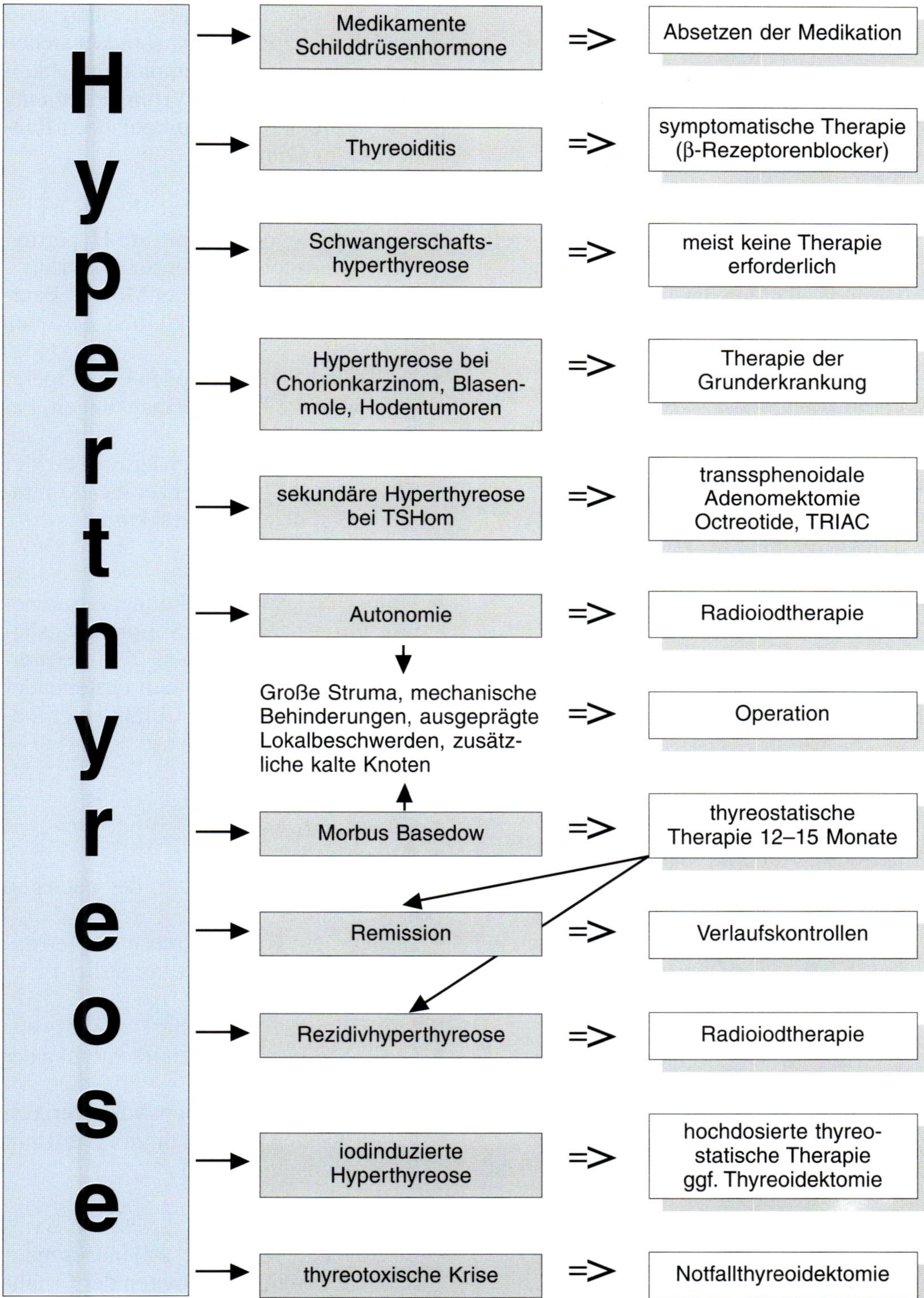

Abb. 10 Therapie der Hyperthyreose

Therapie bei TSH-produzierendem Hypophysentumor
Tumorresektion (transphenoidale Hypophysenoperation)
medikamentöse Therapie
- Octreotide (3 × 50–200 µg s.c.)
- 3,5,3´-Triiodothyreoessigsäure (TRIAC)
Beachte: Thyreostatika, Radioiodtherapie und Schilddrüsenoperation sind generell nicht indiziert, da sie das Wachstum und die Hormonsekretion des hypophysären Tumors nicht beeinflussen.

Hyperthyreose bei hypophysärer Schilddrüsenhormonresistenz
Individuelle Therapiefestlegung durch Spezialisten.
- Octreotide
- 3,5,3´-Triiodothyreoessigsäure (TRIAC)
- Triiodthyronin (25–80 µg/d)
- Propranolol (60–240 mg/d)
- ablative Schilddrüsentherapie

1.2.7.2 Radioiodtherapie

Die Therapieoption der Radioiodtherapie wird in Abhängigkeit von der Ätiologie der Hyperthyreose eingesetzt:
- bei der Autonomie der Schilddrüse als primäre Therapiewahl
- beim Morbus Basedow in Deutschland – im Gegensatz zu den Gepflogenheiten in den USA – als Zweitmaßnahme nach Versagen einer thyreostatischen Therapie.

Die Altersbegrenzung wurde aufgehoben, so daß diese Therapieoption auch bei jüngeren Patienten prinzipiell möglich ist. Bevorzugt geeignet sind Patienten mit nicht zu großer Struma (< 50–60 ml).

Auf Grund der sehr restriktiven deutschen Gesetzgebung und Auslegung der Strahlenschutzbestimmungen ist die Radioiodtherapie in Deutschland nur unter stationären Bedingungen möglich und bestehen für die Therapieoption gegenwärtig sehr lange Wartezeiten. Im Ausland bestehen teilweise ambulante Therapiemöglichkeiten. Bestrebungen einer Vereinheitlichung der Bestimmungen im europäischen Rahmen sind im Gange.

Indikation
- Subklinische oder manifeste Hyperthyreose bei Autonomie der Schilddrüse
- Rezidivhyperthyreose bei Morbus Basedow, bevorzugt bei kleinen Strumen (< 60 ml)
- Kontraindikationen gegen eine Operation (schwere Begleiterkrankungen, Patientenwunsch)
- Versagen oder Unverträglichkeit der Thyreostatika bei gleichzeitiger Kontraindikation der Strumaresektion

Relative Indikation
- Klinisch relevante funktionelle Autonomie mit einem unter Suppressionsbedingungen gemessenen Technetium-Uptake > 2–3 % bei noch bestehender Euthyreose wegen der Gefahr einer iodinduzierten Hyperthyreose

Kontraindikation
- Schwangerschaft
- Stillen
- Kinderwunsch innerhalb des nächsten halben Jahres
- ausgeprägte Hyperthyreose (thyreostatische Vorbehandlung erforderlich)

Relative Kontraindikation
- Große Strumen mit Beeinträchtigung der Trachea
- Strumen mit zusätzlichem Vorliegen von kalten Knoten oder Malignomverdacht (Operationsindikation)

Durchführung
- Zum Therapiezeitpunkt soll insbesondere bei der Autonomie wegen der Gefahr der Zerstörung nichtautonomen Gewebes mit konsekutiv erhöhtem Hypothy-

reoserisiko ein *supprimiertes* TSH (Konstellation einer latenten Hyperthyreose) vorliegen.

- Eine Therapie unter thyreostatischer Behandlung (außer Perchlorat) ist möglich, wenn die oben genannte Voraussetzung erfüllt ist, ggf. ist das Thyreostatikum zwei Wochen vor geplanter Therapie zu reduzieren oder auszusetzen.
- Bei funktioneller Autonomie und noch normalem TSH ist die Therapie unter exogener Suppression mit Levothyroxin durchzuführen.
- Bei bestehender endokriner Orbitopathie wird die Radioiodtherapie wegen der Verschlechterungsgefahr der Augensymptomatik bis zum Abklingen der aktiven Erkrankungsphase postponiert und unter einer Schutzmedikation mit Glukokortikoiden (Prednisolon 30–50 mg/d in absteigender Dosis über 2–3 Monate) durchgeführt.

Die angestrebte Herddosis hängt von der Ätiologie der Hyperthyreose ab und beträgt

- bei unifokaler Autonomie 300–400 Gy
- bei multifokaler Autonomie 300–400 Gy
- bei disseminierter Autonomie 150–300 Gy
- bei Morbus Basedow 150–200 Gy (höher als früher üblich)

- Die Dosisberechnung erfolgt individuell mit Hilfe eines Radioiodtests.
- Das Radiopharmakon ^{131}Iod wird oral verabreicht und reichert sich über einen aktiven Transportmechanismus in der Schilddrüse an. Seine physikalische Halbwertszeit beträgt 8 Tage. Der gewebetoxische Effekt beruht auf der β-Strahlung und ist von geringer Reichweite (wenige mm), der Anteil an γ-Strahlung wird für die Detektion genutzt.
- Die Strahlenbelastung anderer Organe ist gering (Gonadendosis und Knochenmarkbelastung bei Therapie benigner Erkrankungen 0,01–0,03 Gy).

Wirksamkeit

- Beseitigung der Hyperthyreose bei ca. 80 % der Patienten in einer Sitzung
- Latenzzeit bis zum Einsetzen des vollständigen Therapieerfolges 3–6 Monate
- enge Korrelation des Therapieerfolges und der Hypothyreoserate mit der gewählten Dosis
- höchste Erfolgsrate und niedrigste Hypothyreoserate (ca. 5 %) bei unifokaler Autonomie

Nebenwirkungen

- Hypothyreoserate bei unifokaler Autonomie ca. 5–10 %, bei ausgedehnter Autonomie und Morbus Basedow über Jahre ansteigende Frequenz (ca. 5 % pro Jahr) auf bis zu 80 %
  Beachte: Neben einer Frühhypothyreose kommen auch Spätmanifestationen der Hypothyreose nach 5–10 Jahre zurückliegender Radioiodtherapie vor. Es sind daher jährliche Kontrolluntersuchungen angezeigt.
- Verschlechterung einer Trachealobstruktion bei vorbestehender Tracheomalazie (ggf. Durchführung unter Schutzmedikation mit Steroiden)
- Verschlechterung einer endokrinen Orbitopathie *(s. S. 51)*
  ⇒ Steroidprophylaxe
- Auslösung einer thyreotoxischen Krise nur bei florider Hyperthyreose und ungenügender Vorbehandlung zu befürchten
- Auslösung einer immunogenen Hyperthyreose (Morbus Basedow) nach Therapie der Autonomie der Schilddrüse (selten, einzelne Fallberichte)
- Strahlenthyreoiditis (< 10 % der Fälle)
  Therapie: Antiphlogistika, in schweren Fällen Prednisolon 20–50 mg/d
- Sialadenitis
  Vorbeugung durch Kauen saurer Drops

- Gastritis und Magenschleimhautirritationen,
  bei niedrigen Dosen kaum zu erwarten
- Hypoparathyreoidismus,
  bei niedrigen Dosen nicht zu erwarten
- mutagene Effekte,
  bei der Behandlung gutartiger Schilddrüsenerkrankungen nicht nachgewiesen. Die Inzidenz von Schilddrüsenkarzinomen und anderen Malignomen einschließlich Leukämien ist nach Ergebnissen von Nachbeobachtungen nicht nachweislich erhöht. Ein minimales theoretisches Risiko in einer Größenordnung von 1 : 10 000 ist nicht auszuschließen. Ein genetisches Risiko wurde nicht gefunden.
  Beachte: Bei gebärfähigen Frauen ist auf eine wirksame Kontrazeption für ½–1 Jahr zu achten.

1.2.7.3 Operative Therapie

Die Operationsindikation und Operationstechnik werden neben der Größe der Struma wesentlich von der Art der Hyperthyreose determiniert. Abgesehen von einer Notfallthyreoidektomie bei thyreotoxischer Krise ist vor dem Eingriff generell eine *euthyreote* Stoffwechsellage durch Thyreostatika herbeizuführen.

Indikation

- Primärtherapie des Morbus Basedow
  - bei thyreotoxischer Krise
  - bei iodinduzierter, thyreostatisch nicht behandelbarer Hyperthyreose
  - bei gravierenden Nebenwirkungen einer thyreostatischen Therapie
  - bei großer Struma (> 60 ml)
  - bei zusätzlichem Vorliegen malignitätsverdächtiger Knoten
- Sekundärtherapie des Morbus Basedow
  - bei Rezidivhyperthyreose nach thyreostatischer Primärtherapie und Kontraindikation für eine Radioiodtherapie
- Primärtherapie der Autonomie der Schilddrüse
  - bei großer Struma (> 60 ml)
  - bei zusätzlichem Vorliegen größerer kalter Knoten
  - bei thyreotoxischer Krise
  - bei iodinduzierter, thyreostatisch nicht beherrschbarer Hyperthyreose
  - bei Kontraindikation einer Radioiodtherapie
  - bei Ablehnung einer Radioiodtherapie

Kontraindikation

- Floride schwere Hyperthyreose (Ausnahme: Notfallthyreoidektomie bei thyreotoxischer Krise)
- fehlende Operationsfähigkeit

Durchführung

Bei *Morbus Basedow* bestehen zwei Operationsziele:

1. die definitive Beseitigung der Hyperthyreose
2. die Vermeidung eines erneuten Hyperthyreoserezidivs.

Das zweite Ziel läßt sich nur durch eine ausgedehnte Resektion der Schilddrüse erreichen. Der belassene Schilddrüsenrest darf nicht größer als 3–5 ml sein; unter bewußter Inkaufnahme einer postoperativen substitutionspflichtigen Hypothyreose.

Operationstechnisch läßt sich dies durch eine *nahezu totale Strumaresektion* oder alternativ durch eine einseitige Hemithyreoidektomie und subtotale Resektion der kontralateralen Seite erreichen.

Der Eingriff sollte von einem erfahrenen Schilddrüsenchirurgen durchgeführt werden.

Präoperativ wird von manchen Operateuren bei großen Strumen eine *Plummerung* mit Lugol-Lösung, 0,2–2 g Iod/d befürwortet, mit dem Ziel einer Verfestigung der sehr stark durchbluteten Basedow-Struma.

Bei *Autonomie* sind die Operationsziele:
1. die vollständige Entfernung allen erkrankten, morphologisch veränderten Gewebes und
2. die weitgehende Erhaltung gesunden Gewebes.

Um diesen Zielen Rechnung zu tragen, wird der Eingriff unter dem Konzept der *funktionellen Strumachirurgie* individuell je nach Ausmaß der pathologischen Gewebeanteile als Knotenexzision im Gesunden, Lobektomie oder weitgehende Resektion der gesamten Schilddrüse durchgeführt.

Wirksamkeit
- Hängt entscheidend von der Art der Hyperthyreose und dem Ausmaß der Resektion ab:
  - bei Morbus Basedow Hyperthyreoserezidivrate ca. 10 %
    (bei adäquater Technik)
    Risiko einer Hypothyreose ca. 80 %
  - bei unifokaler Autonomie
    Beseitigung der Erkrankung unter Erhalt der vollen Funktionsfähigkeit > 90 %
  - bei multilokaler/disseminierter Autonomie
    erhöhte Hypothyreoserate wegen notwendiger ausgedehnter Resektion
- Die Ergebnisse einer Operation sind generell bei geeigneter Technik mit denen der Radioiodtherapie vergleichbar.

Komplikationen (s. Struma, S. 17)
Etwas häufiger als bei euthyreoter Struma.
- Mortalität ca. 0,1 %
- Nachblutungen 1–5 %
- Rekurrensparesen
  passager, permanent
    bei Ersteingriff ca. 1–3 %,
    bei Zweiteingriff bis 10 %
- Hypoparathyreoidismus 1–3 %
  passager, permanent

Nachsorge
Ziele sind
1. die Erkennung postoperativer Komplikationen
2. die Verhütung eines Rezidivs der Erkrankung.

Die Stimmbandfunktion ist postoperativ zu überprüfen, und die Serumkalziumspiegel sind unmittelbar postoperativ und nach 3 Monaten zu kontrollieren.

Die sonographische Bestimmung des Schilddrüsenrestvolumens ist erst 3–6 Monate nach dem Eingriff zuverlässig möglich.
- Bei Morbus Basedow mit kleiner Restschilddrüse wird eine Substitution (100 µg/d Levothyroxin) eingeleitet (Ziel: TSH im niedrig-normalen Bereich von 0,5–1 mU/l).
- Bei unifokaler Autonomie mit einseitiger Resektion und guter Funktion des belassenen Schilddrüsengewebes erfolgt eine Rezidivprophylaxe mit 200 µg/d Iodid.
- Bei multifokaler Autonomie und ausgedehnteren Resektionen mit einem Restvolumen < 10 ml bzw. einem basalen TSH > 3 mU/l wird die Rezidivprophylaxe kombiniert mit Iodid (100–200 µg/d) und Levothyroxin (70–150 µg/d) (Kombinationspräparat) durchgeführt.

Die Medikation wird erst nach Erhalt der endgültigen Histologie begonnen, um im Falle eines zufällig entdeckten differenzierten Schilddrüsenkarzinoms die Therapiemöglichkeit der Radioiodtherapie nicht zu erschweren.

Kontrolluntersuchungen
Sie werden nach einer Schilddrüsenoperation üblicherweise nach 4 Wochen, 3, 6 und 12 Monaten sowie später mindestens in Jahresabständen durchgeführt.

1.2.8 Therapie der thyreotoxischen Krise

Grundlegende Elemente stellen
- eine allgemeine Intensivüberwachung und Intensivtherapie des Patienten,
- eine intensivierte spezifische Therapie der Hyperthyreose und
- die frühzeitige Entscheidung und Vorbereitung der Thyreoidektomie als entscheidende Maßnahme zur Verbesserung der ungünstigen Prognose dar.

Notfallthyreoidektomie

Beachte: Die notfallmäßige, nahezu totale Thyreoidektomie ist, obgleich sie mit einem höheren Operationsrisiko behaftet ist als die elektive Operation, die einzige Maßnahme, die eine wirkungsvolle und rasche Beseitigung des Hormonexzesses erreicht.

Die Indikation zur Notfallthyreoidektomie sollte innerhalb der *ersten 48 Stunden* anhand des klinischen Bildes bei ungenügendem Ansprechen der Initialtherapie gestellt werden.

Vorbereitend ist eine Stabilisierung der Herzkreislauffunktionen zu erreichen durch eine hochdosierte frequenzadaptierte Gabe von β-Blockern (kontraindiziert bei kardiogenem Schock) und ein entsprechendes hämodynamisches Monitoring mit Volumensubstitution.

Nach dem Eingriff ist eine zu frühe Extubation wegen der hyperthyreoten Myopathie mit Beteiligung der Atemmuskulatur zu vermeiden.

Thyreostatische Therapie

Intravenöse und hochdosierte Thyreostatikagabe Thiamazol 3 × 40–80 mg i.v.

Symptomatische Behandlung mit β-Rezeptorenblockern

Propranolol 1–5 mg i.v. oder 120–40 mg über Magensonde oder Pindolol 0,1 mg/h i.v., individuelle Dosierung nach Herzfrequenz (Zielwert 80–100/min) und kardialer Pumpleistung (Überwachung mittels Echokardiographie).

Gabe von Glukokortikoiden

Prednisolon 50 mg i.v. alle 6–8 h.

Die Maßnahme wird aus der Annahme einer funktionellen Einschränkung der Nebennierenrindenfunktion auf Grund der Schwere der Hyperthyreose begründet. Sie ist in ihrer Effektivität nicht gesichert.

Allgemeine Maßnahmen

- Deckung des hohen Flüssigkeitsbedarfs (3–5 l) und der Elektrolytverluste (Fieber, Schwitzen, Diarrhöen)
- Deckung des hohen Kalorienverbrauchs ca. 3000 kcal/d (stark gesteigerte Stoffwechselaktivität)
- Eisbeutelkühlung bei Fieber
- Sauerstoffgabe
- Therapie von Herzrhythmusstörungen (therapeutische Breite von Digoxin geringer, schlechteres Ansprechen, Spiegelkontrollen)
- Thromboembolieprophylaxe (erhöhtes Thromboserisiko bei Hyperthyreose)
- Antibiotikaprophylaxe (erhöhtes Infektionsrisiko)

Selten angewandte Verfahren

- Die Plasmapherese kann kurzzeitig den zirkulierenden Hormonpool vermindern, ist aber durch Nachlaufen in ihrer Effektivität deutlich eingeschränkt und wurde heute weitgehend zugunsten der Notfallthyreoidektomie verlassen.
- Durch Plummerung mit hohen Ioddosen oder Gabe von Lithium kann die Schilddrüsenhormonfreisetzung zeitlich befristet (auf 8–10 Tage) bis zur definitiven operativen Sanierung blockiert werden. Die Plummerung bleibt bei iodinduzierten Hyperthyreosen unwirksam.
  Im Rahmen des Konzeptes der Frühoperation spielen diese Maßnahmen keine Rolle.

1.3 Endokrine Orbitopathie

1.3.1 Definition

Die endokrine Orbitopathie wird heute überwiegend als *extrathyreoidale Manifestation eines Morbus Basedow*, selten auch einer Autoimmunthyreoiditis, angesehen. Einige Autoren fassen sie auch als eigenständige Autoimmunerkrankung auf, die oftmals zusammen mit einem Morbus Basedow auftritt.

Epidemiologie

Die endokrine Orbitopathie tritt bei ca. 60 % der Patienten mit Morbus Basedow, selten bei anderen Autoimmunerkrankungen der Schilddrüse auf. Sie tritt bei ca. 50 % der Patienten gemeinsam mit einer floriden Hyperthyreose, bei den übrigen Patienten unter Therapie der Hyperthyreose und in seltenen Fällen vor Ausbruch einer Hyperthyreose bei euthyreoter Stoffwechsellage auf.

1.3.2 Ursachen

Die pathohistologische Grundlage der endokrinen Orbitopathie ist eine ***lymphozytäre Infiltration*** des Retrobulbärraumes, wobei das retrookuläre Bindegewebe und die Augenmuskeln betroffen sind. Um die Koinzidenz der Erkrankung mit einem Morbus Basedow zu erklären, werden gemeinsame(s) Antigen(e) des Orbita- und des Schilddrüsengewebes (z. B. der humane TSH-Rezeptor bzw. eine Teilsequenz des Rezeptors) postuliert. Die Anwesenheit des Antigens führt bei genetischer Disposition zu einer autoaggressiven Immunreaktion in der Orbita. In der Frühphase der Erkrankung kommt es zu einer spezifischen immunologischen Interaktion von antigenpräsentierenden retroorbitalen Fibroblasten und antigenspezifischen T-Lymphozyten. Durch Antigenkontakt aktivierte Lymphozyten setzen Zytokine (Interferon-γ, Interleukine) frei, die die benachbarten Fibroblasten zur Expression von Adhäsionsmolekülen (ICAM-1, VCAM) und HLA-DR-Klasse-II-Antigenen auf ihrer Oberfläche veranlassen. Die markerpositiven Fibroblasten wiederum werden ein Ziel der Immunantwort, die sich dadurch ausweitet. Unter Mitwirkung *humoraler Antikörper* (TSH-R-Ak) werden Fibroblasten zur verstärkten Synthese von Kollagen und Glykosaminoglykanen (Hyaluronsäure) angeregt. Die lymphozytäre Infiltration, ödematöse Schwellung, Bindegewebevermehrung, Störung des venösen Abflusses und Verdickung der befallenen Augenmuskeln führen auf Grund der anatomischen Begrenzung der Augenhöhle zu retrobulbärer Druckerhöhung, Hervortreten der Augen (Exophthalmus), Oberlidschwellungen, Chemosis und Doppelbildern. Der Exophthalmus führt bei eingeschränkter Fähigkeit des Lidschlusses zu Trockenheitsgefühl, vermehrtem Tränenfluß und Entzündungen (Keratitis, Konjunktivitis). Eine Beeinträchtigung des Sehnerven mit Visusminderung besteht nur in seltenen, gravierenden Fällen.

1.3.3 Klinische Symptome

Das Leitsymptom der endokrinen Orbitopathie ist der ***Exophthalmus***, der leicht erkennbar ist und sich durch Messung des Abstandes der Cornea zur Orbitabasis (Hertel-Werte) quantifizieren läßt. Die endokrine Orbitopathie kann ein oder beide Augen befallen und ist gekennzeichnet durch entzündliche Veränderungen im Retrobulbärraum, die zum klinischen Leitsymptom einer Protrusio bulbi führen.

Das Spektrum der klinischen Ausprägung reicht von einer inapparenten geringgradigen lymphozytären Infiltration des Retrobulbärraumes bis zum schwersten Krankheitsbild des *malignen Exophthalmus* mit Protrusio, Exsikkationskeratitis, Konjunktivitis, Doppelbildern bis hin zum Visusverlust durch Kompression des N. opticus. Symptome, die auf einen entzündlichen Prozeß hinweisen, sind Lidödeme und Konjunktivitis.

Die Patienten klagen über Druckgefühl hinter dem Auge, Fremdkörpergefühl, Augenreiben, vermehrten Tränenfluß, Lichtempfindlichkeit, Verschwommensehen, Kopfschmerzen. Doppelbilder weisen bereits auf ein dringend behandlungsbedürftiges Stadium hin. Eine Abnahme der Sehschärfe zeigt eine Opticusneuritis an und stellt eine Notfallsituation dar.

1.3.4 Untersuchungsschema

1.3.4.1 Anamnese

- Familiäre Häufung von Autoimmunerkrankungen der Schilddrüse
  Bekannte Schilddrüsenerkrankung? Morbus Basedow? Verlauf? (Schilddrüsenanamnese *s. Hyperthyreose, S. 24*)
- Beginn und Verlauf der Symptome
  rasche Progredienz, stabile Situation, frische oder ausgebrannte Erkrankung
- genaue Beschreibung der Beschwerden
  Augenbrennen, Augenschmerzen, Tränenfluß, Lichtempfindlichkeit, Verschwommensehen, intermittierende (morgens, bei Ermüdung) oder permanente Doppelbilder, Sehstörungen, Gesichtsfeldeinschränkungen
- Nikotingenuß (Risikofaktor!)
- Medikamenteneinnahme
  (Thyreostatika, Thyroxin, Kortikosteroide, andere)

1.3.4.2 Körperliche Untersuchung

- Augenuntersuchung durch den Nichtophthalmologen
  - Exophthalmus, Messung der Hertel-Werte
  - Lidödeme, Konjunktivitis
  - Dalrymple-Zeichen
    Retraktion des Oberlides infolge verstärkter Innervation des M. levator palpebrae, die beim geraden Blick die Sklera über der Hornhaut sichtbar werden läßt
  - Graefe-Zeichen
    Zurückbleiben des Oberlides bei der Blicksenkung
  - Stellwag-Zeichen
    seltener Lidschlag
  - Möbius-Zeichen
    Konvergenzschwäche
    Die vier Zeichen sind in geringer Ausprägung nicht beweisend für eine endokrine Orbitopathie, sondern durch die adrenale Übererregbarkeit im Rahmen der Hyperthyreose zu erklären.
  - Orientierende Prüfung der Augenmuskelmotilität durch Fingertest (Doppelbilder?)
- Schilddrüsenstatus
  - Hyperthyreose – Euthyreose unter Thyreostatika

- Kein Hinweis auf eine Schilddrüsenerkrankung (selten)
- Extrathyreoidale Erkrankungen
- Ophthalmologische Spezialuntersuchung
  Exakte Dokumentation des klinischen Befundes, Photodokumentation, Hertel-Exophthalmometrie, Prüfung von Lidretraktion, Lidspaltenweite, Lidschluß, Sicca-Symptomatik, Lidödemen, Bindehautinjektion, Chemosis, Motilitätsuntersuchungen der Augenmuskeln, Messung des Augeninnendruckes einschließlich Blickrichtungstonometrie, Spaltlampenmikroskopie, Überprüfung von Visus und Gesichtsfeld, evtl. Ableitung von visuell evozierten Potentialen und Messung der Sakkadengeschwindigkeit

1.3.4.3 Labormethoden

- Schilddrüsenfunktionsdiagnostik
  TSH, fT4, fT3 (oder T3)
- Schilddrüsenantikörperstatus
  TSH-R-Ak, TPO-Ak
- Antikörper gegen Orbitaantigene
  Verfahren zur Bestimmung von Antikörpern gegen retroorbitale Antigene stehen bisher nur auf experimenteller Basis zur Verfügung.
- Glykosaminoglykosan-Bestimmung
  nicht allgemein verfügbare, aufwendige HPLC-Methode
  Bei aktiver Erkrankung sind die Glykosaminoglykosankonzentration im Serum und die Ausscheidung im Urin erhöht.
- Zytokinprofile im Serum
  noch in Erprobung

1.3.4.4 Orbitasonographie

- Zum Beleg der endokrinen Orbitopathie
- zur Differentialdiagnose anderer Erkrankungen und
- zur Quantifizierung der Muskelverdikkung.

1.3.4.5 Radiologische und nuklearmedizinische Verfahren

- MRT der Orbita mit Kontrastmittelgabe (nichtiodhaltiges Gadolinium) in T1/T2-Gewichtung
  - genaue Darstellung der morphologischen Veränderungen
  - Differentialdiagnose anderer Augenerkrankungen (Myositis, Tumoren, arteriovenöses Aneurysma)
  - Darstellung des Muskelödems als Hinweis auf die Krankheitsaktivität mit Hilfe der T2-gewichteten Relaxationszeit
    Die Indikation ist insbesondere bei zweifelhaften Fällen (Differentialdiagnose Myositis) und einseitigen Erkrankungen (Ausschluß eines retrookulären Tumors) gegeben.
- Octreotide-Szintigraphie
  zur Beurteilung der entzündlichen Aktivität der Erkrankung

1.3.5 Diagnose

Beim klassischen Krankheitsbild ist die Diagnose eine *Blickdiagnose.* In den meisten Fällen liegt gleichzeitig ein *Morbus Basedow* vor, der bereits bekannt ist oder diagnostisch abgeklärt werden muß *(s. Hyperthyreose, S. 30).* Selten ergibt sich zum Zeitpunkt der Manifestation der Augenerkrankung kein Hinweis für eine begleitende Erkrankung der Schilddrüse. Die Diagnostik darf sich nicht auf die Diagnosestellung beschränken, sondern muß eine *genaue Befundbeschreibung* einschließen. Eine enge Kooperation zwischen dem behandelnden Thyreologen und spezialisierten Ophthalmologen ist zur Sicherung der Diagnose in Zweifelsfällen, zur Differentialdiagnose anderer Ursachen eines Exophthalmus, quantifizierten Beschreibung des Ausgangsbefundes als

Grundlage der Verlaufsbeurteilung und zur Indikationsstellung spezifischer therapeutischer Maßnahmen erforderlich. In den meisten Fällen genügt die eingehende *fachophthalmologische* Untersuchung, ergänzt durch die *Orbitasonographie;* in schwierigeren Fällen kann eine genaue Darstellung der Morphologie (Messung des Ausmaßes der Augenmuskelverdikkung, Lage des N. opticus) mittels MRT hilfreich sein. Eine neuere Methode, die eine Beurteilung der Aktivität der Entzündung ermöglicht, was für die Therapiewahl sehr wichtig ist, stellt die Szintigraphie mit dem Somatostatinanalogon Octreotide dar, da die infiltrierenden Lymphozyten Somatostatinrezeptoren tragen.

Die *Stadieneinteilung* der endokrinen Orbitopathie erfolgt offiziell nach der Klassifikation der Sektion Schilddrüse der Deutschen Gesellschaft für Endokrinologie, die auf die ursprüngliche Einteilung von Werner zurückgeht (Tab. 17):

Tab. 17 Einteilung der endokrinen Orbitopathie

Grad 0	keine Symptome
Grad I	Nichtinfiltrative Zeichen Lidretraktion, seltener Lidschlag
Grad II	Bindegewebsbeteiligung Lidschwellung Konjunktivitis, Chemosis
Grad III	Exophthalmus einseitig oder beidseitig
Grad IV	Augenmuskelbeteiligung Motilitätsstörungen, Doppelbilder
Grad V	Korneabeteiligung Hornhautläsionen
Grad VI	Beteiligung des N. opticus Visuseinschränkung, Sehverlust

Verschiedene Veränderungen, die eine bessere Beschreibung der teilweise überlappenden Symptomatik der Werner-Klassifikation darstellen, wurden vorgeschlagen, sind jedoch noch nicht allgemein akzeptiert. Die Diagnostik sollte, auch wenn eine einheitliche Dokumentation nicht gegeben ist, zu einer Einschätzung der Schilddrüsenstoffwechsellage, des klinischen Schweregrades der endokrinen Orbitopathie, der Krankheitsaktivität und der subjektiven Beeinträchtigung (Selbsteinschätzung) des Patienten kommen.

1.3.6 Differentialdiagnose

Differentialdiagnostische Überlegungen sind besonders wichtig bei einseitigem Exophthalmus, hinter dem sich ein *retroorbitaler Tumor* (z. B. Lymphom, Meningeom, Hämangiom, malignes Melanom, Metastase) verbergen kann. Das Fehlen von entzündlichen Zeichen sollte diesen Verdacht verstärken. Ein arteriovenöses Aneurysma kann gelegentlich durch gezielte Auskultation diagnostiziert werden.

Andere entzündliche Veränderungen, insbesondere die **Myositis** der Augenmuskeln, sind in Betracht zu ziehen. Die Myositis befällt vorzugsweise andere Muskelgruppen als die endokrine Orbitopathie (M. inferior, M. rectus medialis). Weitere Möglichkeiten sind die Augenbeteiligung im Rahmen einer Systemerkrankung (Sarkoidose), bei Morbus Cushing (selten) und ein Pseudotumor der Orbita.

1.3.7 Therapie

Die Therapieentscheidung ist schwierig. Eine kausale Behandlung steht nicht zur Verfügung.

Wichtig ist die Abschätzung des Spontanverlaufs auf der Grundlage einer genauen Anamnese (Dauer, bisheriger Verlauf) und Erhebung eines detaillierten ophthalmologischen Status. Lidödeme, Lidretraktion und Konjunktivitis zeigen eine bessere Rückbildung als Exophtalmus und Diplopien. Zu einer deutlichen Befundbesserung kommt es bei den meisten Patienten (70–80 %) unter einer *optimalen Einstellung der Schilddrüsenstoffwechsellage* (Euthyreose mit niedrignormalem TSH).

Symptomatische lokale Therapiemaßnahmen sind generell zu empfehlen und in leichteren Fällen ausreichend.

Eine *Steroidtherapie* ist nur im *aktiven* Stadium mit florider Entzündung und lymphozytärer Infiltration des Orbitagewebes indiziert, nicht bei bereits erfolgtem Übergang in ein chronisches fibrotisches Stadium.

Nikotinkarenz wird empfohlen, da Rauchen nach neueren Untersuchungen als wesentlicher Risikofaktor für die Entstehung und Verschlechterung einer endokrinen Orbitopathie gilt.

Eine Besserung nach Thyreoidektomie (Antigenreduktion) wurde beschrieben, ist jedoch nicht gesichert. Eine Verschlechterung im Rahmen einer Radioiodtherapie (Antigenfreisetzung) wurde berichtet und eine begleitende Therapie mit Prednisolon (30 mg in absteigender Dosis über 6–8 Wochen) empfohlen.

1.3.7.1 Lokale Therapiemaßnahmen

- Tränenersatzmittel (Prophylaxe und Therapie der Keratitis und Conjunctivitis sicca)
- leichte Hochlagerung des Oberkörpers während der Nacht (günstiger Einfluß auf Lidödem)
- Okklusionsaugenverband zur Sicherung des Lidschlusses (bei Lagopthalmus)
- getönte Brille (geringere Lichtempfindlichkeit, Windschutz)
- Prismenfolien (bei Doppelbildern)

1.3.7.2 Medikamentöse Therapie

Glukokortikoide

Indikation
- Akutphase der endokrinen Orbitopathie, insbesondere bei Auftreten von Diplopie, Gesichtsfeld- und Visusstörungen

Dosierung
Die Empfehlungen divergieren, jedoch werden heute allgemein bei vergleichbarer Wirksamkeit und geringeren Nebenwirkungen Kurzzeitschemata bevorzugt.
- Kurzzeitschema (6 Wochen), nach Esser Fluocortolon 100 mg/d mit Reduktion um 10 mg nach jeweils 4 Tagen, ohne Erhaltungstherapie.
- Langzeitschema (6 Monate)
  Prednisolon (1 mg/kg KG) für die Dauer von 1–2 Wochen, danach schrittweise Reduktion um 20 mg innerhalb von jeweils 4 Wochen mit einer Erhaltungsdosis von 20 mg/d und einem zügigen Ausschleichen der Therapie nach 6 Monaten.

- Akuttherapie bei Optikusbeteiligung und drohendem Visusverlust

> Methylprednisolon 500 mg i.v. in den ersten 3 Tagen, dann weitere Therapie nach obigen Schemata.

Nebenwirkungen
- Die zahlreichen Nebenwirkungen einer längerbestehenden Glukokortikoidbehandlung sind bekannt, die Patienten bedürfen einer engmaschigen Überwachung.
- Retrobulbäre Steroidinjektionen sind nicht indiziert, da sie eine erhöhte lokale Komplikationsrate aufweisen.

Somatostatinanaloga

Octreotide und Lanreotide stellen eine nebenwirkungsarme und erfolgversprechende neue Therapieoption dar, mit der erst geringe Erfahrungen vorliegen.

Immunsuppressive Therapien

Cyclosporin, Azathioprin und Cyclophosphamid sind nur bei strenger Indikationsstellung in spezialisierten Zentren zu empfehlen.

Hochdosierte Immunglobulintherapie

Die Behandlung ist sehr kostenintensiv und bislang nur im Rahmen von Studien zu empfehlen.

Plasmapherese

Wurde weitgehend verlassen.

1.3.7.3 Retrobulbärbestrahlung

Indikation

- Akutphase der endokrinen Orbitopathie, insbesondere bei Auftreten von Diplopie oder Sehstörungen
- Kombination mit Steroidtherapie in schweren Fällen

Kontraindikation

- Akute Visusverschlechterung (wegen Gefahr einer initialen Zunahme der Schwellung)
- diabetische Retinopathie

Durchführung

> Bestrahlung mit einer entzündungshemmenden Herddosis von 10–20 Gy bei seitlich applizierten kleinen Bestrahlungsfeldern.

Wirksamkeit

- Ist der Steroidtherapie vergleichbar

Nebenwirkung

- Verstärkte, rasch rückläufige Lidschwellungen in der ersten Woche

1.3.7.4 Operative Therapie

Indikation

- Opticusneuritis mit Visusverschlechterung und Gesichtsfeldausfällen
- Nichtansprechen der hochdosierten Steroidtherapie
- ausgeprägte Protrusio bulbi mit Hornhautulzerationen infolge fehlenden Lidschlusses
- Erfolglosigkeit einer Steroidtherapie und Radiatio
- persistierende Doppelbilder
- Kosmetische Gründe

Durchführung

- Orbitadekompression
  (Entfernung der medialen und unteren Orbitawand mit Ausräumen des Siebbeins)
- Fettkörperresektion nach Olivari (weniger invasiv)
  meist günstiger Einfluß auf Lidödem, Protrusio und äußeres Erscheinungsbild, weniger beeinflußt wird der Augenmuskelbefall (Persistenz der Diplopie)
- Schieloperationen bei Persistieren von Doppelbildern
  erst nach Abklingen des akuten Krankheitsprozesses durchzuführen.

1.4 Hypothyreose

1.4.1 Definition

Die Hypothyreose kann als eine ***verminderte Wirkung*** *der Schilddrüsenhormone* an deren Zielorganen definiert werden. Je nach Ausmaß des hormonellen Defizits ergibt sich ein breites Krankheitspektrum. Es reicht von der latenten oder *subklinischen Hypothyreose,* die lediglich an einem gestörten Regelkreis mit erhöhtem TSH bei noch kompensierter Hormonlage erkennbar ist, bis hin zur *manifesten Hypothyreose* mit Abfall der freien Hormonkonzentrationen und dem seltenen Extremfall des *hypothyreoten Komas.*

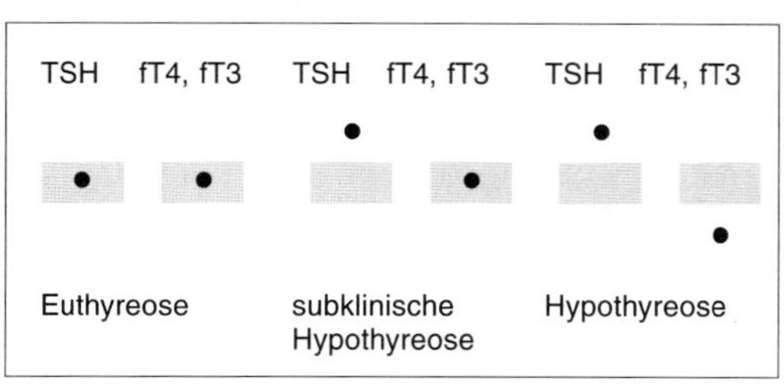

Abb. 11 Einteilung der Hypothyreose

Epidemiologie

Die Hypothyreose ist eine häufige Erkrankung, die mit dem Lebensalter zunimmt. Frauen erkranken etwa 4mal häufiger als Männer. Die *Prävalenz* in der Bevölkerung wird auf 1–3 % manifeste Hypothyreosen und 6–10 % subklinische Hypothyreosen geschätzt.

1.4.2 Ursachen

Der Symptomenkomplex der Hypothyreose entsteht meist durch eine nicht bedarfsdeckende Synthese und Sekretion von Schilddrüsenhormonen. Ein ungenügendes Ansprechen der Zielorgane *(Resistenzsyndrome)* in Anwesenheit ausreichender Schilddrüsenhormonmengen kommt selten vor. Verantwortlich für den Rückgang bzw. Ausfall der Schilddrüsenhormonproduktion ist

- überwiegend ein Defekt ***der Schilddrüse*** (*primäre* Hypothyreose)
- seltener eine verminderte oder ***ausgefallene Stimulation*** durch das hypophysäre Hormon TSH (*sekundäre* Hypothyreose) oder das hypothalamische Peptid TRH (*tertiäre* Hypothyreose).

Ursachen einer primären Hypothyreose im Erwachsenenalter sind vornehmlich

- Schilddrüsenentzündungen, insbesondere die chronische Autoimmunthyreoiditis oder
- therapeutische Maßnahmen (Medikamente, Zustand nach Radioiodtherapie, Zustand nach Operation).

Die sekundäre Hypothyreose tritt im Rahmen einer Hypophysenvorderlappeninsuffizienz auf, meist in Verbindung mit einem Ausfall weiterer HVL-Funktionen, selten als einzige Partialfunktionsstörung (Tab. 18).

Tab. 18 Ursachen der Hypothyreose

Primäre Hypothyreose

angeborene Fehlbildungen
- Schilddrüsenagenesie, -aplasie, -dysplasie
- dystope Lage (z. B. Zungengrundstruma)

Iodverwertungsstörungen
- Defekte des Iodidtransporters, der Schilddrüsenperoxidase, Thyreoglobulinsynthese, Iodthyreosylkopplungsreaktion, Deiodase, Thyreoglobulinfreisetzung

transiente Hypothyreose bei Säuglingen
- bei Morbus Basedow der Mutter, durch diaplazentare Übertragung von mütterlichen, funktionell blockierenden TSH-Rezeptorantikörpern
- Iodmangel
- Iodexzeß

Autoimmunthyreoiditis
- atrophische Form
- hypertrophische Form (Hashimoto-Thyreoiditis)

andere Thyreoiditiden
- subakute Thyreoiditis de Quervain
- Post-partum-Thyreoiditis
- Silent Thyreoiditis
- Riedel-Struma
- zytokininduzierte Thyreoiditis

Therapeutische Maßnahmen
- Z. n. Strumaresektion
- Z. n. Radioiodtherapie (auch als Spätmanifestation nach 10 Jahren)
- Z. n. Bestrahlung (Spätfolge Autoimmunthyreoiditis)
- Medikamenteneinnahme (Thyreostatika, Lithium, Amiodaron)

strumigene Substanzen

extremer Iodmangel

seltene Erkrankungen der Schilddrüse
Amyloidose, Sarkoidose, Lymphome, Neoplasien

Sekundäre Hypothyreose

Erkrankungen der Hypophyse
(HVL-Insuffizienz, Hypophysentumoren, Hypophysitis)

Tertiäre Hypothyreose
Erkrankungen des Hypothalamus

Resistenzsyndrome
Schilddrüsenhormonresistenzsyndrome
TSH-Rezeptorresistenz
G-Proteindefekt
(z. B. McCune-Albright-Syndrom)

Pathogenese der Autoimmunthyreoiditis

Die *Autoimmunthyreoiditis* stellt die häufigste Form einer Hypothyreose dar. Obwohl sie von der Klassifikation her zu den Schilddrüsenentzündungen gezählt wird, steht der entzündliche Charakter der Erkrankung, die echte Thyreoiditis, klinisch meist im Hintergrund. Die überwiegende Zahl der Erkrankungen geht schleichend und unbemerkt in die Hypothyreose *(immunogene Hypothyreose)* über und wird erst durch funktionelle Ausfallserscheinungen auffällig. Wir unterscheiden

- eine *atrophische Form,* die durch eine Volumenabnahme der Schilddrüse gekennzeichnet ist, und eine
- *hypertrophische Form* (klassische *Hashimoto-Thyreoiditis*), die mit einer Struma einhergeht.

In Deutschland überwiegt bei weitem die atrophische Verlaufsform.

Die *Autoimmunthyreoiditis* ist pathohistologisch durch eine *lymphozytäre Infiltration* der Schilddrüse gekennzeichnet. Auf genetischer, HLA-assoziierter Grundlage kommt, im Zusammenwirken mit endogenen und exogenen Auslösefaktoren (z. B. einer verminderten T-Suppressorzellfunktion), eine T-Zell-vermittelte ***zytotoxische Autoimmunreaktion*** in Gang, die lange Zeit anhält und zu einer schleichenden, progredienten und irreversiblen Zerstörung der Schilddrüsenfollikel führt. Die Beteiligung einer FAS-vermittelten Apoptoseinduktion wird diskutiert. Der Beginn der Autoimmunerkrankung kann der therapiebedürftigen, klinisch manifesten Erkrankung jahrzehntelang vorausgehen. Nicht alle diagnostizierten euthyreoten Autoimmunthyreoiditiden schreiten bis zum substitutionsbedürftigen Organversagen fort. Eine initial hyperthyreote Phase tritt auf Grund des meist langsamen Verlaufes der Entzündung – im Gegensatz zu anderen Thyreoiditisformen (subakute Thyreoiditis de Quervain) – nur selten ein. Bei einer Untergruppe von Patienten mit Autoimmunthyreoiditis (10–15 %) steht weniger die zytotoxische T-Zell-vermittelte Immunantwort im Vordergrund, sondern kommt es – ähnlich wie beim Morbus Basedow – zur Bildung von *Autoantikörpern* gegen den humanen TSH-Rezeptor. Die Antikörper sind jedoch funktionell *blockierender* Natur. Die Hypothyreose erweist sich bei einem Teil dieser Patienten als reversibel. Übergangsformen zu einem Morbus Basedow (sog. Hashitoxicosis) sind möglich und zeichnen sich durch im Verlauf wechselnde, hyper- und hypothyreote Funktionslagen aus.

Dem meist autosomal-dominant vererbten *Schilddrüsenhormonresistenzsyndrom* liegen Mutationen im T3-Rezeptor-β1-Gen auf Chromosom 3 zugrunde. Der Gendefekt befindet sich meist im Bereich der T3-bindenden Domäne und verändert die Bindungseigenschaften des nukleären Schilddrüsenhormonrezeptors. Physiologischerweise bilden T3-Rezeptoren nach erfolgter Hormonbindung Homo- oder Heterodimere (z. B. mit dem Retinoid-X-Rezeptor), die durch Bindung an sog. T3-Rezeptorregulationselemente (TRE) im Promotorbereich verschiedener Gene die Expression dieser Gene regulieren. Dabei ist die Bindung von T3 an den T3-Rezeptor zur Aktivierung der TRE erforderlich. Mutierte, in der T3-Bindungsstelle veränderte Homo- und Heterodimere des Rezeptors behindern die Aktivierung der TRE und damit der entsprechenden Gene. Eine höhere Komplexität der Zusammenhänge und Variabilität der klinischen Manifestationen ergibt sich sowohl durch das Vorkommen unterschiedlicher TREs als auch durch die unterschiedliche Expression von Schilddrüsenhormonrezeptoren in verschiedenen Geweben (Überwiegen der bei Resistenzsyndromen betroffenen β-Rezeptoren in der Hypophyse und Leber, jedoch der α-Rezeptoren im Herzen).

Klinisch kann das verminderte Ansprechen zum Teil durch einen Anstieg von TSH (Strumainduktion) und der freien Schilddrüsenhormone kompensiert werden.

1.4.3 Klinische Symptome

Die Hypothyreose zeichnet sich durch eine große *Symptomenvielfalt* aus, die von kaum merklichen klinischen Erscheinungen bis zum charakteristischen, gut abgrenzbaren Krankheitsbild reicht (Tab. 19). Das *typische Bild* der Hypothyreose im Erwachsenenalter ist geprägt von Zeichen der Herabsetzung zahlreicher Stoffwechselprozesse und „Verlangsamung" vieler Körperfunktionen und geht mit Müdigkeit, Antriebslosigkeit, Leistungsminderung, Schwäche, Kälteintoleranz, Hypothermie, Gewichtszunahme bei geringem Appetit, Haarausfall, Bradykardie, Obstipation, Hyporeflexie, depressiven Verstimmungen, Periodenstörungen, Libido- und Potenzabnahme einher.

Vom *Aspekt* her fallen vor allem ein aufgedunsenes Gesicht mit Augenlidödemen, eine verminderte Mimik, blasse, trockene, rauhe Haut, rauhes und struppiges Haar und eine große Zunge auf. Die Stimme wirkt heiser, die Sprache ist verlangsamt, die Motorik vermindert. Die Körpertemperatur kann erniedrigt sein. Kardiale Symptome, die gelegentlich zur Erstdiagnose führen, sind Herzinsuffizienz, Pleuraerguß, Bradykardie und paradoxe Hypertonie. Auch eine hypothyreote Myopathie mit zunehmender Muskelschwäche kann das klinische Bild prägen.

Die Ausprägung des Krankheitsbildes läuft meist kaum merklich, *schleichend* über Jahre ab. Im *Anfangsstadium* überwiegen *unspezifische Symptome* (Leistungsrückgang, Müdigkeit, Konzentrationsstörungen, Stimmungsänderungen), die vielfach nicht erfaßt und oftmals dem Alterungsprozeß zugeschrieben werden *(s. Hypothyreose im Alter, S. 128)*. Bereits bei noch völlig unauffälliger Hormonlage lassen sich als Marker

Tab. 19 Symptome der Hypothyreose

Allgemeine Symptome
- Leistungsminderung, Müdigkeit, Schwäche
- Gewichtszunahme, Kälteintoleranz

Schilddrüse
- klein oder Struma

Herz- Kreislauf-System
- Sinusbradykardie
- Herzinsuffizienz, Kardiomegalie, Perikarderguß
- arterielle Hypotonie, paradoxe Hypertonie

Lunge
- Ateminsuffizienz, Hyperkapnie

Haut und Hautanhangsgebilde
- trockene, blasse Haut (Handflächen)
- Haarausfall, brüchige Nägel
- prätibiales Myxödem (selten bei Autoimmunthyreoiditis, häufiger bei Morbus Basedow)

Augen
- Lidödeme
- Exophthalmus (selten bei Autoimmunthyreoiditis, häufiger bei Morbus Basedow)

Mund und Larynx
- große Zunge
- verwaschene Sprache, tiefe, rauhe Stimme

Nervensystem
- Antriebsarmut, Apathie, Schläfrigkeit, Konzentrationsstörungen, Gedächtnisschwäche
- depressives Syndrom, Psychose
- Stupor, Koma
- Kleinhirnataxie, Innenohrschwerhörigkeit
- Hyporeflexie

Muskel- und Skelettsystem
- Muskelschwäche, Muskelatrophie, Muskelschmerzen, Erhöhung der Kreatinkinase
- verzögerte Skelettreife bei Kindern

Gastrointestinaltrakt
- Appetitlosigkeit
- Obstipation
- Megakolon, Ileus

Sexualorgane
- Frau: Zyklusstörungen, Amenorrhö, Menorrhagien, Infertilität
- Mann: Abnahme der Libido, Impotenz und Gynäkomastie

Stoffwechsel
- verminderter Grundumsatz mit Gewichtszunahme, Adipositas
- hohes Cholesterin
- niedriger Blutzucker

Sonstige Laborwerte
- Hyponatriämie
- Blutbildveränderungen (Anämie)
- Kreatinkinaseerhöhung

einer ablaufenden Autoimmunerkrankung erhöhte *TPO-Antikörper* nachweisen. Im Stadium der ***subklinischen Hypothyreose*** finden sich Hinweise auf meßbare, wenn auch geringe, klinische Auswirkungen der Erkrankung. Berichtet wurden Veränderungen der Achillessehnenreflexzeit, verschiedener Herzindizes, des Lipidstoffwechsels (LDL-Cholesterinanstieg, HDL-Cholesterinabfall), ein gesteigertes Risiko für eine koronare Herzerkrankung, eine Häufung von depressiven Verstimmungen, eine Einschränkung der Fertilität und Störungen des Schwangerschaftsverlaufs.

Bei *Kindern* fällt eine Hypothyreose durch ein verzögertes Längenwachstum und allgemeinen Entwicklungsrückstand in Verbindung mit meist schlechten schulischen Leistungen auf *(s. Schilddrüsenerkrankungen im Kindesalter, S. 125).*

Bei *Neugeborenen* mit einer Hypothyreose finden sich Fütterungsprobleme, Verstopfung, vermehrte Schläfrigkeit, auffälliges Schreiverhalten, ein prolongierter Neugeborenenikterus und an körperlichen Merkmalen eine große Zunge, breite, flache Nase, trockene, blasse Haut und auffällige Bewegungsarmut. Dazu kann eine Störung der zerebralen Entwicklung kommen, die im ausgeprägten Fall zum Bild des Kretinismus führt *(s. Schilddrüsenerkrankungen im Kindesalter, S. 124).*

Eine seltene, lebensbedrohliche Exazerbation der Hypothyreose stellt das ***hypothyreote Koma*** dar. Betroffen sind in erster Linie lange Zeit unbehandelte und ältere Patienten. Auslösende Faktoren sind schwerwiegende andere Begleiterkrankungen, Operationen, Traumata, die Gabe von Sedativa und Narkotika sowie Kälteexposition. Neben der Bewußtseinseinschränkung bis hin zum Koma bedroht vor allem eine alveoläre Hypoventilation mit konsekutiver Hypoxie das Leben des Patienten. Weitere *Leitsymptome* des hypothyreoten Komas sind erniedrigte Körpertemperatur, Bradykardie und Hypoglykämie.

1.4.4 Untersuchungsschema

1.4.4.1 Anamnese

- Familiäre Häufung von Schilddrüsenerkrankungen
- vorausgegangene Schilddrüsenoperation, Radioiodbehandlung oder Bestrahlung im Halsbereich
- Veränderung des Halsumfanges
- Kloßgefühl, Schluckbeschwerden
- Schmerzen, Heiserkeit, Stimmveränderungen, Luftnot
- Gewichtszunahme, Kälteempfindlichkeit, Müdigkeit
- Veränderungen von Haut und Haaren
- geändertes Eßverhalten, Veränderungen der Stuhlgewohnheiten
- Lidschwellungen
- Medikamentenanamnese
  Einnahme oder Absetzen von Schilddrüsenhormonen, Thyreostatika, Ovulationshemmern, iodhaltigen Medikamenten, Interferontherapie, Kontrastmittelgabe

1.4.4.2 Körperliche Untersuchung

- Allgemeiner Eindruck
  - Antriebsarmut, Blässe, Aufgedunsenheit
- Inspektion und Palpation der Schilddrüse
  - Narben nach vorausgegangener Schilddrüsenoperation
  - Strumagröße (0–III), Halsumfang
  - Knoten (Größe, Konsistenz, Schluckverschieblichkeit, Schmerzhaftigkeit)
  - Stridor, Halsvenenstauung
  - Lymphknotenstatus
- Inspektion des Rachens: Beurteilung der Zunge
- Reflexverhalten: verzögerte Achillessehnenrelaxation
- Hautveränderungen: blasse, trockene Haut
- Pulsfrequenz und Blutdruck
- ergänzende allgemeine Untersuchung
  Beachte: Eine fehlende Achselbehaarung kann auf eine sekundäre Hypothyreose im Rahmen einer Hypophysenvorderlappeninsuffizienz hinweisen
- klinischer Gesamteindruck des Patienten (Euthyreose – Hypothyreose)

1.4.4.3 Labormethoden

Die Bestimmung des *freien Thyroxins* stellt den empfindlichsten Parameter zum Nachweis einer manifesten Hypothyreose dar. Die freie Hormonfraktion kann bereits erniedrigt sein, wenn Gesamt-T4 und -T3 noch normal ausfallen. Das *basale TSH* ist bei *primärer* Hypothyreose stets erhöht und kann bereits das *subklinische* (noch kompensierte) Erkrankungsstadium mit normalen freien Schilddrüsenhormonkonzentrationen im Serum (die nur durch eine verstärkte TSH-Stimulation aufrechterhalten werden) anzeigen.

Bei *sekundärer* Hypothyreose ist in jedem Falle fT4 erniedrigt; TSH ist meist erniedrigt oder liegt im unteren Referenzbereich (für den fT4-Wert inadäquat und relativ zu niedrig). Die Durchführung eines TRH-Testes ist nicht angezeigt bei primärer Hypothyreose mit bereits erhöhten basalen TSH-Werten, kann jedoch bei einem Teil der Patienten mit sekundärer Hypothyreose diagnostisch hilfreich sein und die unzureichende Stimulierbarkeit des TSH belegen.

- Schilddrüsenfunktionsdiagnostik
  - basales TSH (RB: 0,3–4 mU/l)
    erhöht ⇒ Verdacht auf subklinische oder manifeste primäre Hypothyreose
    ⇒ ergänzende Bestimmung von fT4, fT3 oder T3
    erniedrigt ⇒ Verdacht auf subklinische oder manifeste Hyperthyreose bei *intaktem* Regelkreis
    ⇒ Verdacht auf sekundäre/tertiäre Hypothyreose bei *gestörtem* Regelkreis (hypophysäre oder hypothalamische Erkrankung?)
    ⇒ ergänzende Bestimmung von fT4, fT3 oder T3
  - freies Thyroxin (fT4) (RB: 0,8–2,0 ng/dl, 10–25 pmol/l)
  - Gesamtthyroxin (TT4) (RB: 4,5–12 µg/dl, 58–154 nmol/l)
  - Gesamttriiodthyronin (TT3) (RB: 0,8–2,0 ng/dl, 1,23–3,08 nmol/l)
  - Thyroxinbindungsindex TBI (RB: 0,8–1,2)
    erhöht bei Hypothyreose
  - T4/TBG-Quotient (RB: 3,1–5,5)
  - TRH-Test
    nur bei Verdacht auf sekundäre oder tertiäre Hypothyreose!
    Bestimmung von TSH vor der Gabe und 30 min nach der intravenösen (200 µg) oder intranasalen (2 mg) Gabe von TRH (RB: deutlicher Anstieg um 2–25 mU/l)
    verminderte Stimulierbarkeit des TSH in Verbindung mit erniedrigtem fT4 ⇒ sekundäre/tertiäre Hypothyreose

Folgende Kombinationen der Laborparameter werden zur Diagnose der Hypothyreose empfohlen:

1. Wahl: TSH, fT4,
Therapiekontrolle unter Levothyroxin: TSH, fT4, T3

- Bestimmung von Schilddrüsenautoantikörpern
  Die Bestimmung der TPO-Antikörper hat die früher üblichen mikrosomalen Antikörper (MAK) ersetzt, nachdem die Schilddrüsenperoxidase als das wesentliche mikrosomale Antigen identifiziert wurde und in gereinigter Form zur Verfügung steht. Sie stellt einen sehr sensitiven Marker für das Vorliegen einer Autoimmunthyreoiditis dar, der die Erkrankung bereits lange vor Auftreten einer meßbaren Funktionsstörung anzeigen kann. Zur Therapieüberwachung der Autoimmunthyreoiditis ist die Antikörperbestimmung nicht geeignet.
- Schilddrüsenperoxidaseantikörper (TPO-Ak)
  Nachweis bei Autoimmunthyreoiditis: TPO-Ak 80–90 %, MAK 60–80 %
  Nachweis bei Morbus Basedow: TPO-Ak 80 %, MAK 60–80%
- TSH-Rezeptorantikörper (TSH-R-Ak)
  Nachweis bei Autoimmunthyreoiditiden: 10 %, funktionell *blockierender* Typ
  Nachweis bei Morbus Basedow: 90 % (frische Erkrankung), funktionell *stimulierender* Typ
  Die Differenzierung der TSH-R-Ak in funktionell stimulierende und blockierende Antikörper gelingt mit Hilfe von mit rekombinanten humanen TSH-Rezeptor-transfizierten Zellinien, an denen die cAMP-Antwort nach Rezeptorstimulation bestimmt werden kann. Die Methode ist bisher noch nicht routinemäßig verfügbar.
- Thyreoglobulinantikörper (Tg-Ak)
  bei positivem Nachweis von TPO-Antikörpern entbehrlich
  Nachweis bei Autoimmunthyreoiditis: 70–80 %, Nachweis bei Morbus Basedow: 30 %

- weitere Hormonbestimmungen bei Verdacht auf polyglanduläres Autoimmunsyndrom z. B. Cortisolbestimmung bei Morbus Addison (Schmidt-Syndrom)
- Allgemeine Laborwerte
  - BKS
    deutlich erhöht bei Thyreoiditis de Quervain, nicht wesentlich erhöht bei Autoimmunthyreoiditis
  - Cholesterin erhöht, Blutzucker, Serumnatrium erniedrigt bei Hypothyreose

1.4.4.4 Sonographie

Die sonographische Untersuchung ergibt oftmals einen *ersten Hinweis* auf das Vorliegen einer Autoimmunerkrankung der Schilddrüse. Bei über 90 % der Patienten mit Autoimmunthyreoiditis findet sich ein charakteristisches sonographisches Bild, das durch eine *diffus-echoarme* inhomogene Binnenstruktur gekennzeichnet ist. Die atrophische Verlaufsform der Autoimmunthyreoiditis ist durch eine kleine Schilddrüse bzw. ein im Verlauf deutlich rückläufiges Schilddrüsenvolumen ausgewiesen, während sich bei der hypertrophischen Form eine *vergrößerte* Schilddrüse zeigt. Die Unterscheidung einer Autoimmunthyreoiditis und eines Morbus Basedow ist auf Grund des sehr ähnlichen sonographischen Bildes beider Erkrankungen nicht möglich.

- Volumenbestimmung
  Ausmessung jedes Lappens und Berechnung nach der Ellipsoidformel (Länge × Breite × Dicke × 0,5 cm^3) und Addition der Volumina beider Lappen ohne Isthmus
  Referenzwerte:
  Frauen < 18 ml, Männer < 25 ml
- Beurteilung des Echomusters
  echonormal – echoarm – echoreich
  homogen – inhomogen
  diffuse Echoarmut ⇒ Autoimmunthyreoiditis, Morbus Basedow
- Nachweis herdförmiger, umschriebener Veränderungen
  z. B. Knotenbildungen
- Beurteilung der Organdurchblutung (Duplexsonographie)
  gesteigerte Durchblutung
  ⇒ Verdacht auf Morbus Basedow
  verminderte Durchblutung
  ⇒ Verdacht auf Autoimmunthyreoiditis
  Als Ausnahme kommt jedoch auch eine gesteigerte Organdurchblutung bei Hypothyreose vor.

1.4.4.5 Szintigraphie

Die Hypothyreose zeichnet sich durch eine *niedrige* Technetium-Aufnahme in die Schilddrüse aus. Eine völlige *Blockade* der Schilddrüse kann Ausdruck einer Thyreoiditis sein, falls nicht eine starke Iodkontamination vorliegt.

- Beurteilung des Technetium-Uptakes (TcTU)
- Beurteilung der Aktivitätsverteilung

> Beachte: Bei eindeutiger Diagnose einer Autoimmunthyreoiditis kann auf die Durchführung eines Szintigramms verzichtet werden.

1.4.4.6 Ergänzende Untersuchungen

- Zusatzuntersuchungen bei großer Struma *(s. Struma, S. 7)*
- EKG
- Echokardiographie (Myxödemherz, Perikarderguß, herabgesetzte Pumpfunktion)

1.4.5 Diagnose

Kongenitale Hypothyreosen werden durch das Neugeborenen-TSH-Screening frühzeitig diagnostiziert *(s. Schilddrüse und Peri-*

natalzeit, S. 123). Im Falle einer Agenesie/Aplasie ist das Thyreoglobulin im Serum nicht nachweisbar.

Bereits sehr *frühe Hinweise* auf das Vorliegen einer Autoimmunthyreoiditis können sich aus einer auffälligen *diffusen Echoarmut* der Schilddrüse im Sonogramm und dem laborchemischen Nachweis von *Schilddrüsenautoantikörpern* (TPO-Antikörper) im Serum ergeben. Die Schilddrüsenfunktionslage kann zu diesem Zeitpunkt noch völlig unauffällig und euthyreot sein *(euthyreote Autoimmunthyreoiditis).* Die Hypothyreose entwickelt sich oftmals erst nach lange bestehender Erkrankung im *höheren Lebensalter.* Zur Erkennung des klinisch wenig auffälligen, schleichenden Übergangs in die therapiebedürftige Hypothyreose und rechzeitigen Einleitung einer hormonellen Substitutionstherapie sind jährliche Kontrolluntersuchungen (Bestimmung des basalen TSH) angezeigt.

Die *subklinische Hypothyreose* ist klinisch schwer zu erkennen und *laborchemisch* durch einen erhöhten TSH-Wert bei noch im Referenzbereich liegenden peripheren Schilddrüsenhormonkonzentrationen definiert. Die Symptome (Müdigkeit) sind unspezifisch und bei der Mehrzahl der Patienten nicht auf die Schilddrüsenerkrankung zu beziehen; sie sprechen auch nur bei einem Drittel der Patienten auf eine spezifische Therapie mit Levothyroxin an. Ein geringer Prozentsatz (ca. 5 %) der subklinischen Hypothyreosen geht jährlich in eine manifeste Hypothyreose über. Risikofaktoren für das Auftreten einer manifesten Hypothyreose stellen ein TSH-Wert > 10 mU/l in Verbindung mit positiven TPO-Ak oder einer vorhergehenden Radioiodtherapie dar.

Die *ausgeprägte* Hypothyreose wird an Hand ihrer typischen Symptomatik mit Adipositas, trockener blasser Haut, struppigem Haar, pastösem Gesichtsausdruck, Lidschwellungen, Hyporeflexie und allgemeiner motorischer Verlangsamung klinisch leicht zu diagnostizieren sein, ist jedoch meist bereits Ausdruck eines langen Leidenswegs des Patienten.

Die Diagnose einer *Hypothyreose* wird laborchemisch gesichert. Gemeinsam ist jeder manifesten Hypothyreose (primären oder sekundären/tertiären Hypothyreose) der Nachweis eines ***erniedrigten freien Thyroxins*** im Serum. Noch im Normbereich kann im Frühstadium der Erkrankung auf Grund einer kompensatorischen Mehrsekretion das Serum-T3 liegen. Das basale TSH ist bei allen Formen einer primären Hypothyreose erhöht. Ein für die periphere Hormonlage *inadäquates* basales TSH, das erniedrigt oder noch normal sein kann, findet sich bei sekundären hypophysärbedingten Hypothyreosen. Die Durchführung eines *TRH-Testes* kann sich auf seltene Ausnahmefälle bei sekundärer Hypothyreose beschränken.

Die Autoimmunthyreoiditis kann im Rahmen eines polyglandulären Autoimmunsyndromes *(s. S. 152)* und in Assoziation mit anderen Autoimmunerkrankungen (M. Addison, Diabetes mellitus Typ I, Ovarialinsuffizienz, Hypophysitis, Vitiligo, perniziöse Anämie, rheumatoide Arthritis, Sjögren-Syndrom, Lupus erythematodes, Morbus Werlhoff) auftreten. Bei überraschender Verschlechterung der klinischen Symptomatik mit zunehmender Schwäche oder Übelkeit, Bauchscherzen nach Substitutionsbeginn ist an die Auslösung einer Addison-Krise bei begleitender Nebennierenrindeninsuffizienz zu denken.

1.4.6 Differentialdiagnose

Bei zahlreichen klinischen Symptomen (u. a. Gewichtszunahme, Müdigkeit, Schwäche, Leistungsabfall, Appetitlosigkeit, Obstipation, Bradykardie, Kardiomegalie, koronarer Herzerkrankung, Haut- und Nagelveränderungen, Haarausfall, Muskelschwäche, Zyklusanomalien, Fertilitätsstörungen, Stimmveränderungen, Schwerhörigkeit, Koordinationsstö-

Tab. 20 Differentialdiagnose generalisiertes Schilddrüsenhormonresistenzsyndrom – TSH-produzierender Hypophysentumor

TSH-produzierender Hypophysentumor (TSHom)	Generalisierte Schilddrüsenhormonresistenz
Klinische Beurteilung: (milde) Hyperthyreose	Klinische Beurteilung: Euthyreose Tachykardie möglich
Kombination mit anderen Hypophysenerkrankungen (z. B. Akromegalie) oder HVL-Insuffizienz	Kombination mit Aufmerksamkeitsdefizit-Syndrom
Familienanamnese: unauffällig	Hereditäre Erkrankung Überwiegend autosomomal-dominanter Erbgang
Sonographie: häufig Struma	Sonographie: häufig Struma
Laborwerte: fT4 und FT3 erhöht TSH inadäquat (normal oder erhöht)	Laborwerte: fT4 und FT3 erhöht TSH inadäquat (normal oder erhöht)
alpha-Subunit häufig erhöht molares Verhältnis alpha-Subunit/ TSH meist > 1 evtl. andere Hypophysenhormone erhöht oder erniedrigt (komplette HVL-Funktionstestung)	alpha-Subunit nicht erhöht molares Verhältnis alpha-Subunit/ TSH ≤ 1
TSH meist nicht mit TRH zu stimulieren	meist deutlicher TSH-Anstieg nach TRH-Gabe
kein signifikanter TSH-Abfall durch T3-Gabe	TSH durch exogene Schilddrüsenhormongabe zu senken, jedoch nicht zu supprimieren T3-Suppressionstest (Gabe von 80–200 µg/d T3 für 1 Woche mit anschließendem TRH-Test): – TSH-Stimulation weiter erhalten (nicht bei Gesunden) – fehlender Anstieg des Grundumsatzes und des Ferritins und fehlender Abfall von Cholesterin, Triglyzeriden und Kreatinkinase
Nachweis eines Hypophysenadenoms im MRT (häufig Makroadenom)	Molekulargenetischer Nachweis einer T3-Rezeptormutation Untersuchung von Familienangehörigen

rungen, Ataxie, Persönlichkeitsveränderungen, Depressionen, Demenz) und auffälligen Laborkonstellationen (Hypercholesterinämie, CK-Erhöhung, Hypoglykämie, Anämie, Hyponatriämie) ist eine Hypothyreose differentialdiagnostisch zu bedenken. Der *Ausschluß* einer Hypothyreose gelingt zuverlässig durch Nachweis eines normalen basalen TSH-Wertes und normaler freier Thyroxinspiegel im Serum.

Von einer Hypothyreose abzugrenzen ist das sog. ***Low-T3/T4-Syndrom***, das als Adaption des Organismus an eine schwere Erkrankung angesehen wird. Die Genese ist komplex und wird derzeit noch unzureichend verstanden. Die Veränderungen betreffen den Regelkreis (zentrale TSH-Suppression), die Serumeiweißbindung (Hemmung der Hormonbindung durch freie Fettsäuren, Interleukin-6 und TNF), die Gewebegängigkeit, den Abbau und die Wirkung der Hormone auf Rezeptor- und Postrezeptorebene. Die Schilddrüsenhormongesamtkonzentrationen im Serum sind in Abhängigkeit von der Schwere der Allgemeinerkrankung erniedrigt, die Bestimmung der freien Hormonfraktion ist meist gestört und nicht verwertbar. Das TSH kann normal oder erniedrigt, selten komplett supprimiert (< 5 %) und in der Erholungsphase auch erhöht sein. Wichtig ist die Interpretation der auffälligen Laborwerte in Kenntnis des klinischen Krankheitsbildes. Nach Überwindung der schweren Erkrankung kommt es zu einer Normalisierung der Schilddrüsenparameter. Die Therapiebedürftigkeit mit Schilddrüsenhormonen, deren Nutzen bisher nicht gesichert ist, wird allgemein verneint. Eine Ausnahme sind Patienten nach Bypassoperationen, die unabhängig von der Schilddrüsenfunktionslage durch pharmakologische Effekte (positiv inotrope Wirkung) einer kurzzeitigen Schilddrüsenhormongabe (bevorzugt von T3) profitieren können.

Ein erniedrigtes Gesamtthyroxin, eine ***Hypothyroxinämie***, wird bei verschiedenen Anomalien der Thyroxinbindung (z. B. angeborener TBG-Mangel, chronische Niereninsuffizienz, T4-Autoantikörper) beobachtet. Die Patienten sind klinisch euthyreot, und das freie Thyroxin oder der freie Thyroxinindex ist meist normal, ebenso das TSH.

Eine ***TSH-Erhöhung*** ohne Vorliegen einer primären Hypothyreose findet sich aus folgenden Gründen: methodische Probleme (Assay-Interferenz, erkennbar an nicht verdünnungsechten Werten), TSH-produzierender Hypophysentumor, Schilddrüsenhormonresistenz, TSH-Rezeptorresistenz (Tab. 20).

Schilddrüsenhormonresistenzsyndrome können je nach Art des Defektes bei gleicher Laborkonstellation (TSH normal oder erhöht, fT4 und fT3 erhöht) einhergehen mit überwiegend

- klinisch euthyreoter Stoffwechsellage (sog. generalisierte Schilddrüsenhormonresistenz)
- klinisch hyperthyreoter Stoffwechsellage (sog. partielle hypophysäre Schilddrüsenhormonresistenz)
- oder klinisch hypothyreoter Stoffwechsellage (sog. partielle periphere Schilddrüsenhormonresistenz)

  Die Dissoziation der Wirkung an verschiedenen Organen kann zu komplexen klinischen Krankheitsbildern führen.

TSH-Rezeptormutationen können ebenfalls

- zu einer Funktionssteigerung (autonomes Adenom, familiäre nicht autoimmune Hyperthyreose) mit TSH-Suppression oder
- einer Funktionsminderung des Rezeptors mit kompensatorischem TSH-Anstieg (TSH-Resistenzsyndrome, kongenitale Hypothyreose) führen.

1.4.7 Therapie

Die Therapie der Hypothyreose besteht in einer *hormonellen* ***Substitution*** mit Levothyroxin. Therapieziel ist der Ausgleich des

Hormonmangels und die Wiederherstellung einer euthyreoten Stoffwechsellage. Die Behandlung ist einfach durchführbar, gut verträglich und von hoher Wirksamkeit (Abb. 12).

Absolute Indikation
- manifeste Hypothyreose

Relative Indikation
- subklinische Hypothyreose

Kontraindikationen
Bei gesicherter Diagnose einer Hypothyreose gibt es keine Kontraindikationen für eine Substitutionstherapie mit Levothyroxin.

Beachte: Das im Rahmen von schweren allgemeinen Erkrankungen auftretende sog. „Low-T3/T4-Syndrom", mit Abfall der T3- und, seltener, der T4-Serumkonzentrationen ist nicht therapiepflichtig.

Die pharmakologische Anwendung von Levothyroxin kommt bei speziellen kardio-

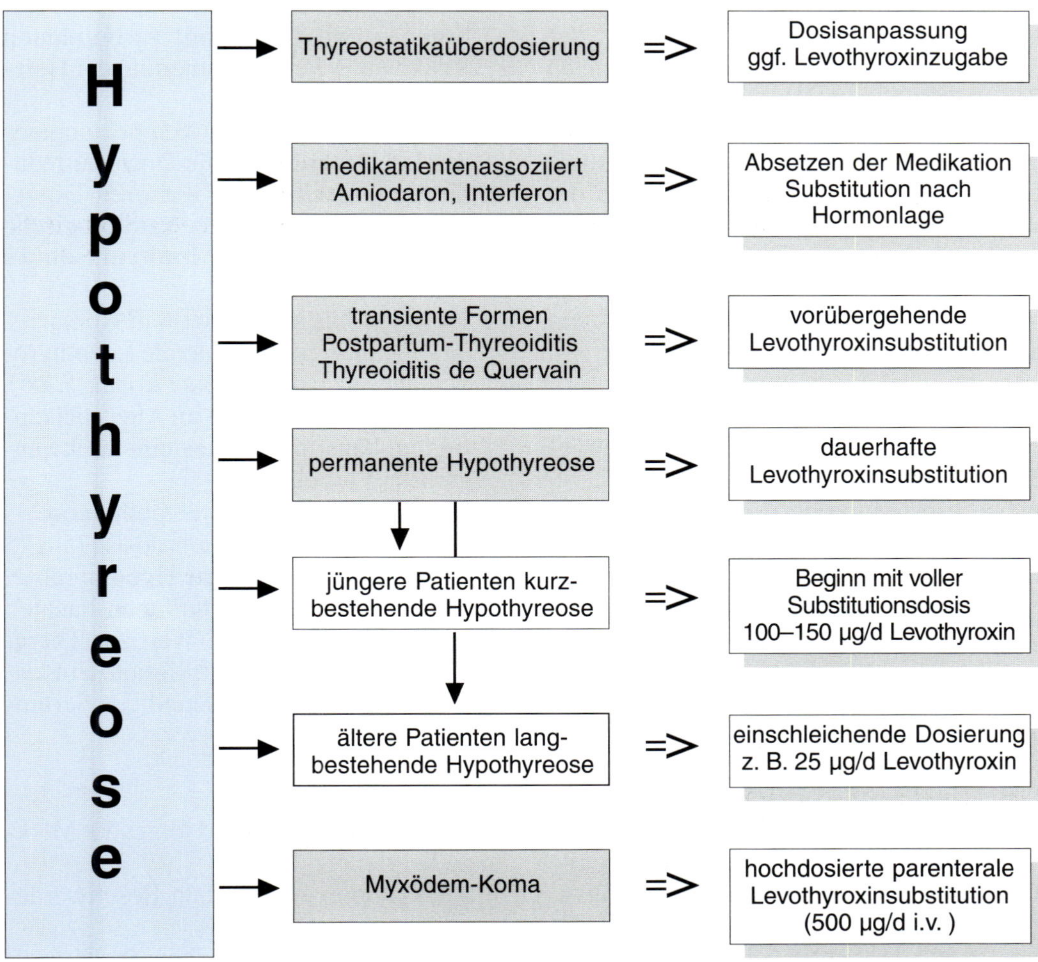

Abb. 12 Therapie der Hypothyreose

logischen (positiv inotrope Wirkung bei Pumpversagen) und psychiatrischen (Depressionen) Indikationen in Betracht. Sie stellt keine Substitutionstherapie dar.

Durchführung
Die Substitution der Hypothyreose erfolgt mit einem reinen Levothyroxinpräparat.

Levothyroxin weist zwei wichtige Eigenschaften auf, die die Behandlung stark vereinfachen. Es besitzt eine lange Halbwertszeit von 7 Tagen und stellt ein Prohormon dar, das in den Zielgeweben durch periphere Konversion (5´-Deiodase) bedarfsgerecht in das stoffwechselaktive Triiodthyronin (T3) überführt wird.

Bei guter Resorption genügt die tägliche orale Einmalgabe.

Allgemein wird auf Grund einer geringen Beeinträchtigung der Resorption durch Nahrungsaufnahme die Einnahme des Hormonpräparates 30 Minuten vor dem Frühstück empfohlen. Das Medikament wird in der Regel gut vertragen. Beachte: Die Medikation kann mit geringer Dosissteigerung auch zum Frühstück eingenommen werden, womit sich bei manchen Patienten die subjektive Verträglichkeit verbessern läßt.

Dosierung von Levothyroxin
Der durchschnittliche Bedarf beträgt 2,0 µg/kg KG (100–200 µg/d):

- Die Einstellung der Levothyroxindosis erfolgt individuell und wird am Serum-TSH ausgerichtet.
- Ziel: Senkung des TSH in den Normbereich.

Eine TSH-Suppression ist nicht erwünscht und stellt eine Übertherapie dar (iatrogene subklinische oder manifeste Hyperthyreose).

Beachte: Nach vorausgehender Einnahme von Levothyroxin können die Serumspiegel von T4 und fT4 erhöht sein, ohne daß dies eine Überdosierung des Medikamentes darstellt. Entscheidend ist der TSH-Wert. Auch das Serum-T3 ist in diesen Fällen normal.

Anfangsdosis:

- Junge Patienten, leichte Formen der Hypothyreose, Patienten ohne kardiale Begleiterkrankungen, kurzzeitig bestehende Hypothyreose (z. B. nach Strumaoperation)
  ⇒ Anfangsdosis 50–100 µg/d Levothyroxin
  ⇒ bereits nach 1–2 Wochen rasche Erhöhung auf die vermutete Bedarfsdosis
- Patienten mit Angina pectoris und koronarer Herzerkrankung
  ⇒ vorsichtige einschleichende Dosissteigerung, 12,5–25 µg/d Levothyroxin in Abständen von mindestens 4 Wochen, wegen eines durch die Hormongabe induzierten vermehrten Sauerstoffverbrauchs und dem damit verbundenen Risiko einer Verschlimmerung der Herzerkrankung
  Beachte: Bei Auftreten von pektanginösen Beschwerden ist die Dosis zu reduzieren und vor einer weiteren Dosissteigerung eine invasive kardiologische Diagnostik und ggf. Intervention zu empfehlen.
- Patienten mit hypothyreotem Koma
  ⇒ hochdosierte parenterale Levothyroxingabe *(s. hypothyreotes Koma S. 66)*
- Der Thyroxinbedarf ist im Alter rückläufig und kann im Rahmen einer Schwangerschaft erhöht sein.
- Ausnahme: sekundäre Hypothyreose.
  - Niedrigere Substitutionsdosis (75–175 µg/d) als bei primärer Hypothyreose, auf Grund einer erhaltenen basalen Restsekretion, TSH-Wert zur Therapieeinstellung nicht hilfreich, Einstellung am besten an Hand der Serum-T3-Spiegel.

Wirksamkeit
Sehr gut, läßt sich an Hand folgender Merkmale beurteilen:

- Rückgang des klinischen Beschwerdebildes
  Steigerung der Vigilanz innerhalb weniger Tage

deutliche Besserung der Gesamtsymptomatik im Verlauf von 1–2 Wochen
Normalisierung der meisten Symptome erst im Verlauf von Monaten
- laborchemisch nachweisbarer Anstieg der Schilddrüsenhormonkonzentrationen im Serum
deutlicher Anstieg der Hormonkonzentrationen innerhalb weniger Tage
maximaler Effekt nach ca. 10 Tagen
nachweisbare Wirkung nach Absetzen bis zu 4 Wochen
- Erholung des gestörten hypothalamisch-hypophysären Regelkreises (bei primärer Hypothyreose, nicht bei sekundärer Hypothyreose), die verzögert erst nach 4–8 Wochen eintritt.

Kontrolluntersuchungen
- In der Initialphase zur Dosisanpassung in 2- bis 4wöchigen Abständen
- später in halb- bis einjährlichen Intervallen

Beachte: Da sich Dosisänderungen nur langsam auf den hypophysären Regelkreis auswirken, ist eine TSH-Kontrolle nach Dosisänderung erst im Abstand von 4–8 Wochen aussagekräftig.

Therapiedauer
Zeitlich befristete Substitution bei passageren Hypothyreoseformen im Rahmen
- einer Medikamenteneinnahme (Thyreostatika, Lithium, Amiodaron, Interferontherapie),
- von entzündlichen Erkrankungen der Schilddrüse (Thyreoiditis de Quervain, Postpartum-Thyreoiditis).

Meist lebenslange Substitution bei Patienten mit
- Hypothyreose im Rahmen einer Autoimmunthyreoiditis,
- Hypothyreose infolge einer ablativen Therapie der Schilddrüse (Radioiodtherapie oder subtotale Strumaresektion)

Nebenwirkungen
- Verschlechterung einer koronaren Herzerkrankung (Angina pectoris) bei zu raschem Dosisaufbau
- Thyreotoxicosis factitia bei Überdosierung (Herzklopfen, Palpitationen, Nervosität, Unruhe)
- Arzneimittelinteraktionen, z. B. mit Cumarinpräparaten, Antidiabetika

Beachte: Bei Hypothyreose und gleichzeitiger Nebennierenrindeninsuffizienz (z. B. Schmidt-Syndrom, HVL-Insuffizienz) wird eine Levothyroxinsubstitution wegen der Gefahr der Auslösung einer Addison-Krise erst nach Beginn der Hydrocortisonsubstitution eingeleitet.

Subklinische Hypothyreose

Die subklinische Hypothyreose wird heute bereits als Therapieindikation angesehen. Bei einem TSH-Anstieg über den Referenzbereich sollte daher mit der Substitution (50–75 µg Levothyroxin) begonnen werden. Die subjektive Ansprechrate einer Levothyroxingabe liegt bei ca. 30 %. Offen ist die Frage, inwieweit TSH-Werte im Bereich von 2–4 mU/L bei positivem TPO-Antikörpernachweis bereits Ausdruck einer beginnenden Pathologie sind und auch in diesen Fällen eine Schilddrüsenhormontherapie von Nutzen sein könnte. Dies wird im Einzelfall zu entscheiden sein.

Bevorzugte Indikationen
- TSH-Erhöhung > 4 mU/l
- Nachweis von TPO-Antikörpern
- Vorliegen einer Struma
  - nach Strumaoperation
  - nach Radioiodtherapie
- Schwangerschaft
- Zyklusstörungen, Fertilitätsstörungen
- Fettstoffwechselstörungen
- depressives Syndrom

Keine Indikation
- vorübergehende TSH-Erhöhung
- Übergangszustand (z. B. Medikamenteneinfluß)

Besondere Situationen

- *Hypothyreose im Neugeborenen- und Kindesalter* *(s. Kapitel 3, S. 126)*
- *Hypothyreose in der Schwangerschaft und Stillzeit* *(s. Kapitel 3, S. 121)*
- *Hypothyreose im hohen Lebensalter* *(s. Kapitel 3, S. 129)*

Therapie bei Schilddrüsenhormonresistenz

Individuelle Therapiefestlegung durch einen Spezialisten in Abhängigkeit von der klinischen Einschätzung der Stoffwechsellage

- Euthyreose bei generalisierte Schilddrüsenhormonresistenz
  Levothyroxinbehandlung zur Absenkung des erhöhten TSH und Verhinderung eines Strumawachstums
- Hypothyreose bei peripherer Schilddrüsenhormonresistenz
  Schilddrüsenhormonsubstitution mit Levothyroxin oder in bestimmten Fällen Triiodthyronin
- Hyperthyreose bei hypophysärer Schilddrüsenhormonresistenz *(s. Hyperthyreose, S. 42)*

1.4.8 Hypothyreote Krise (Myxödemkoma)

Der lebensbedrohliche Zustand des Patienten erfordert die unverzügliche Einleitung einer *hochdosierten hormonellen Substitution* sowie die begleitende intensivmedizinische Überwachung und optimale Betreuung des Patienten.

- Substitution mit Schilddrüsenhormon
  - In den ersten Tagen hochdosierte intravenöse Substitution mit Levothyroxin 500 µg/d in Form einer langsamen Injektion oder Kurzinfusion
  - nach klinischer Besserung Dosisreduktion auf 100 µg/d Levothyroxin i.v.
  - nach ca. 1 Woche Umstellung auf eine orale Gabe von 100–150 µg/d Levothyroxin
- Gabe von Glukokortikoiden
  Rational: mögliche begleitende Nebennierenrindeninsuffizienz,
  Prednisolon initial 100 mg/d i.v. oder Hydrocortison 200 mg per infusionem i.v. und Dosisreduzierung im Verlauf
- allgemeine Maßnahmen
  - Intubation und assistierte Beatmung bei arteriellem $pCO_2 > 50$ mm Hg
  - Infusionstherapie mit Plasmaexpandern oder Albumin bei Hypotonie
  - Katecholamine bei schwerer Hypotonie und Blutdruckabfall
  - langsames Erwärmen (< 1 °C/h) bei Unterkühlung
  - Infusionstherapie mit 40%iger Glukose bei Hypoglykämie
  - Infusionstherapie mit hypertoner NaCl-Lösung bei Hyponatriämie (Folge der Hypothyreose)
  - Gabe von Digitoxin (erhöhte Empfindlichkeit)
  - ggf. passagerer Schrittmacher bei Bradykardie und Herzinsuffizienz
  - Entlastung eines hämodynamisch wirksamen Perikardergusses
  - Antibiotika bei Infektionen
  - parenterale Ernährung

1.5 Thyreoiditis

1.5.1 Definition

Unter dem Oberbegriff einer Thyreoiditis werden ***Entzündungen*** *der Schilddrüse unterschiedlicher Genese* zusammengefaßt, die eine breite Variation in ihrer klinischen Manifestation, ihrem zeitlichen Verlauf und ihrer Prognose aufweisen.

Gemeinsam ist den Thyreoiditiden ein häufig *zweiphasiger* Krankheitsverlauf. Die Phase der akuten *Entzündung* wird durch die unmittelbare Einwirkung des schädigenden Agens ausgelöst und geht mit einer *Destruktion* der Schilddrüsenfollikelarchitektur einher. Sie kann zur Entleerung der Speichervorräte und vermehrten Hormonausschüttung (initial *hyperthyreote* Phase) führen. Es folgt der Übergang in die subakute und chronische Phase, die durch immunologische Reaktionen und Reparaturprozesse gekennzeichnet ist und oftmals mit einer verminderten hormonellen Synthesekapazität (*hypothyreote* Phase) einhergeht. In Abhängigkeit von der Ursache und dem Schweregrad der Thyreoiditis kann ein *selbstlimitierender* Verlauf mit einer vollständigen Ausheilung oder ein über Jahrzehnte anhaltender *chronischer* Krankheitsprozeß eintreten.

Die *Autoimmunerkrankungen* Autoimmunthyreoiditis, Hashimoto-Thyreoiditis und Morbus Basedow können als Thyreoiditiden im weiteren Sinne bezeichnet werden. Die klassische *Hashimoto-Thyreoiditis* stellt die hypertrophische, von einer Struma begleitete Variante einer Autoimmunthyreoiditis, die jedoch in Deutschland überwiegend einen atrophischen Verlauf zeigt, dar.

Epidemiologie

Die häufigste Thyreoiditis ist die Autoimmunthyreoiditis mit einer Prävalenz von 6–10 % *(s. Hypothyreose, S. 53)*. Virale oder bakterielle Thyreoitiden sind vergleichsweise selten. Es findet sich ca. 1 Thyreoiditis de Quervain auf 100 Autoimmunthyreoiditiden.

1.5.2 Ursachen

Thyreoiditiden werden häufig durch immunologische Reaktionen, seltener durch Infektionen oder Einwirkung von Strahlen hervorgerufen (Tab. 21). Die Entstehung eines *Morbus Basedow* und der *Autoimmunthyreoiditis* wurde bereits in vorhergehenden Kapiteln beschrieben. Die Erkrankungen gehen mit einer *lymphozytären Infiltration* und *chronischen Entzündungsreaktion* einher, die in Schüben wechselnder Krankheitsaktivität verläuft oder über Jahre eine langsame Progression zeigt. Der entzündliche Charakter tritt dabei gegenüber den begleitenden Funktionsstörungen in den Hintergrund (immunogene Hyperthyreose, immunogene Hypothyreose).

Eine *Sonderform* einer immunologisch vermittelten Thyreoiditis, die sog. *Post-*

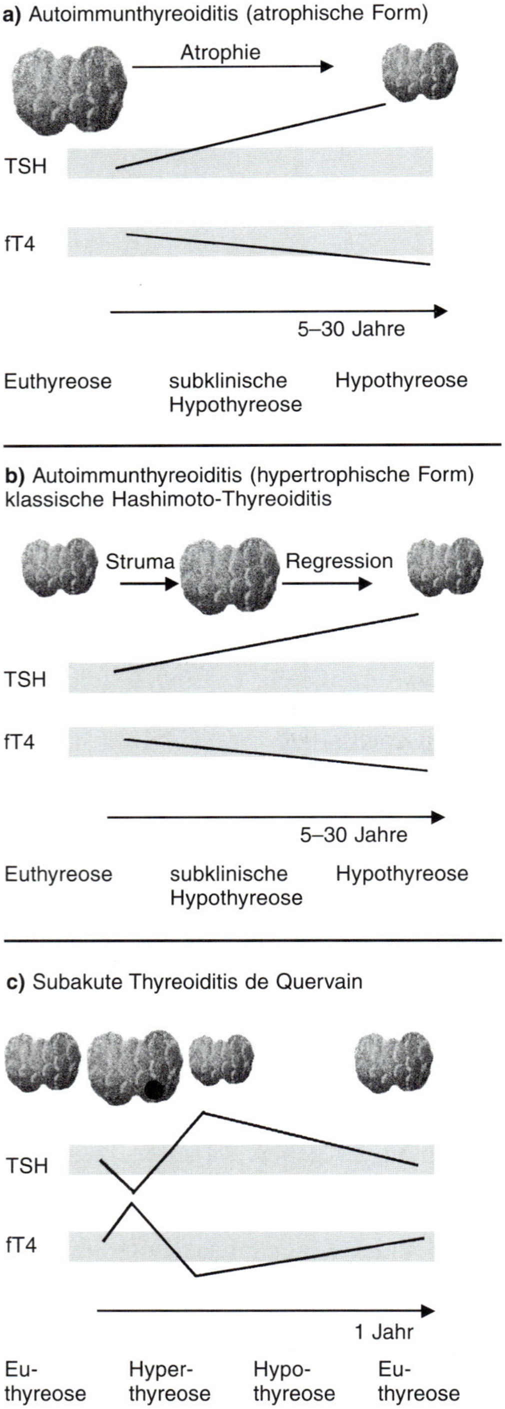

Abb. 13a–c Unterschiedliche Verläufe einer Thyreoiditis

Tab. 21 Ursachen einer Thyreoiditis
Immunologische Genese
• Autoimmunthyreoiditis (atrophische Form, hypertrophische Form)
• Morbus Basedow
• Post-partum-Thyreoiditis
• Silent Thyreoiditis
• Riedel-Struma
• Amiodaroninduzierte Thyreoiditis (Typ II)
• Zytokininduzierte Thyreoiditis
• Iodinduzierte Thyreoiditis
Virale Genese
• subakute Thyreoiditis de Quervain
• akute virale Thyreoiditis
• Thyreoiditis bei HIV-Infektion
Bakterielle Genese
• akute bakterielle Thyreoiditis
• Tbc
Mykotische, parasitäre Genese
• opportunistische Infektion (bei HIV-Patienten)
Andere Entzündungen
• Sarkoidose
Strahlenbedingte Entzündung
• nach Bestrahlungen im Halsbereich
• nach Radioiodtherapie
Traumatische Entzündung

partum-Thyreoiditis, tritt im Anschluß an die Schwangerschaft in der Stillzeit auf. Im Gegensatz zur Autoimmunthyreoiditis neigt diese Erkrankung im hohen Maße zur Spontanheilung und weist eine wesentlich günstigere Prognose als die Autoimmunthyreoiditis auf.

Ein längerbestehender *Iodexzeß* kann bei Suszeptibilität (latenter Autoimmunthyreoiditis) und gestörter Autoregulation den Autoimmunprozeß verschlechtern und eine iodinduzierte Hypothyreose auslösen. Diese erweist sich nach Abstellen des Iodexzesses häufig als reversibel. Bei niedrigen Ioddosen im Bereich von 200 µg/d ist die Gefahr gering, jedoch nicht ganz auszuschließen, so daß generell bei Autoimmunerkrankungen empfohlen wird, auf eine

Iodsupplementierung zu verzichten. *Medikamente* (Interferon-α, Amiodaron) können über immunologische Mechanismen ebenfalls zur Thyreoiditis führen. Das Medikament Amiodaron kann unterschiedliche Schilddrüsenerkrankungen hervorrufen, eine Thyreoiditis (Typ II) mit Hyperthyreose und möglichem Übergang in die Hypothyreose, eine iodinduzierte Hyperthyreose (Typ I) oder eine iodinduzierte Hypothyreose *(s. Schilddrüse und Organfunktionen, S. 138).*

Durch Einwirkung einer Bestrahlung im Halsbereich oder eine hochdosierte Radioiodtherapie kann eine milde ablaufende, kurzzeitige Schilddrüsenentzündung verursacht werden. Als Spätmanifestation nach jahrzehntelang zurückliegender Bestrahlung im Halsbereich tritt vermehrt eine Autoimmunthyreoiditis auf. Die Riedel-Struma gilt als eine fibrosierende Variante einer immunogen bedingten Thyreoiditis.

Bakterielle Infektionen können eine *akute Thyreoiditis* und virale Infektionen eine *subakute Thyreoiditis* mit klinisch apparentem Entzündungscharakter auslösen. Die akute bakterielle Entzündung der Schilddrüse tritt meist infolge einer hämatogenen Streuung des Erregers auf. Bakterielle Entzündungen der Schilddrüse als Komplikation einer lokalen Infektion, einer diagnostischen oder therapeutischen (Zystenentleerung) Feinnadelaspiration sind dagegen äußerst selten.

Die Auslösung der ***subakuten Thyreoiditis de Quervain*** erfolgt durch einen der Schilddrüsenentzündung meist 2–4 Wochen vorausgehenden, teilweise inapparent verlaufenden Virusinfekt, häufig der oberen Atemwege (Cocksackie-, Adeno-, Influenza-, Echoviren und andere). Bei einem Teil der Patienten läßt sich eine mäßiggradige transiente humorale Autoimmunreaktion mit erhöhten TPO-Ak und Thyreoglobulin-Ak nachweisen. Weiteres Merkmal einer immunologisch bedingten Erkrankung sind sensitivierte T-Lymphozyten und zur Antigenpräsentation befähigte, Histokompatibilitätsantigene exprimierende Thyreozyten. Es besteht eine genetische Assoziation der Erkrankung zum HLA-Bw-35-Locus. Histopathologisches Merkmal der subakuten Thyreoiditis de Quervain ist eine lymphohistiozytäre Infiltration und granulomatöse Entzündung mit charakteristischen mehrkernigen Riesenzellen. Sie führt zur Destruktion der Schilddrüsenfollikel. Im Gegensatz zur Autoimmunthyreoiditis klingt die überschießende immunologische Reaktion in kurzer Zeit ab, und es kommt bei der überwiegenden Zahl der Patienten innerhalb eines Jahres zu einer Restitutio ad integrum.

1.5.3 Klinische Symptome

Die klinische Symptomatik der Thyreoiditiden zeigt in Abhängigkeit von deren Ursache und Schweregrad eine hohe *Variabilität.*

Besonders *symptomarm* verläuft die Autoimmunthyreoiditis. Bei einem Großteil der Patienten bestehen keinerlei Lokalsymptome, so daß die Erkrankung häufig erst nach langjährigem Verlauf im Stadium der bereits weitgehend erfolgten narbig-fibrotischen Umwandlung der Schilddrüse auf Grund einer hypothyreoten Fehlfunktion auffällt. Ein früher Hinweis auf das Vorliegen einer Autoimmunthyreoiditis kann sich im Rahmen einer sonographischen Untersuchung der Schilddrüse durch den Nachweis einer für die Erkrankung typischen echoarm-inhomogenen *Veränderung der Binnenstruktur* ergeben.

Symptome einer milden *Hyperthyreose* wie Tachykardie, verminderte körperliche Belastbarkeit, leichte Erschöpfbarkeit, Haarausfall oder verstärkte Nervosität, die Patientinnen nach der Schwangerschaft

Tab. 22 Symptome der Thyreoiditis de Quervain

Lokale Beschwerden
- Schmerzhaftigkeit der Schilddrüse
- Schwellung des Halses, Zunahme des Halsumfangs, Neumanifestation einer Struma
- Verhärtungen, Knotenbildungen in der Schilddrüse
- Ausstrahlung der Schmerzen (Ohr, Kiefer, Schultern)
- Berührungs-, Druckempfindlichkeit

Allgemeinsymptome
- schweres allgemeines Krankheitsgefühl, Müdigkeit, Abgeschlagenheit,
- Leistungsknick, physische und psychische Erschöpfung
- Appetitlosigkeit
- gelegentlich Glieder-, Muskel-, Rückenschmerzen
- subfebrile, selten auch hochfieberhafte Temperaturerhöhung

Begleitende Symptome eines meist vorausgegangenen Virusinfektes
- Infektionen der oberen Luftwege
- Infektionen des Gastrointestinaltrakts
- virale Hepatitis

Symptome einer Schilddrüsenfehlfunktion
- initiale Phase einer Hyperthyreose (erste Wochen)
  Herzklopfen, Unruhe, Schwitzen, Gewichtsabnahme
- spätere Phase einer Hypothyreose (2.–6. Monat)
  Müdigkeit, Antriebsarmut, depressive Verstimmung

zum Arzt führen, lassen im Zusammenhang mit einer zeitlichen Manifestation in der Stillzeit eine Post-partum-Thyreoiditis vermuten. Die Erkrankung tritt meist 3–8 Monate nach der Entbindung auf, kommt bei ca. 5–10 % aller Schwangeren vor, verläuft aber bei der überwiegenden Zahl der Frauen symptomarm und klinisch inapparent, in einer subklinischen und transienten Erscheinungsform mit latenter Hyperthyreose und Hypothyreose. Zu einem Übergang in eine permanente Hypothyreose kommt es nur bei einer Minderheit von Patientinnen (ca. 5 %).

Ein ausgeprägter *entzündlicher Charakter* und ein klinisch *schweres Krankheitsbild* kennzeichnen – im Gegensatz zu den chronischen Autoimmunthyreoiditiden – die subakute Thyreoiditis de Quervain. Die Patienten fallen frühzeitig durch Lokalbeschwerden und teilweise ausgeprägte, in den Ohrbereich, Kieferwinkel oder die Schultern ausstrahlende Schmerzen auf. Bei der Palpation der Schilddrüse wird eine *Druckschmerzhaftigkeit* und starke Empfindlichkeit angegeben. Begleitende *Allgemeinsymptome* fehlen selten, können manchmal sogar im Vordergrund stehen und eine schwere Allgemeinerkrankung vermuten lassen. Differentialdiagnostisch ist die Thyreoiditis de Quervain bei der Abklärung einer *Sturzsenkung* zu bedenken. Allerdings kennen wir bei dieser Erkrankung auch *mitigierte Verlaufsformen.* Tabelle 22 faßt die wesentlichen Symptome zusammen.

Ausgeprägte lokale Entzündungszeichen, insbesondere die Symptomentrias *Dolor, Calor* und *Rubor* weisen auf eine ***eitrige Thyreoiditis*** hin.

Der klinische Befund einer derben („eisenharten"), vergrößerten und schlecht schluckverschieblichen Schilddrüse kennzeichnet die seltene invasiv-sklerosierende Thyreoiditis ***(Riedel-Struma)***, die organdestruierend (Übergang in die Hypothyreose) und organüberschreitend (ausgeprägte Lokalbeschwerden, lokale Kompressionszeichen, Stridor, Einengung der Trachea mit Luftnot, Ummauerung von Gefäßen) wächst.

1.5.4 Untersuchungsschema

1.5.4.1 Anamnese

- Familienanamnese: Vorkommen von Autoimmunerkrankungen der Schilddrüse oder anderer Organe
- frühere Autoimmunerkrankung der Schilddrüse bekannt
- Schwangerschaft, Stillzeit
- Bestrahlung im Halsbereich, Radioiodtherapie
- Medikamenteneinnahme, insbesondere Amiodaron, Interferon-α, Schilddrüsenmedikamente
- vorausgehende Virusinfekte (obere Atemwege, Gastrointestinaltrakt, milde Hepatitis, HIV-Infektion)
- Schmerzen im Halsbereich
  zeitlicher Verlauf, Charakter, Ausstrahlung, Lokalisationswechsel
- Veränderungen im Halsbereich
  Schwellungen, Größenzunahme, Verhärtungen, Knotenbildungen
- Symptome einer Fehlfunktion der Schilddrüse
  Hyperthyreose (Herzklopfen, Unruhe, Schwitzen, Gewichtsabnahme)
  Hypothyreose (Müdigkeit, Antriebsarmut, depressive Verstimmung)

1.5.4.2 Körperliche Untersuchung

- Inspektion und Palpation der Schilddrüse
  - Schmerzhaftigkeit bei Berührung, auf Druck
  - Beschaffenheit
    derber Tastbefund, Knoten
- Lymphknotenstatus
- Eindruck einer hyperthyreoten/hypothyreoten Stoffwechsellage
- schwerer Krankheitseindruck
- Größe, Gewicht, Puls, Blutdruck, internistischer Status

1.5.4.3 Labormethoden

Einen hohen Stellenwert in der Diagnostik einer Thyreoiditis besitzt der einfache Laborparameter *Blutsenkung,* der im Falle einer Thyreoiditis de Quervain stark beschleunigt ist. Weitere Laboruntersuchungen dienen der Beurteilung der Schilddrüsenstoffwechsellage. *Antikörpererhöhungen* im niedrigtitrigen Bereich können vorübergehend bei verschiedenen Formen einer Thyreoiditis vorkommen und sind nicht beweisend für eine Autoimmunthyreoiditis.

- Allgemeine Entzündungsparameter
  - BKS
    keine BKS-Erhöhung bei der Autoimmunthyreoiditis,
    stark beschleunigte BKS bei Thyreoiditis de Quervain, nicht selten Sturzsenkung > 100 in der ersten Stunde
  - Blutbild
    ausgeprägte Leukozytose bei bakterieller Thyreoiditis,
    meist keine oder geringe Leukozytose bei Thyreoiditis de Quervain, keine Veränderung bei Autoimmunthyreoiditis
  - Leberwerte (GOT, GPT, γ-GT, AP)
    leichte Erhöhung als Ausdruck einer begleitenden viralen Hepatitis bei Thyreoiditis de Quervain
- Schilddrüsenfunktionsdiagnostik
  TSH, fT4, T3 oder fT3
  Phase 1: milde Hyperthyreose infolge einer vermehrten Hormonausschüttung aus destruierten Schilddrüsenfollikeln [(fT4 und fT3 (T3) erhöht, TSH supprimiert]
  Phase 2: Übergang in eine transiente Hypothyreose (fT4 erniedrigt, TSH erhöht)
  Phase 3: Ausheilung oder permanente Hypothyreose
- Bestimmung von Schilddrüsenautoantikörpern
  Schilddrüsenperoxidaseantikörper (TPO-Ak)

transienter, meist geringer Anstieg, Normalisierung nach 6–12 Monaten ⇒ Thyreoiditis de Quervain
anhaltender hochtitriger Antikörpernachweis ⇒ Autoimmunthyreoiditis

1.5.4.4 Sonographie

Die sonographische Untersuchung macht bei der Thyreoiditis die Veränderungen der *Binnenstruktur* sichtbar, die entweder das gesamte Organ betreffen oder herdförmig auftreten.

- Bestimmung des Schilddrüsenvolumens
  - kleine Schilddrüse bei der atrophischen Variante der Autoimmunthyreoiditis
  - Auftreten einer zunehmenden Struma bei der hypertrophischen Verlaufsform der Autoimmunthyreoiditis (Hashimoto-Thyreoiditis)
  - vorübergehende Zunahme des Schilddrüsenvolumens im Rahmen des Entzündungsprozesses mit rascher Rückbildung bei Thyreoiditis de Quervain
- Beurteilung des Echomusters
  homogen – inhomogen,
  echonormal – echoarm
  Eine inhomogene, echoarme Binnenstruktur weisen ca. 90 % aller Thyreoiditiden auf. Veränderungen des Echomusters diffuser Natur mit Befall der gesamten Schilddrüse sprechen für eine Autoimmunthyreoiditis. Größere regionale Unterschiede und knotige Veränderungen können auf eine Thyreoiditis de Quervain hinweisen.
- Nachweis fokaler Läsionen
  - Knoten (solide – zystisch, scharf abgegrenzt – unscharf abgegrenzt, echoreich – echoarm – echokomplex, mit – ohne Randsaum)
  - Verkalkungen
    Beachte: Befall des umliegenden Schilddrüsengewebes, wechselnde Lokalisation der Knoten im Verlauf sprechen für eine Thyreoiditis und gegen ein Malignom.
- Nachweis vergrößerter Lymphknoten im Halsbereich
  - bei Malignom oder eitriger Thyreoiditis
  - nicht typisch für eine Thyreoiditis de Quervain oder Autoimmunthyreoiditis

1.5.4.5 Szintigraphie

- Messung des Technetium-Uptakes
- Beurteilung der Aktivitätsverteilung

Die szintigraphische Untersuchung zeigt im Anfangsstadium einer subakuten Thyreoiditis de Quervain eine nahezu *fehlende* und inhomogene Speicherung des Radiopharmakons, die pathognomonisch für diese Erkrankung ist. Nach Rückbildung der Erkrankung kommt es zu einer vollständigen Normalisierung des szintigraphischen Bildes. Eine herabgesetzte, jedoch homogene Speicherung findet sich bei der Autoimmunthyreoiditis.

1.5.4.6 Feinnadelpunktion

Die Feinnadelpunktion erlaubt die Sicherung der Diagnose einer Thyreoiditis de Quervain durch zytologischen Nachweis von *mehrkernigen Riesenzellen* und kann den zytologischen Beleg einer Autoimmunthyreoiditis mit *lymphozytärer Infiltration* erbringen.

- Sie ist bei typischem sonographischen Befund und positivem Antikörpernachweis verzichtbar,
- indiziert bei:
  - eitriger Thyreoiditis (Erregernachweis, Antibiogramm)
  - Verdacht auf Schilddrüsenkarzinom
  - Verdacht auf Schilddrüsenlymphom, das gehäuft bei Autoimmunthyreoiditis vorkommt

Durchführung (s. Feinnadelpunktion, S. 174)

1.5.4.7 Ergänzende Untersuchungen

Sind in Einzelfällen erforderlich *(s. Struma, S. 7).*

1.5.5 Diagnose

Diagnostisch weist eine *Schmerzhaftigkeit* der Schilddrüse mit *Ausstrahlung* der Schmerzen in den Ohrbereich bzw. die Schultergegend in Verbindung mit einer mehr oder weniger stark ausgeprägten Beeinträchtigung des Allgemeinbefindens auf eine *subakute* ***Thyreoiditis de Quervain*** hin. Häufig suchen die Patienten auf Grund der Beschwerden zuerst einen HNO-Arzt oder Zahnarzt auf. Neben dem typischen klinischen Bild machen begleitende allgemeine Entzündungszeichen, insbesondere eine Beschleunigung der *BKS* und ein charakteristischer sonographischer Befund, die Diagnose sehr wahrscheinlich. Sie läßt sich durch Aspirationszytologie an Hand des Nachweises pathognomonischer mehrkerniger *Riesenzellen* sichern, jedoch ist eine Feinnadelpunktion bei eindeutiger klinischer Diagnosestellung nicht zwingend durchzuführen.

Als typisches lokalentzündliches Krankheitsbild imponiert die *akute* ***bakterielle Thyreoiditis****;* die Feinnadelpunkt ergibt den Nachweis von Granulozyten und ermöglicht den Erregernachweis (häufige Erreger: Streptokokken, Staphylokokken, Pneumokokken, Escherichia coli, selten Mykobakterien, Pilze, opportunistische Erreger und andere).

Die ***Autoimmunthyreoiditis*** wird auf Grund ihres überwiegend *schmerzlosen* progredienten Verlaufs meist erst sehr spät in Form einer Hypothyreose symptomatisch. Eine schmerzhafte Manifestation oder initial hyperthyreote Phase kommt nur in seltenen Fällen vor. Erster Hinweis kann bei der klassischen Hashimoto-Thyreoiditis (hypertrophe Variante) eine Schwellung des Halses sein. Einen hohen Stel-

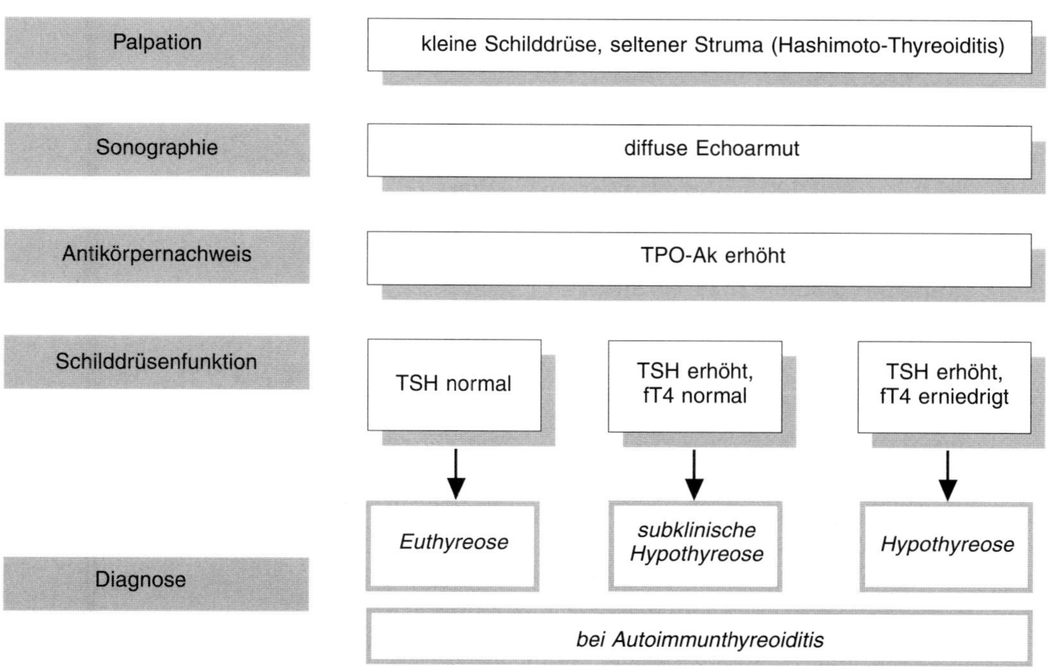

Abb. 14 Diagnostik bei Autoimmunthyreoiditis

Tab. 23 Differentialdiagnostische Merkmale der Thyreoiditiden

Diagnose	Symptome	Laborwerte
Autoimmunthyreoiditis	schmerzloser Verlauf Atrophie der Schilddrüse	TPO-Ak stark erhöht
Hashimoto-Thyreoiditis	schmerzlose Struma	TPO-Ak stark erhöht
Postpartum-Thyreoiditis	Auftreten in der Stillzeit	TPO-Ak normal oder leicht erhöht
medikamenteninduzierte Thyreoiditis	Medikamentenanamnese (Interferon-α, Amiodaron)	TPO-Ak normal oder erhöht
subakute Thyreoiditis de Quervain	Schmerzhaftigkeit allgemeine Krankheitszeichen	BKS stark erhöht TPO-Ak normal oder leicht erhöht
akute bakterielle Thyreoiditis	Lokalbefund	Leukozytose

lenwert in der *Frühdiagnose* besitzt die sonographische Untersuchung der Schilddrüse, die typische Veränderungen der Binnenstruktur aufdeckt und häufig den ersten Hinweis auf das Vorliegen der Autoimmunerkrankung ergibt. Durch den *positiven Antikörpernachweis* (TPO-Ak) kann die sonographische Verdachtsdiagnose bereits bei noch bestehender Euthyreose bestätigt werden. Im Stadium der subklinischen Hypothyreose läßt sich ein erhöhtes basales TSH bei normalem fT4 nachweisen. Die manifeste Hypothyreose ist durch ein erhöhtes TSH und erniedrigtes fT4 ausgewiesen (Abb. 14).

Die Unterscheidung einer subakuten Thyreoiditis von einer Autoimmunthyreoiditis kann sich im wesentlichen auf den einfachen Parameter *BKS* stützen. Schwierig kann die Differentialdiagnose einer subakuten Thyreoiditis und einer Autoimmunthyreoiditis bei Vorstellung des Patienten in der hypothyreoten Phase sein. Verlaufsuntersuchungen der TPO-Antikörper können den transienten Charakter der Autoimmunreaktion bei Thyreoiditis de Quervain dokumentieren. Auch eine Feinnadelpunktion kann hilfreich sein.

Wichtig für die Erkennung *seltener Formen* einer Thyreoiditis, wie einer Postpartum-Thyreoiditis *(s. Schilddrüse und Schwangerschaft, S. 122),* radiogenen Thyreoiditis oder medikamenteninduzierten Thyreoiditis, ist die Erhebung der Anamnese, die Fragen nach einer Schwangerschaft, Begleiterkrankungen, Medikamenteneinnahme und Strahleneinwirkung einschließt.

Eine *zytokininduzierte Tyreoiditis* wird meist durch eine Interferontherapie (Interferon-α) wegen einer chronischen Hepatitis nicht selten bei bereits vorbestehender latenter Autoimmunthyreoiditis ausgelöst.

Eine amiodaroninduzierte Thyreoiditis *Typ II* ist durch eine meist milde Hyperthyreose, das Fehlen einer Struma, eine Echoarmut im Sonogramm und eine geringe Radioiodaufnahme in die Schilddrüse gekennzeichnet und von einer durch das stark iodhaltige Medikament ausgelösten iodinduzierten Hyperthyreose *Typ I* bei meist vorbestehender Struma diffusa oder nodosa zu unterscheiden *(s. Herz und Schilddrüse, S. 138).*

Gemeinsame, nicht in jedem Fall anzutreffende *Merkmale* der Thyreoiditiden sind eine sonographische Echoarmut, der Nachweis von TPO-Antikörpern, gelegentlich auch von TSH-R-Ak, abnorme TSH-Werte oder hyperthyreote und hypothyreote Funktionsstörungen. Gelegentlich lassen sich selbstlimitierende Formen erst an Hand ihres Verlaufs von einer bereits vorbestehenden, bislang unerkannt gebliebenen chronischen Autoimmunthyreoiditis differenzieren (Tab. 23).

Die sog. *Silent Thyreoiditis* ist nicht klar definiert und faßt eine heterogene Gruppe wenig schmerzhafter Entzündungsformen der Schilddrüse zusammen. Auch schmerzhafte und schmerzlose *fokale Thyreoiditiden* unterschiedlicher Ätiologie kommen vor. Die seltene Sonderform der *invasiv-sklerosierenden Thyreoiditis (Riedel-Struma)* ist bei entsprechendem steinharten Tastbefund meist in Verbindung mit einer ausgeprägten lokalen Beschwerdesymptomatik klinisch zu vermuten. Meist erkranken Frauen im mittleren Alter. Die Sonographie zeigt die schlechte Abgrenzbarkeit der Schilddrüse oder eine Organüberschreitung und Gefäßummauerung/-einengung durch das äußerst echoarme Bindegewebe, die Szintigraphie eine fehlende oder geringe Radionuklidspeicherung. Die Diagnose und der Ausschluß eines Malignoms (Karzinom, Lymphom, Sarkom) sind letztlich nur histologisch möglich. Eine Assoziation besteht zu anderen fibrosierenden Erkrankungen (Retroperitonealfibrose M. Ormond, Mediastinalfibrose, Parotisfibrose, Lungenfibrose, sklerosierende Cholangitis, Pseudotumor der Orbita).

1.5.6 Differentialdiagnose

Eine Thyreoiditis ist von anderen Schmerzzuständen oder Entzündungen im Halsbereich abzugrenzen. Dies gelingt in den meisten Fällen bereits auf Grund der Anamnese und des typischen klinischen Bildes. Durch eine ergänzende sonographische Untersuchung läßt sich der Nachweis bzw. Ausschluß von entzündlichen Veränderungen der Schilddrüse einfach, rasch und zuverlässig erreichen.

Das rasche Auftreten eines derben Schilddrüsenknotens läßt an ein ***Malignom*** der Schilddrüse denken, eine wichtige Differentialdiagnose zur Thyreoiditis de Quervain. Die klinische Differentialdiagnose berücksichtigt das gesamte Krankheitsbild, den typischen Verlauf der Erkrankung, die Ausstrahlung und wechselnde Lokalisation der Schmerzen und das Vorliegen weiterer Knotenbildungen. Die morphologische Differentialdiagnose mit Hilfe der Ultraschalluntersuchung zeigt einen diffusen Befall beider Schilddrüsenlappen bei Thyreoiditis bzw. einen singulären evtl. unscharf abgegrenzten echoarmen Knoten in einer ansonsten nicht veränderten Schilddrüse bei Schilddrüsenkarzinom. In Zweifelsfällen ist eine Feinnadelpunktion mit Aspirationszytologie durchzuführen. Der Nachweis von Riesenzellen bestätigt die Diagnose einer Thyreoiditis de Quervain.

1.5.7 Therapie

Therapeutisch wichtig ist die Unterscheidung

- selbstlimitierender Verlaufsformen (Thyreoiditis de Quervain, Post-partum-Thyreoiditis, medikamenteninduzierte Thyreoiditiden), die meist nur vorübergehend substitutionspflichtig sind, von einer
- chronisch verlaufenden Autoimmunthyreoiditis, die mit großer Wahrscheinlichkeit einer dauerhaften hormonellen Substitution bedarf.

Die wesentlichen Therapienprinzipien faßt Abbildung 15 zusammen.

Autoimmunthyreoiditis

- Keine Therapieindikation stellen erhöhte Antikörpertiter bei euthyreoter Stoffwechsellage dar.
  Beachte: Eine Steroidtherapie ist bei dieser chronischen Autoimmunerkrankung keinesfalls indiziert, da sie die Krankheitsaktivität nur für die Dauer der Ein-

nahme des Präparates senkt und im Vergleich zu der leicht möglichen und nebenwirkungsarmen hormonellen Therapie mit erheblichen Nebenwirkungen behaftet ist.

- Eine Behandlung wird erst nach Eintritt einer subklinischen Hypothyreose (basaler TSH-Wert > 4 mU/l) bzw. manifesten Hypothyreose eingeleitet und erfolgt in Form einer hormonellen Substitution mit Levothyroxin *(s. Hypothyreose, S. 64)*.

Subakute Thyreoiditis de Quervain

Symptomatische Behandlung der häufig ausgeprägten Schmerzen in der Anfangsphase mit:

- Antiphlogistika (Diclofenac 50–150 mg/d, Indometacin 50–150 mg/d, Acetylsalizylsäure 1–2 g/d). Wichtig ist die konsequente, zeitlich regelmäßige Einnahme der Antiphlogistika in der Anfangsphase zur dauerhaften Schmerzkoupierung (keine Bedarfsmedikation)
- Glukokortikoiden bei fehlendem Ansprechen auf nichtsteroidale Antiphlogistika (Prednisolon 30–60 mg/d, mit Ausschleichen je nach Schmerzcharakter über mehrere Wochen)

Symptomatische Therapie der initial hyperthyreoten Phase durch:

- herzfrequenzadaptierte Gabe eines β-Rezeptorenblockers (Propranolol 3 × 10–40 mg per os)
  Beachte: Thyreostatika sind nicht indiziert, da sie auf Grund ihres Wirkmechanismus als Syntheseblocker die vermehrte Freisetzung von Schilddrüsenhormonen aus den destruierten Follikeln nicht unterbinden.
- hormonelle Substitution bei Übergang in die hypothyreote Zweitphase bis zur Erholung der Schilddrüsenfunktion (1/2–1 Jahr).
- Gabe von Levothyroxin (50–100 µg/d) zur Normalisierung des TSH-Spiegels.

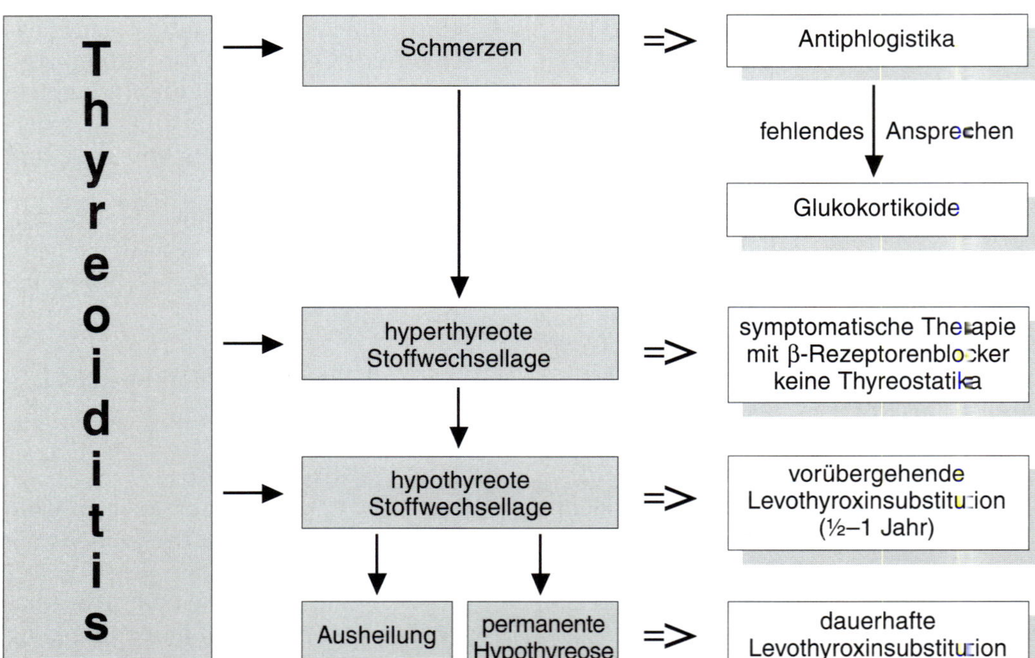

Abb. 15 Therapie der Thyreoiditis

Die Langzeitprognose der Erkrankung ist gut; eine dauerhafte Hormonsubstitution ist nur bei wenigen Patienten mit einer Defektheilung erforderlich. In Einzelfällen mit rezidivierendem oder anhaltendem schmerzhaftem Verlauf kann eine Thyreoidektomie erforderlich werden oder, falls sich die Radionuklidaufnahme bereits wieder erholt hat, eine Radioiodtherapie durchgeführt werden. Das Echomuster kann lange Zeit über die funktionelle Erholung hinaus pathologische Veränderungen (Echoarmut) aufweisen.

Bakterielle Thyreoiditis

- Gabe von Antibiotika (Gyrasehemmer, Antibiogramm mit Resistenztestung)
- bei abszedierendem oder foudroyantem Verlauf ggf. Inzision und Drainage bzw. operative Sanierung

Virale Thyreoiditis

Wenn möglich, Therapie der Grunderkrankung, z. B. bei HIV antiretrovirale Therapie und spezifische Therapie der häufig für die Thyreoiditis verantwortlichen opportunistischen Erreger (Cytomegalie, Toxoplasmose, Pneumocystis carinii, Aspergillus). Ansonsten wie subakute Thyreoiditis.

Traumatische Thyreoiditis

Meist Spontanheilung, ggf. antiphlogistische Therapie wie bei subakuter Thyreoiditis

Post-partum-Thyreoiditis

- Hohe Spontanheilung innerhalb von 3–12 Monaten
- symptomatische Therapie in der initial hyperthyreoten Phase
- vorübergehende Substitutionstherapie in der hypothyreoten Phase *(s. Schilddrüse und Schwangerschaft S. 122)*

Zytokininduzierte Thyreoiditis

- Substitution einer subklinischen oder manifesten Hypothyreose (häufigster Fall)
- Symptomatische Therapie (Betablocker) bei initialer Hyperthyreose im Rahmen der Thyreoiditis (TSH-R-Ak negativ, niedriger Uptake im Szintigramm)
- Thyreostatische Therapie bei M. Basedow (TSH-R-Ak positiv, Hypervaskularisation, hoher Uptake im Szintigramm)
  Die Erkrankung ist nach Beendigung der Interferon-Therapie innerhalb von Monaten in ca. 50 % rückbildungsfähig.

Amiodaron-induzierte Thyreoiditis

Differenziertes Behandlungskonzept in Abhängigkeit vom Typ der Erkrankung (Thyreoiditis Typ II, iodinduzierte Hyperthyreose Typ I, Mischtyp), dem Schweregrad der begleitenden Schilddrüsenfehlfunktion (Hyper-, Hypothyreose) und der kardialen Situation.

- Bei Hyperthyreose *(s. dort, S. 40)*
- Bei Hypothyreose (Spätphase einer Thyreoiditis Typ II, Iodexzeß)
  Absetzen von Amiodaron, wenn möglich vorübergehende oder dauerhafte Substitution mit Levothyroxin

Invasiv-sklerosierende Thyreoiditis (Riedel-Struma)

- Substitution der Hypothyreose mit Levothyroxin
- Operatives Vorgehen zur Entlastung bei mechanischer Behinderung und zur Histologiegewinnung
- Therapie mit Glukokortikoiden (Prednisolon 1 mg/kg KG) bei infiltrativem Wachstum;
  zumindest initial meist gutes Ansprechen, langsames Ausschleichen

Der Verlauf der Riedel-Struma ist variabel. Remissionen und therapeutisch schwer beeinflußbare lange Krankheitsphasen kommen vor.

1.6 Schilddrüsentumoren

1.6.1 Definition

Die Tumoren der Schilddrüse lassen sich in *gutartige Knotenbildungen,* echte *benigne Neoplasien* und die *Schilddrüsenmalignome* unterteilen. Bei den malignen Schilddrüsentumoren überwiegen epitheliale Tumoren, die *Schilddrüsenkarzinome* mit einem Anteil von 95 %.

Epidemiologie

Gutartige knotige Veränderungen werden seit der Einführung und technischen Verbesserung der Schilddrüsensonographie häufiger erkannt als früher. Sie finden sich nach Populationsstudien in Deutschland mit einer Frequenz von 20–30 % und nehmen mit dem Lebensalter zu. Die Zahl neuentdeckter *Malignome* der Schilddrüse beträgt dagegen nur 2–3 pro 100 000 Einwohner im Jahr. Frauen sind 2- bis 3mal häufiger betroffen als Männer. Das differenzierte Schilddrüsenkarzinom tritt häufig bereits im jugendlichen Alter auf. Sein Anteil an allen Karzinomen beträgt 1 %.

1.6.2 Ursachen

Benigne Tumoren

Die benignen *Schilddrüsenknoten* werden in ihrer Entstehung durch einen alimentären *Iodmangel* begünstigt und sind großenteils als Folgekrankheit des langbestehenden chronischen Iodmangels einzustufen. Nur einem Teil der Knoten liegt eine echte *Neoplasie* klonalen Ursprungs zugrunde, die Mehrzahl ist polyklonalen Ursprungs. *Mutationen* im codierenden Abschnitt des TSH-Rezeptors oder des rezeptorgekoppelten G-Proteins können zu einer konstitutiven Aktivierung des Rezeptors oder des nachgeschalteten Gsα-Proteins führen mit der Folge einer von der TSH-Stimulation unabhängigen erhöhten cAMP-Bereitstellung sowie gesteigerten Synthese und Freisetzung von Schilddrüsenhormonen. Die klinischen Krankheitsbilder, die über Jahre daraus entstehen, sind die *unifokale, multifokale* und *disseminierte* Autonomie der Schilddrüse *(s. Hyperthyreose, S. 23).* Ein großer Teil der Knoten verliert allerdings eine wesentliche Eigenschaft differenzierter Thyreozyten, die Fähigkeit zur Iodaufnahme, und stellt sich als funktionell inaktiver, szintigraphisch nicht speichernder, sog. *kalter* Knoten dar.

Maligne Tumoren

Mutagene und initiierende Faktoren führen in Verbindung mit einer vermehrten TSH-Wirkung zur malignen Entartung. Die erhöhte *Strahlenbelastung* im Rahmen des Reaktorunglücks in Tschernobyl hatte einen deutlichen Anstieg der Schilddrüsenkarzinomrate in der näheren Umgebung zur Folge. Die absolute Häufigkeit des Schilddrüsenkrebses bei Kindern und Jugendlichen stieg von 2–5 Fällen/Jahr zwischen

1986 bis 1988 auf 59–79 Erkrankungen/Jahr in den Jahren 1991–1993 an. Die Mehrzahl der erkrankten Kinder kommt aus der besonders stark kontaminierten Region Gomel, in der zusätzlich ein endemischer Iodmangel bestand, und war zum Zeitpunkt des Reaktorunfalles jünger als 6 Jahre. Die Tumoren sind überwiegend papillär, multifokal und aggressiv in ihrem Wachstum. Auch eine externe *Bestrahlung* der Halsregion, insbesondere im Kindesalter, stellt einen gesicherten Risikofaktor für die Entstehung eines Schilddrüsenkarzinoms dar, das erst mit einer Latenzzeit von 5–30 Jahren auftritt. Therapeutisch im Rahmen einer Radioiodtherapie übliche ^{131}Iod-Dosen stellen dagegen kein erhöhtes Risiko dar. Der *Iodmangel* ist kein auslösender Faktor, führt jedoch zur Entdifferenzierung der Tumoren mit histologischem *Typenwandel* von einem papillären zum follikulären Schilddrüsenkarzinom. Einen geringgradigen Risikofaktor für das Auftreten eines differen- zierten Schilddrüsenkarzinoms stellt möglicherweise ein Morbus Basedow auf Grund einer Stimulation des Tumorwachstums durch TSH-R-Ak dar. Im Rahmen einer Autoimmunthyreoiditis tritt gehäuft ein *Lymphom* der Schilddrüse, das zur Gruppe der MALT-Lymphome gehört, auf.

Pathogenese des medullären Schilddrüsenkarzinoms

Die pathogenetisch wichtige Rolle von *Onkogenen* ist beim medullären Schilddrüsenkarzinom aufgeklärt. Diesem Karzinom liegen Mutationen im **RET-Protoonkogen** auf Chromosom 10 zugrunde, das auf Proteinebene einen in den C-Zellen der Schilddrüse, Nebennierenmarkzellen und PTH-bildenden Zellen exprimierten Rezeptor mit Thyrosinkinaseaktivität codiert. Während die physiologische Rezeptoraktivierung durch Ligandenbindung, wahrscheinlich des Glial-cell-line-derived Neurotrophic Factor (GDNF), erfolgt, führen Mutationen im codierenden Genabschnitt des RET-Protoonkogens (bevorzugt in Exon 11 (66 %), Exon 10 (23 %), Exon 13, Exon 14 und Exon 16 [> 95 % der MEN II b-Patienten]) zu einer *konstitutiven* Aktivierung des Rezeptors. Die kontinuierliche Rezeptoraktivierung und anhaltende Steigerung der Tyrosinkinaseaktivität führt über das Zwischenstadium einer *Hyperplasie* der C-Zelle zu ihrer *malignen Transformation.* Träger bestimmter Genmutationen (Onkogene) haben eine nahezu 100%ige Wahrscheinlichkeit, irgendwann in ihrem Leben an einem medullären Schilddrüsenkarzinom zu erkranken. Neben überwiegend sporadisch auftretenden Mutationen kommen bei ca. 25 % der Patienten mit medullärem Schilddrüsenkarzinom Keimbahnmutationen vor, die für autosomal-dominant vererbte *familiäre* Formen des medullären Schilddrüsenkarzinoms und die Erkrankungen einer ***multiplen endokrinen***

Tab. 24 Klassifikation der Schilddrüsentumoren (nach WHO 1988)

1.0	**Epitheliale Tumoren**
1.1	*Benigne*
1.1.1	follikuläres Adenom
1.1.2	andere
1.2	*Maligne*
1.2.1	follikuläres Karzinom
1.2.2	papilläres Karzinom
1.2.3	medulläres Karzinom
1.2.4	undifferenziertes (anaplastisches) Karzinom
1.2.5	andere
2.0	**Nichtepitheliale Tumoren**
3.0	**Maligne Lymphome**
4.0	**Metastasen**
5.0	**Sekundäre Tumoren**
6.0	**Nicht klassifizierbare Tumoren**
7.0	**Tumorartige Veränderungen**

Neoplasie Typ IIa (Sipple-Syndrom: medulläres Schilddrüsenkarzinom, Phäochromozytom und primärer **Hyperparathyreoidismus *Typ IIb*** (Typ-IIa-Manifestationen plus mukokutanen Neurinomen und marfanoider Habitus) verantwortlich sind. Die Kombination der betroffenen Organe ist durch die bevorzugte Expression des RET-Protoonkogens in C-Zellen, Nebenschilddrüsengewebe und Nebennierenmark zu erklären.

Tab. 25 Symptome des Schilddrüsenkarzinoms

Solitärer Schilddrüsenknoten (ca. 50 %)	nur selten bereits klinischer Malignomverdacht • Neuauftreten < 14. Lj., > 65. Lj. • rasche Wachstumstendenz • Schmerzhaftigkeit • derber Tastbefund • Fixation, geringe Schluckverschieblichkeit
Multiple kleine Schilddrüsenknoten	• multilokulärer Befall bei medullärem Schilddrüsenkarzinom
(Grobschollig) verkalkter Schilddrüsenknoten	• medulläres Schilddrüsenkarzinom
Vergrößerte zervikale Lymphknoten	• auch ohne erkennbaren Primärtumor
Heiserkeit	• Infiltration und Parese des N. recurrens
Fernmetastasierung	• Rezidivtumoren, v. a. Skelettsystem
Pathologischer Laborwert	• Calcitoninerhöhung bei medullärem Schilddrüsenkarzinom
Genetische Veränderungen	• Nachweis einer Mutation im RET-Protoonkogen
Symptomloses Mikrokarzinom	• histologischer Zufallsbefund im Rahmen einer Operation aus anderem Grund

Die histologische Klassifikation der Schilddrüsentumoren (nach WHO) faßt Tabelle 24 zusammen.

1.6.3 Klinische Symptome

Das Schilddrüsenkarzinom weist meist keine spezifischen Frühsymptome auf. Die Symptome einer Struma und eines *Schilddrüsenknotens* sind im Iodmangelgebiet von geringer Spezifität. Sie verdienen jedoch bei Neuauftreten im Kindes- oder hohen Lebensalter besondere Beachtung. Jedoch liegen sie nur der Hälfte der diagnostizierten Schilddrüsenkarzinome zugrunde. Ein primär malignitätsverdächtiger Befund (Tab. 25) läßt sich nur in wenigen Fällen erheben. Ein hohes Verdachtsmoment stellt bei Struma nodosa das Vorliegen einer *Lymphknotenvergrößerung* oder *Rekurrensparese* (Heiserkeit) auf der Seite des Knotens dar.

Eine rasche *Größenprogredienz* zeigt lediglich das anaplastische Schilddrüsenkarzinom, differenzierte Schilddrüsenkarzinome wachsen langsam.

Bereits im klinisch asymptomatischen Stadium kann ein erhöhter *Calcitoninwert* oder der Nachweis eines *RET-Onkogens* das Vorliegen bzw. das zu erwartende Auftreten eines medullären Schilddrüsenkarzinoms anzeigen. Dies gilt nicht für die Thyreoglobulinbestimmung beim differenzierten Schilddrüsenkarzinom. Stark erhöhte Calcitoninspiegel können zu Diarrhöen führen.

Die ***Metastasierung*** erfolgt beim *papillären* Schilddrüsenkarzinomen meist in die benachbarten *Lymphstationen,* erst im fortgeschrittenen Stadium tritt eine pulmonale und hepatische Filiarisierung auf. *Follikuläre* Schilddrüsenkarzinome sind dagegen durch eine *hämatogene* Aussaat (Lunge, Knochen, Leber) gekennzeichnet. *Medulläre* Schilddrüsenkarzinome weisen einen *multilokalen* Befall und bei über der Hälfte der Patienten bei Diagnosestellung bereits *Lymphknotenmetastasen* auf.

1.6.4 Untersuchungsschema

1.6.4.1 Anamnese

- Familiäres Vorkommen von Schilddrüsenerkrankungen
  Schilddrüsentumoren, speziell: Histologischer Typ? Medulläres Schilddrüsenkarzinom? Andere endokrine Erkrankungen? Multiple endokrine Neoplasie? Bekannte familiäre Genmutation des RET-Protoonkogens?
- Risikofaktoren für das Auftreten eines Malignoms
  Bestrahlung im Halsbereich im Kindesalter (erheblich erhöhtes Risiko, auch wenn Jahrzehnte zurückliegend)
  Bekannte Autoimmunerkrankung (gering erhöhtes Risiko eines differenzierten Schilddrüsenkarzinoms bei Morbus Basedow, deutlich erhöhtes Risiko eines Schilddrüsenlymphoms bei Autoimmunthyreoiditis)?
  Manifestationen einer MEN IIa oder MEN IIb (medulläres Schilddrüsenkarzinom, Phäochromozytom, primärer Hyperparathyreoidismus, Neurinome)?
  RET-Onkogenträger (medulläres Schilddrüsenkarzinom)?
- Zeitpunkt des Struma- oder Knotenwachstums
  (Kindes-, hohes Lebensalter, Pubertät, Menopause, Schwangerschaft)
- Verlauf des Struma- und/oder Knotenwachstums
  (Befundkonstanz – langsame Wachstumstendenz – rasche Größenzunahme)
- Vorbehandlungen
  (medikamentöse Therapie, Operation, Radioiodtherapie)
- Symptome einer Schilddrüsenfunktionsstörung
  Beachte: Patienten mit uni-/multifokaler Autonomie können zum Zeitpunkt der Diagnose eine euthyreote, subklinisch hyperthyreote oder manifest hyperthyreote Stoffwechsellage aufweisen.

Bei der *Assoziation eines Malignoms mit einer Hyperthyreose* kommen in Frage:
- ein Schilddrüsenkarzinom bei Morbus Basedow oder Autonomie der Schilddrüse
- ein schwer erkennbares Schilddrüsenkarzinom in enger Nachbarschaftsbeziehung zu einem autonomen Adenom
- ein hoch differenziertes Schilddrüsenkarzinom oder dessen Metastasen, die die Hyperthyreose unterhalten (sehr selten)
- andere Tumoren, Malignome im Halsbereich (lokale Infiltration, Metastase).

1.6.4.2 Körperliche Untersuchung

- Inspektion und Palpation der Schilddrüse
  - Größe, Strumagrad, Halsumfang
  - Größe und Beschaffenheit des Knotens
    weich, derb, schluckverschieblich, schmerzhaft
  - Komplikationen
    Heiserkeit, Stridor, Einflußstauung
- Lymphknotenstatus
- Eindruck einer Euthyreose – Hyperthyreose – Hypothyreose
- allgemeine Untersuchung
  - Größe, Gewicht, Pulsfrequenz, Blutdruck, Reflexverhalten etc.
  - Besonderheiten
    z. B. Knoten in der Brust (gehäufte Assoziation von Schilddrüsen- und Mammaknoten)

1.6.4.3 Labormethoden

- Schilddrüsenfunktionsdiagnostik
  TSH, fT4, fT3 (T3)
  - Zum Beleg einer euthyreoten Stoffwechsellage genügt die TSH-Bestimmung.
  - Zur Überwachung der Behandlung mit Schilddrüsenhormonen bei Patienten mit Schilddrüsenkarzinom ist neben dem TSH, das supprimiert (< 0,03 ml/l) sein soll, das T3, das normal sein soll, am geeignetsten, da fT4 infolge Levothyroxineinnahme erhöht sein kann.
- Schilddrüsenautoantiköper
  ca. 10 % der Patienten mit Schilddrüsenkarzinom ⇒ Interferenz mit Tg-Bestimmung
- BKS
  starke Erhöhung ⇒ Hinweis auf Thyreoiditis de Quervain
- Tumormarker
  Wichtige *Tumormarker* sind Thyreoglobulin und Calcitonin. *Thyreoglobulin* (Tg) ist ein schilddrüsenspezifischer, jedoch kein tumorspezifischer Marker und eignet sich in hervorragender Weise für die Nachsorge des differenzierten Schilddrüsenkarzinoms nach vorhergehender Thyreoidektomie. *Calcitonin* besitzt eine hohe Sensitivität und Spezifität für das medulläre Schilddrüsenkarzinom. Es wird in der Primärdiagnostik, Verlaufskontrolle und im Rahmen von Screeninguntersuchungen von Risikopopulationen eingesetzt. Ein *genetischer Test* steht seit kurzem für das medulläre Schilddrüsenkarzinom zur Verfügung. Der Test kann für die Erkrankung pathogenetisch entscheidende Mutationen im RET-Protoonkogen nachweisen, ermöglicht eine präsymptomatische Diagnose und ist als Screeninguntersuchung von Risikopatienten geeignet.
  1. *Thyreoglobulin:*
     geeignet zur Verlaufskontrolle des differenzierten Schilddrüsenkarzinoms nach vorhergehender *totaler* Thyreoidektomie,
     hohe Sensitivität (95 %) und Spezifität in der Erkennung eines Tumorrezidivs, geringer Stellenwert in der präoperativen Tumordiagnostik
     Nach Thyreoidektomie ist Tg normalerweise nicht nachweisbar (< 1,6 ng/ml). Nachweisbares Tg oder Tg-Anstieg spricht für bestehendes Restschilddrüsengewebe bzw. Tumorrezidiv.
     Störanfälligkeit (insbesondere durch Thyreoglobulin-Ak, ca. 10 % der Patienten) ⇒ immer Überprüfung der Richtigkeit durch Bestimmung der *Wiederfindungsrate* (Zugabe einer definierten Tg-Menge) (RB: 70–130 %)
     Beachte: Thyreoglobulin-negative Tumoren sind das anaplastische SD-Karzinom und medulläre SD-Karzinom. Ein Thyreoglobulin-positiver, nicht radioiodspeichernder Tumor ist das onkozytäre SD-Karzinom.
  2. *Calcitonin:*
     indiziert bei:
     - Verdacht auf ein medulläres Schilddrüsenkarzinom und zur Verlaufskontrolle,
     - Manifestation einer multiplen endokrinen Neoplasie (MEN Typ IIa oder IIb, z. B. medulläres Schilddrüsenkarzinom, Phäochromozytom, primärer Hyperparathyreoidismus, Neurinome, marfanoider Habitus),
     - positiver Familienanamnese,
     - Nachweis einer Mutation im RET-Protoonkogen oder eines
     - Schilddrüsenknotens mit Verdacht auf das Vorliegen eines medullären Schilddrüsenkarzinoms (mehrere echoarme Knoten oder echoarme Knoten mit Verkalkungen).
     - bei Struma nodosa als präoperatives Screening
       Das Calcitonin-Screening aller Schilddrüsenknoten weist wegen der Seltenheit dieses Tumortyps eine Trefferquote von ca. 1 auf 1000 auf.

Beachte: Ein erhöhter Calcitoninspiegel spricht mit hoher Wahrscheinlichkeit für ein medulläres Schilddrüsenkarzinom. In geringem Umfange sind andere neuroendokrine Tumoren, insbesondere das Phäochromozytom zur Calcitoninbildung befähigt. Calcitonin kann bei Niereninsuffizienz stark erhöht sein.
RB: Frauen < 5 pg/ml , Männer < 10 pg/ml (laborinterne Referenzwerte).
Eine Steigerung der Sensitivität läßt sich durch Stimulation des Calcitonins mit Pentagastrin erzielen.
Pentagastrinstimulationstest:
Blutabnahmen zur Calcitoninbestimmung werden vor und jeweils 2, 3, 5 und 10 min nach einer Bolusinjektion (15 s) von 0,5 µg Pentagastrin/kg Körpergewicht durchgeführt. Von einigen Autoren wird eine kombinierte Stimulation mit Kalziumgluconat (2 mg Ca/kg Körpergewicht über 1 min i.v. unmittelbar vor der Pentagastrininjektion) bevorzugt. Unangenehme Nebenwirkungen des Testes sind Flush, Wärmegefühl, Übelkeit, Erbrechen. Bei Phäochromozytom sollte der Test wegen der Gefahr der Auslösung einer hypertensiven Krise nicht durchgeführt werden. Die Standardisierung erfolgt laborintern. RB: Frauen: < 56 pg/ml, Männer < 125 pg/ml.

3. *Carcinoembryonales Antigen* (CEA)
   indiziert bei Verdacht auf medulläres, *nicht* bei differenziertem Schilddrüsenkarzinom,
   weist gute Korrelation zur Tumorlast und überproportionalen Anstieg im Vergleich zum Calcitonin bei zunehmender Entdifferenzierung des Tumors auf.

- Genetische Untersuchung
  auf Mutationen des RET-Protoonkogens
  indiziert bei
  allen Patienten mit medullärem Schilddrüsenkarzinom zum Nachweis einer Keimbahnmutation und zur Erkennung einer vererbbaren Erkrankung,
  allen Familienangehörigen eines Indexpatienten mit medullärem Schilddrüsenkarzinom und nachgewiesener Keimbahnmutation oder positiver Familienanamnese,
  allen Patienten mit multipler endokriner Neoplasie Typ IIa oder IIb,
  Patienten mit Phäochromozytom vor allem bei bilateraler Manifestation.
  Der Nachweis eines Onkogens bedeutet ein nahezu 100%iges Erkrankungsrisiko im Laufe des Lebens ⇒ *präventive* Thyreoidektomie (ab dem 5.–6. Lj. bei MEN IIa und bereits ab dem 1. Lj. bei MEN IIb).
  Fehlender Nachweis einer bei deutschen Familien bekannten Mutation in Exon 10, 11, 13 oder 14 bzw. Exon 16 (MEN IIb) des RET-Protoonkogens
  ⇒ hochwahrscheinlicher Ausschluß einer hereditären Form eines medullären Schilddrüsenkarzinoms
  ⇒ weitergehende genetische Analyse nur bei positiver Familienanamnese
  ⇒ Verzicht auf weitere belastende Maßnahmen und Überwachung bei Familienangehörigen, die keine Träger des RET-Onkogens sind.
  Beachte: Aus Sicherheitsgründen wird eine Bestätigung des Befundes durch eine Wiederholungsanalyse aus einer zweiten unabhängigen Blutprobe gefordert.
  Durchführung:
  Nach Entnahme von ca. 5 ml EDTA-Blut aus einer peripheren Vene erfolgt der Postversandt in ein spezialisiertes Labor. Im Labor wird die genomische DNA aus den Blutlymphozyten extrahiert und werden die Genabschnitte des RET-Protoonkogens, die als Onkogene in der Familie bereits bekannt sind oder die häufig von Mutationen betroffen sind (Exon 10, Exon 11 und Exon 13, Exon 16 bei MEN IIb), mittels der Polymerasekettenreaktion amplifiziert. Das Vorliegen einer Mutation wird anschließend mit

einer geeigneten Technik (SSCP) untersucht.

- 24-Stunden-Urin auf Adrenalin und Noradrenalin bei
  medullärem Schilddrüsenkarzinom (Phäochromozytom im Rahmen einer multiplen endokrinen Neoplasie?)
  Beachte: Bei Vorliegen eines Phäochromozytoms muß vor der Schilddrüsenoperation nach entsprechender präoperativer Alphablockade zuerst dieser Tumor entfernt werden, da sonst intraoperative Blutdruckkrisen auftreten und das Leben des Patienten bedrohen können.
- Serumkalzium, intaktes Parathormon bei medullärem Schilddrüsenkarzinom (primärer Hyperparathyreoidismus im Rahmen einer multiplen endokrinen Neoplasie?)

1.6.4.4 Sonographie

Die Sonographie stellt eine sehr sensitive Methode zur Diagnose und Verlaufskontrolle von *Schilddrüsenknoten* dar und besitzt einen hohen Stellenwert in der *Nachsorge* des Schilddrüsenkarzinoms. Ihre Vorzüge beinhalten bei einer Auflösung im mm-Bereich eine objektive Größenbestimmung des Ausgangsbefundes, objektive Beurteilung der Größenentwicklung im Verlauf und frühzeitige Darstellung eines lokalen Tumorrezidivs nach Thyreoidektomie. Eine Differenzierung benigner und maligner Schilddrüsenknoten ist nicht möglich. Die Sonographie ermöglicht eine Darstellung vergrößerter Lymphknoten im Halsbereich.

- Bestimmung des Schilddrüsenvolumens
  Nachweis von Restgewebe nach Thyreoidektomie
- Beurteilung des Echomusters
  homogen – inhomogen,
  echonormal – echoarm
- Beschreibung und bildliche Dokumentation eines Schilddrüsenknotens
  - Lage des Knotens
    Beachte: substernal eintauchende kalte Knoten können übersehen werden (Schallkopf kippen!).
  - Größenbestimmung in 3 Ebenen
  - Beschaffenheit des Knotens
    solide – zystisch
    solide mit zentralen regressiven zystischen Veränderungen (häufig bei autonomen Adenomen)
    scharf abgegrenzt – unscharf abgegrenzt,
    echoreich – echoarm – echokomplex
    ohne – mit Randsaum
    ohne – mit Verkalkungen
    echoarmer Knoten ⇒ hohe Sensitivität, geringe Spezifität für Schilddrüsenkarzinom
    echoarmer, (grobschollig) verkalkter Knoten, mehrere echoarme Knoten ⇒ Verdacht auf medulläres Schilddrüsenkarzinom (⇒ Calcitoninbestimmung)
- Durchblutungsverhalten des Knotens (farbkodierte Dopplersonographie)
  keine zuverlässige Artdiagnose und keine Funktionsdiagnose möglich
  verstärkte Vaskularisation des echoarmen Randsaumes bei warmen und kalten Knoten
  verstärkte zentrale Durchblutung häufig bei autonomen Adenomen, jedoch auch bei follikulären Neoplasien
- Nachweis vergrößerter Halslymphknoten
  Beachte: Lymphknotenmetastasen können eine mögliche Primärmanifestation des Schilddrüsenkarzinoms bei noch nicht nachweisbarem Primärtumor darstellen.

Sonographische Hinweise auf ein Malignom sind eine Echoarmut des Knotens, unscharfe Randbegrenzung, Mikro- oder Makroverkalkungen und die Vergrößerung der ipsilateralen Halslymphknoten. Eher für einen benignen Knoten sprechen eine hohe Echodichte, ein echoarmer Randsaum und zystische Degenerationen.

1.6.4.5 Szintigraphie

Die Szintigraphie ermöglicht an Hand der Technetiumaufnahme eine Differenzierung zwischen sog. mehrspeichernden *warmen* Knoten und nicht speichernden *kalten* Knoten. Wichtig ist eine genaue Korrelation des sonographischen und szintigraphischen Befundes, da nicht selten warme und kalte Knoten in enger Nachbarschaftsbeziehung zueinander auftreten und in diesem Falle szintigraphisch als singulärer heißer Knoten imponieren können.

- Beurteilung des Technetium-Uptakes
- Beurteilung der Aktivitätsverteilung
  Warme Knoten ⇒ Hyperthyreoserisiko in Abhängigkeit von ihrer Größe und Aktivität *(s. Hyperthyreose, S. 29)*
  kalte Knoten ⇒ vergleichsweise erhöhtes Malignitätsrisiko, wenn auch überwiegend gutartiger Natur.

Malignitätsrisiko:
- echoarmer szintigraphischer kalter Knoten > 6 %
- warmer Knoten < 1 %

Beachte: Zur Darstellung retrosternaler Strumaanteile ist die ^{123}Iod-Szintigraphie geeigneter als die übliche Technetiumszintigraphie *(s. Struma, S. 7)*. Retrosternale Strumen mit kalten Knoten weisen ein hohes Entartungsrisiko auf.

1.6.4.6 Radioiodganzkörperszintigraphie

Die Radioiodszintigraphie macht sich die *aktive Iodanreicherung* von Schilddrüsengewebe zunutze und eignet sich in hervorragender Weise zur Quantifizierung des verbliebenen Restgewebes nach einer vorausgegangenen Thyreoidektomie und dem Nachweis von lokoregionalen Filiae und Fernmetastasen. Wichtig ist, daß sich das Verhalten des malignen Gewebes unter einer *hohen TSH-Stimulation* nach Entfernung der normalen Schilddrüse ändert und die vormals nichtspeichernden kalten Tumoren postoperativ eine Radioiodspeicherung zeigen.

- Nachweis von Restgewebe nach Thyreoidektomie wegen eines differenzierten Schilddrüsenkarzinoms
- Erkennung einer lokalen Metastasierung
- Erkennung einer Fernmetastasierung
- therapeutische Ablation von Tumorgewebe *(s. Radioiodtherapie, S. 94)*.

Zur Durchführung *s. Radioiodtherapie, S. 95.*

1.6.4.7 Feinnadelpunktion

Die Feinnadelpunktion mit Gewinnung einer *Aspirationszytologie* stellt das wichtigste diagnostische Instrument zur *Differenzierung* eines malignen und benignen Schilddrüsenknotens dar. Die dadurch erreichte Präselektion kann vielen Patienten eine Schilddrüsenoperation ersparen. Generell sollten alle szintigraphisch kalten Schilddrüsenknoten ab einer Größe von 1 cm einer Feinnadelpunktion unterzogen werden. Bei Gewinnung von ausreichend Zellmaterial (ggf. muß die Punktion wiederholt werden) und Beurteilung durch einen erfahrenen Pathologen wird eine hohe Treffsicherheit erreicht. Die Sensitivität liegt im Bereich von 90 %, die Spezifität bei 95 %. Wichtig ist die Mitteilung klinisch relevanter Befunde und einer thyreostatischen Therapie (die zu Zellveränderungen führen kann) an den beurteilenden Zytologen.

Indiziert bei:
- Knoten mit rascher Wachstumstendenz
- klinisch suspektem Knoten
- echoarmem Knoten > 1 cm szintigraphisch kaltem Knoten
- großem kalten Knoten in einer ansonsten unauffälligen Schilddrüse
- Knoten bei Vorliegen von Risikofaktoren (nach Bestrahlung wegen eines zervikalen Lymphoms)

- geplanter Operation eines kalten Knotens (zur Planung des operativen Vorgehens)
- Verdacht auf Lymphom bei Autoimmunthyreoiditis
- Differentialdiagnose Thyreoiditis – Malignom
- Abszeß zum Erregernachweis
- eingebluteter Zyste zur zytologischen Untersuchung und akuten Entlastung
- evtl. suspektem Lymphknoten

Kontraindiziert ist die Feinnadelpunktion bei ausgeprägter hämorrhagischer Diathese.

Beachte: Eine Feinnadelbiopsie bringt gegenüber der üblichen Feinnadelaspiration keine wesentliche Verbesserung der Aussagekraft und ist mit einer höheren Nebenwirkungsrate (Blutungsrisiko, Verschleppung von Karzinomzellen) behaftet.

Zur Durchführung *s. Feinnadelpunktion, Kapitel 5.5, S. 174.*

Komplikationen wie Schmerzhaftigkeit, Blutungen, Nekrose des Knotens, passagere Rekurrensparese oder vagale Bradykardien treten sehr selten auf. Das Infektionsrisiko ist gering, das Risiko der Verschleppung von Tumorzellen minimal (nur einzelne berichtete Fälle weltweit).

Die zytologische Beurteilung erfaßt den Hintergrund, die Zellzahl, die Zellanordnung und die Zellmorphologie und kommt zu den Aussagen

- positiv (sicheres Malignom)
- weiter abklärungsbedürftig (Histologie erforderlich)
- negativ (keine Hinweise auf ein Malignom)
- nicht verwertbar (Wiederholung der Punktion).

1.6.4.8 Ergänzende Untersuchungen

(s. Struma, S. 7)

- HNO-ärztliche Untersuchung (Funktionsprüfung der Nn. recurrentes)
- Thoraxröntgenaufnahme (Beurteilung der Trachea. Substernale Struma? Pulmonale Metastasierung?)
- Trachea-Saug- und Preßversuch (Tracheomalazie?)
- Lungenfunktion (Funktionell wirksame Trachealstenose?)
- Computertomographie des Thorax (Retrosternale Struma? Cave: Kontrastmittelgabe!)
- Ösophagusbreischluck (Verlagerung des Ösophagus? Differentialdiagnose eines Ösophaguskarzinoms.)
- Endosonographie (Lokalisationsdiagnostik mediastinaler Lymphknoten bei medullärem Schilddrüsenkarzinom)
- $^{Tc\text{-}99m}$MIBI-Szintigraphie (Darstellung nicht radioiodspeichernder Tumortypen)
- Positronenemissionstomographie (PET) (Darstellung nichtradioiodspeichernder Herde bei Schilddrüsenmalignomen)
- Stufenkatheterisierung mit Calcitoninbestimmung (in Einzelfällen zur Lokalisationsdiagnostik bei metastasiertem medullären Schilddrüsenkarzinom)

1.6.5 Diagnose

Die diagnostische Herausforderung bei Schilddrüsentumoren besteht darin, das seltene Malignom von den sehr häufigen gutartigen Läsionen zu differenzieren. Ein mehr oder weniger großer Knoten läßt sich im Rahmen einer körperlichen Untersuchung oder einer sonographischen Untersuchung der Schilddrüse bei jedem 5. Patienten in Deutschland nachweisen.

Anamnestische Angaben und der körperliche Untersuchungsbefund sind wichtig, jedoch im Frühstadium meist nicht weiterführend. Die klinische Verdachtsdiagnose eines Schilddrüsenmalignoms wird auf Grund einer bekannten *Familienanamnese* (nur beim medullären Schilddrüsenkarzinom), eines Neuauftretens eines Schilddrüsenknotens in *jungem oder hohem Alter,* eines *klinisch suspekten,* rasch wachsenden derben Knotens im Halsbereich (anaplastisches Schilddrüsenkarzinom), der *Wachstumstendenz* eines vorbekannten Schilddrüsenknotens, des *Tastbefunds* eines derben, schmerzhaften oder wenig verschieblichen Knotens, *vergrößerter Halslymphknoten* oder einer auffälligen *Heiserkeit* infolge Infiltration des N. recurrens zu stellen sein.

Stadieneinteilung der Schilddrüsenkarzinome:

T1	< 1 cm
T2	1–4 cm
T3	> 4 cm
T4	Kapseldurchbruch

Die *Sonographie* kann eine *Schilddrüsenzyste* von einem soliden Knoten abgrenzen. Das sonographische Kriterium der Echoarmut und die szintigraphische Beurteilung seines *Speicherungsverhaltens* (kalter Knoten) erlauben eine Präselektion bei ansonsten sehr geringer Wahrscheinlichkeit eines Malignoms. Die Spezifität der Methoden zum Nachweis eines malignen Tumors ist jedoch gering. Lediglich eine unscharfe Abgrenzbarkeit, der Nachweis von vergrößerten Halslymphknoten oder der Befund einer oder mehrerer *grobschollig verkalkter,* echoarmer Knoten (medulläres Schilddrüsenkarzinom) ergeben einen hohen Malignomverdacht. Eine sonographisch dokumentierte *Größenabnahme* des Knotens unter medikamentöser Therapie kann ein Schilddrüsenkarzinom nicht sicher ausschließen.

Eine entscheidende Bedeutung zur Dignitätsbeurteilung kommt der sonographisch kontrollierten ***Feinnadelpunktion*** des Knotens mit Gewinnung einer Aspirationszytologie zu. Der Einsatz dieser nebenwirkungsarmen Methode wird prinzipiell bei allen *echoarmen, kalten Schilddrüsenknoten* ab einer Größe von 1 cm empfohlen. Bei kleineren Läsionen erscheint zunächst eine sonographische *Verlaufsbeobachtung* nach 3, 6 und 12 Monaten und

Tab. 26 Klinische TNM-Klassifikation der Schilddrüsenkarzinome (nach UICC 1987)

T: Primärtumor	
TX	Primärtumor kann nicht beurteilt werden
T0	Kein Anhalt für Primärtumor
T1	Tumor 1 cm oder weniger in größter Ausdehnung, begrenzt auf Schilddrüse
T2	Tumor mehr als 1 cm, aber nicht mehr als 4 cm in größter Ausdehnung, begrenzt auf Schilddrüse
T3	Tumor mehr als 4 cm in größter Ausdehnung, begrenzt auf Schilddrüse
T4	Tumor jeder Größe mit Ausbreitung jenseits der Schilddrüse
Jede T-Kategorie kann weiter unterteilt werden in	
a	solitärer Tumor
b	multifokaler Tumor (der größte Tumor ist für die Klassifikation bestimmend)
N : Regionäre Lymphknoten	
NX	Regionäre Lymphknoten können nicht beurteilt werden
NO	Kein Anhalt für regionäre Lymphknotenmetastasen
N1	Regionäre Lymphknotenmetastasen
N1a	Metastasen in ipsilateralen Halslymphknoten
N1b	Metastasen in bilateralen, in der Mittellinie gelegenen oder kontralateralen Halslymphknoten oder in mediastinalen Lymphknoten
M: Fernmetastasen	
MX	Das Vorliegen von Fernmetastasen kann nicht beurteilt werden
MO	Keine Fernmetastasen
M 1	Fernmetastasen

Pul: Lunge, MAR: Knochenmark, OSS: Knochen, HEP: Leber, PLE: Pleura, PER: Peritoneum, BRA: Hirn, SKI: Haut, LYM: Lymphknoten, OTH: Andere Organe

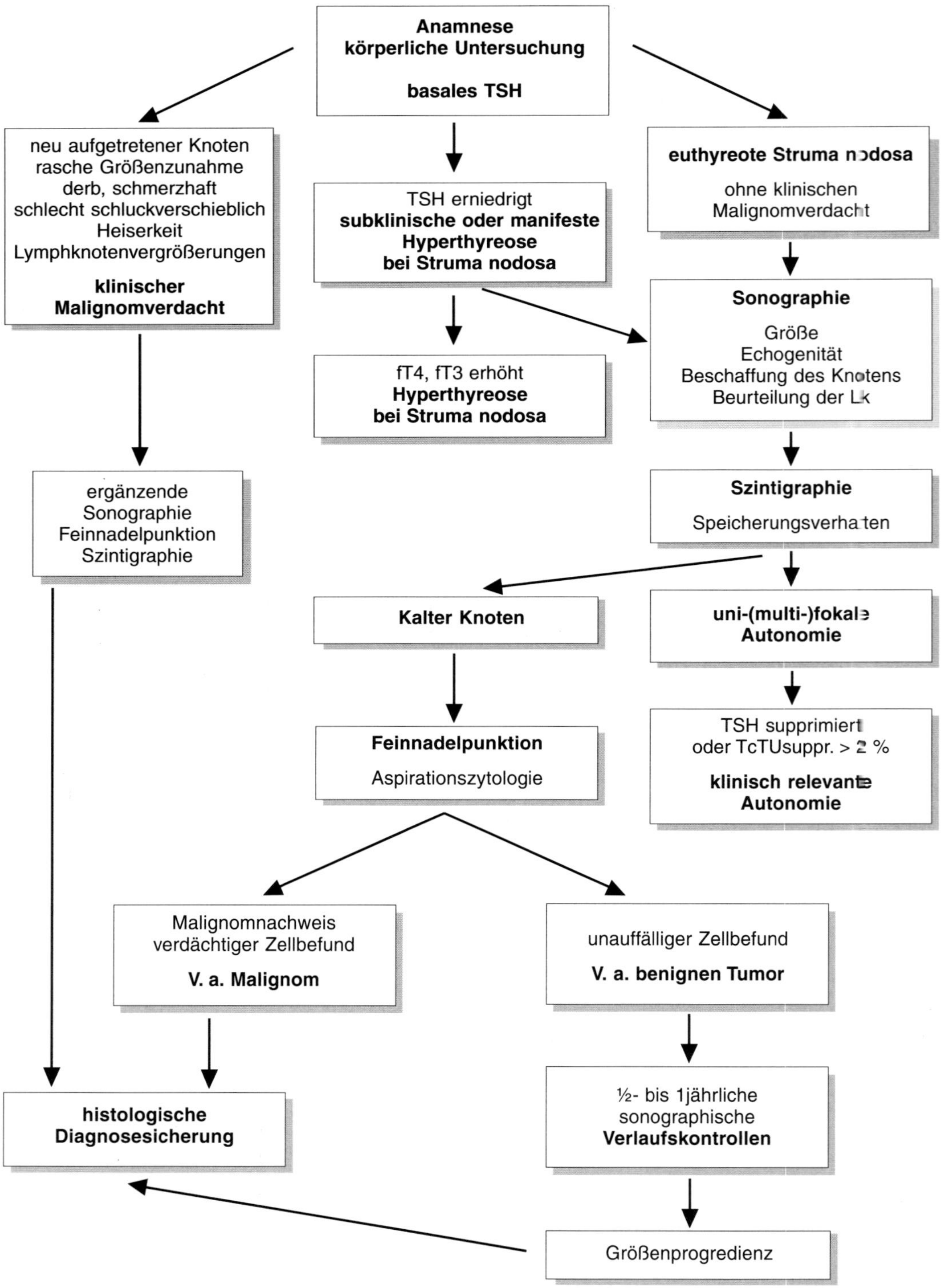

Abb. 16 Diagnostisches Vorgehen bei Schilddrüsenknoten

bei Befundkonstanz in jährlichen Abständen ausreichend, zumal die Prognose eines kleinen differenzierten Schilddrüsenkarzinoms durch die Zeitverzögerung von ½ Jahr nicht verschlechtert wird. Bei Nachweis eines szintigraphisch *heißen Knotens* (unilokaler Autonomie) besteht ein sehr geringes Malignomrisiko, und eine Feinnadelpunktion wird nur bei zusätzlichen Verdachtsmomenten notwendig sein. Wichtig ist eine *Korrelation* des sonographischen und szintigraphischen Befundes, da nicht selten kalte Knoten in enger Nachbarschaft zu einer fokalen Autonomie vorkommen.

Abbildung 16 faßt das diagnostische Vorgehen bei **Schilddrüsenknoten** zusammen.

Klinisch inapparente, hochdifferenzierte, papilläre *Mikrokarzinome* scheinen ein relativ häufiger Befund zu sein. Die Diagnose eines *asymptomatischen Schilddrüsenkarzinoms* wird oft als pathohistologische Zufallsdiagnose im Rahmen einer Schilddrüsenoperation aus anderem Anlaß gestellt. Während die zytologische und histologische Diagnose eines papillären Schilddrüsenkarzinoms keine Schwierigkeiten bereitet, ist die Unterscheidung eines gekapselten *follikulären Schilddrüsenkarzinoms* von einem benignen *follikulären Adenom,* die auch unter dem Sammelbegriff der **follikulären Neoplasie** zusammengefaßt werden, zytologisch nicht möglich und histologisch schwierig. Sie ist nur durch Nachweis eines Kapsel- oder Gefäßeinbruchs und nicht an Hand der Zellmorphologie zu stellen. Dies schränkt auch die diagnostische Aussagekraft eines intraoperativen Schnellschnittes ein.

Wichtig ist es, die Primärmanifestation eines Schilddrüsenkarzinoms mit zervikalen ***Lymphknoten*** ohne erkennbaren pathologischen Schilddrüsenbefund zu kennen. Von Seiten des Pathologen kann bei Vorliegen von Lymphknotenmetastasen oder Fernmetastasen die Zuordnung zu einem Schilddrüsenkarzinom durch *immunhistochemischen* Nachweis von Thyreoglobulin oder Calcitonin getroffen werden.

Zur Verlaufskontrolle und Früherkennung eines *Tumorrezidivs* ist die Bestimmung von *Thyreoglobulin* bei differenziertem Schilddrüsenkarzinom nach vorhergehender Thyreoidektomie hervorragend geeignet. In der Primärdiagnose eines Schilddrüsenkarzinoms ist dieser Marker wenig hilfreich.

Die Primärdiagnostik und Nachsorge des **medullären Schilddrüsenkarzinoms** kann sich auf die Bestimmung des Calci-

Tab. 27 Pathohistologische Einteilung der Schilddrüsenkarzinome

Geringer Malignitätsgrad		
papillär	50–80 % (bei Iodmangel seltener)	multilokuläre Verteilung, lymphogene Ausbreitung, 50 % Lk-Befall bei Diagnosestellung
follikulär	20–40 % (bei Iodmangel häufiger)	abgekapselt (DD Adenom schwierig) – invasiv Sonderfall: onkozytär (Huerthle-Zellkarzinom) hämatog. Aussaat (Knochen, Lunge, Leber, Hirn)
medullär	4–10 % (davon 10–20 % familiär)	von C-Zellen ausgehend, multifokal, Lk-Befall Diarrhöen (bei stark erhöhtem Calcitonin)
Hoher Malignitätsgrad		
anaplastisch	ca. 2 %	rasche Progression

tonins als sensitiven und spezifischen Marker stützen. Sie wird bei erhöhtem Verdacht auf das Vorliegen eines medullären Schilddrüsenkarzinoms (positive Familienanamnese, Nachweis eines verkalkten, echoarmen Schilddrüsenknotens oder multipler echoarmer Läsionen) und bei Vorliegen einer multiplen endokrinen Neoplasie empfohlen. Die Differenzierung einer *hereditären* (ca. 20 %) von einer sporadischen Form eines medullären Schilddrüsenkarzinoms gelingt durch Einsatz einer *genetischen Untersuchung* auf Mutationen im RET-Protoonkogen. Diese Untersuchung ermöglicht eine genetische *Frühdiagnose* der Erkrankung bei Familienangehörigen von Patienten mit diesem Tumortyp mit der therapeutischen Option der Heilung des Malignoms durch eine frühzeitige, *präventive* Thyreoidektomie bereits im Kindesalter.

1.6.6 Differentialdiagnose

Schilddrüsenknoten sind von *anderen Tumoren* im Halsbereich (z. B. branchiogener Halszyste, infiltrierendem Ösophaguskarzinom) abzugrenzen. Die Sonographie erlaubt eine gute Darstellung der anatomischen Beziehungen.

Metastasen anderer Tumoren in die Schilddrüse sind selten und können durch Feinnadelpunktion als nicht thyreoidalen Ursprungs abgegrenzt werden.

Eine *Thyreoiditis* kann auf Grund der raschen Entstehung eines schmerzhaften derben Knotens einen Malignomverdacht erwecken. Klinisch unterscheidet sie sich durch einen wechselnden, ausstrahlenden Schmerzcharakter, wandernde Lokalisation der Knoten und starke BKS-Erhöhung. Die Diagnose der Thyreoiditis kann zytologisch durch Nachweis von Riesenzellen gestellt werden.

Akut aufgetretene schmerzhafte Schilddrüsenknoten können Ausdruck einer spontanen Einblutung in den Schilddrüsenknoten sein, Lokalschmerzen nach einem Trauma sind anamnestisch zuzuordnen und sonographisch weiter einzugrenzen.

Auch die sehr derbe fibrös-invasive Riedel-Struma ist in die Differentialdiagnose eines Malignoms einzubeziehen (*s. Thyreoiditis, S. 75*). Sie geht teilweise mit einer Hypothyreose einher und tritt in Assoziation mit einem Morbus Ormond auf.

1.6.7 Therapie

1.6.7.1 Therapie des Schilddrüsenknotens

Die konservative Therapie eines Schilddrüsenknotens ist im allgemeinen wenig erfolgversprechend. Dennoch muß bei weitem nicht jeder Knoten chirurgisch entfernt werden. Kriterien, die eine operative Entfernung rechtfertigen, sind durch den Knoten hervorgerufene lokale Beschwerden und ein Malignomverdacht. Wichtig ist, soweit nicht auf Grund einer subklinischen oder manifesten Hyperthyreose kontraindiziert, der Ausgleich eines Iodmangels als *präventive* Langzeitmaßnahme zur Verhütung der Entstehung weiterer Knoten.

- Kleines (< 1cm) sonographisch nachgewiesenes echoarmes Areal der Schilddrüse ohne tastbaren Knoten
  ⇒ Iodidtherapie (200 µg/d) und sonographische Verlaufsbeurteilung nach 3 bis 6 und 12 Monaten, anschließend in jährlichen Abständen
- kleiner echoarmer oder echoreicher, szintigraphisch kalter Knoten (1–2 cm) Vorgehen in Abhängigkeit des Ergebnisses der Feinnadelpunktion (FNP)
  FNP benigne ⇒ Iodidtherapie (200 µg/d), halb- bis einjährliche Verlaufskontrollen
  FNP nicht aussagekräftig oder zu wenig Material ⇒ FNP wiederholen
  FNP follikuläre Neoplasie ⇒ Operation zur histologischen Klärung

FNP malignitätsverdächtig ⇒ Operation zur histologischen Klärung
- großer echoarmer szintigraphisch kalter Knoten > 3 cm
  generelle Empfehlung zur frühzeitigen operativen Sanierung
  (Einflußfaktoren: Feinnadelpunktion, Beschwerden, Alter des Patienten)
- szintigraphisch heiße(r) Knoten
  euthyreote Stoffwechsellage ⇒ Verlaufsbeobachtung
  subklinische Hyperthyreose ⇒ Radioiodtherapie
  manifeste Hyperthyreose ⇒ Radioiodtherapie nach medikamentöser Vorbehandlung
  bei großem Knoten > 4–5 cm oder großer Struma > 60 ml ⇒ eher Operation
- klinisch suspekter Knoten
  FNP positiv ⇒ Operation
  FNP negativ ⇒ Operation
- Schilddrüsenknoten in ansonsten normaler Schilddrüse
  FNP, enge Verlaufsbeobachtung und großzügige Entscheidung zur Operation
- Schilddrüsenknoten bei anamnestisch erhöhtem Malignomverdacht
  FNP, enge Verlaufsbeobachtung und großzügige Entscheidung zur Operation
- Neuaufgetretener Schilddrüsenknoten im Kindesalter oder hohen Lebensalter
  ⇒ FNP, generelle Empfehlung zur chirurgischen Entfernung und histologischen Untersuchung
- Struma multinodosa mit szintigraphisch warmen und kalten Knoten
  Therapie der 1. Wahl ⇒ Operation (präoperative Feinnadelpunktion kalter Knoten)
  bei kleinen kalten Arealen ⇒ Radioiodtherapie und Beobachten des kalten Knotens möglich

Prävention benigner Schilddrüsenknoten

Schilddrüsenknoten lassen sich wirksam durch eine Iodidprophylaxe mit 200 µg Iodid/d verhindern, wie die Erfahrungen zahlreicher Länder mit gesetzlicher Iodsalzprophylaxe gezeigt haben
(s. Strumaprophylaxe, S. 105).

Medikamentöse Therapie

Die Therapie entspricht im wesentlichen der Behandlung der Struma (*s. dort*). Die Wirksamkeit bezüglich einer Größenabnahme des Knotens ist geringer als der Behandlungseffekt auf die Struma.

- Levothyroxin
  Im Gegensatz zur Strumatherapie, bei der eine TSH-suppressive Therapie mit Schilddrüsenhormonen nicht indiziert ist, wird von einigen Autoren eine zeitlich befristete (auf ½ bis 1 Jahr) TSH-suppressive Einstellung mit Levothyroxin zur Maximaltherapie des Knotens vorgeschlagen. Unter dieser Therapie wurde eine sonographisch meßbare Größenabnahme bei ca. 20–40 % der benignen Schilddrüsenknoten gesehen, die bei kleinen Knoten bis zu 50 % betrug. Daten zum Langzeitverlauf und zur weiteren Entwicklung der Knoten nach Beendigung dieser intensivierten Therapie liegen jedoch bisher nicht vor.
- Iodidtherapie
  Die Gabe von Iodid (200 µg/d) erscheint im kurzzeitigen Verlauf auf die Knotengröße weniger wirksam als die Levothyroxinanwendung, zumal ein hoher Prozentsatz der Knoten die Fähigkeit der Iodaufnahme verloren hat. Sie stellt jedoch die entscheidende kausale Langzeittherapie zur Verhütung der Entstehung weiterer Knoten dar.
- Kombination von Iodid und Levothyroxin könnte die Vorteile der beiden Therapieprinzipien vereinigen, obwohl bisher gesicherte Daten dazu nicht vorliegen.

Sklerosierung von Schilddrüsenknoten

Die Verödung von Schilddrüsenknoten durch Injektion von reinem *Alkohol* ist grundsätzlich möglich. Der zu erwartende Behandlungserfolg nimmt mit einer Knotengröße über 15 ml deutlich ab und tritt wie bei der Radioiodtherapie verzögert ein. Das Verfahren muß sich jedoch bei der Autonomie der Schilddrüse an der hohen Wirksamkeit und den äußerst geringen Nebenwirkungen der Radioiodtherapie messen lassen. Entscheidender Nachteil bei kalten Knoten ist die fehlende histologische Beurteilung, so daß aus diesem Grunde die Operation mit Sicherung der histologischen Diagnose vorzuziehen ist. Am besten geeignet für eine Sklerosierungstherapie erscheinen noch rezidivierende Zysten.

Indikation

- Unifokale Autonomie der Schilddrüse mit Hyperthyreose und schlechtem Allgemeinzustand des Patienten, wenn weder eine Operation noch eine Radioiodtherapie zumutbar erscheinen.
- rezidivierende Schilddrüsenzyste
  Beachte: Weit dorsal gelegene Knoten sind für diese Methode wegen einer potentiellen Gefährdung des Stimmbandnerven weniger geeignet.

Durchführung

Unter sonographischer Kontrolle erfolgt durch einen erfahrenen Kollegen die Injektion von 98%igem Alkohol (1–8 ml je nach Größe) in den Strumaknoten. Eine einmalige Injektion ist nur im Falle einer Zyste ausreichend, ansonsten sind *mehrmalige* Behandlungen in wöchentlichen Abständen erforderlich.

Wirksamkeit

Euthyreoserate bei unifokaler Autonomie und vorbestehender manifester Hyperthyreose ca. 40 % nach 3 Monaten und ca. 65 % nach 12 Monaten.

Nebenwirkungen

- Schmerzen (ca. 90 %, unerträglich ca. 5 %)
- Temperaturanstieg (ca. 8 %)
- Hämatome (ca. 4 %)
- Heiserkeit, passagere oder permanente Rekurrensparese (ca. 1–4 %)
- Jugularvenenthrombose (< 1 %)

Radioiodtherapie bei Struma nodosa

- Nur geeignet für sog. heiße(n) Knoten (unifokale oder multifokale Autonomie der Schilddrüse)
  (s. Hyperthyreose, S. 42).

Operation bei Struma nodosa

(s. Struma, S. 16)

Bevorzugte Indikation:

- große Struma nodosa
- mechanische Komplikationen
- Malignomverdacht

1.6.7.2 Therapie des Schilddrüsenkarzinoms

Zur Behandlung des Schilddrüsenkarzinoms stehen hervorragende Therapiemöglichkeiten zur Verfügung. Die *Heilungschancen* sind weitaus günstiger als bei anderen epithelialen Karzinomen, und die Prognose der Patienten ist in den allermeisten Fällen als sehr gut einzustufen. Wichtig ist eine enge interdisziplinäre Kooperation von Hausarzt, Endokrinologen, Chirurg und Nuklearmediziner.

Die wesentlichen Säulen der Therapie des Schilddrüsenkarzinoms (Abb. 17) sind

- *totale Thyreoidektomie* als Primärmaßnahme
- *Radioiodtherapie* als anschließende Maßnahme zur Ablation von Restgewebe
- *TSH-suppressive Levothyroxintherapie* zur Unterdrückung eines erneuten Tumorwachstums
- *ergänzende Therapieverfahren* mit eingeschränkter Indikation: perkutane Radiatio, Chemotherapie.

Die primäre Therapiemaßnahme stellt in jedem Falle der chirurgische Eingriff dar,

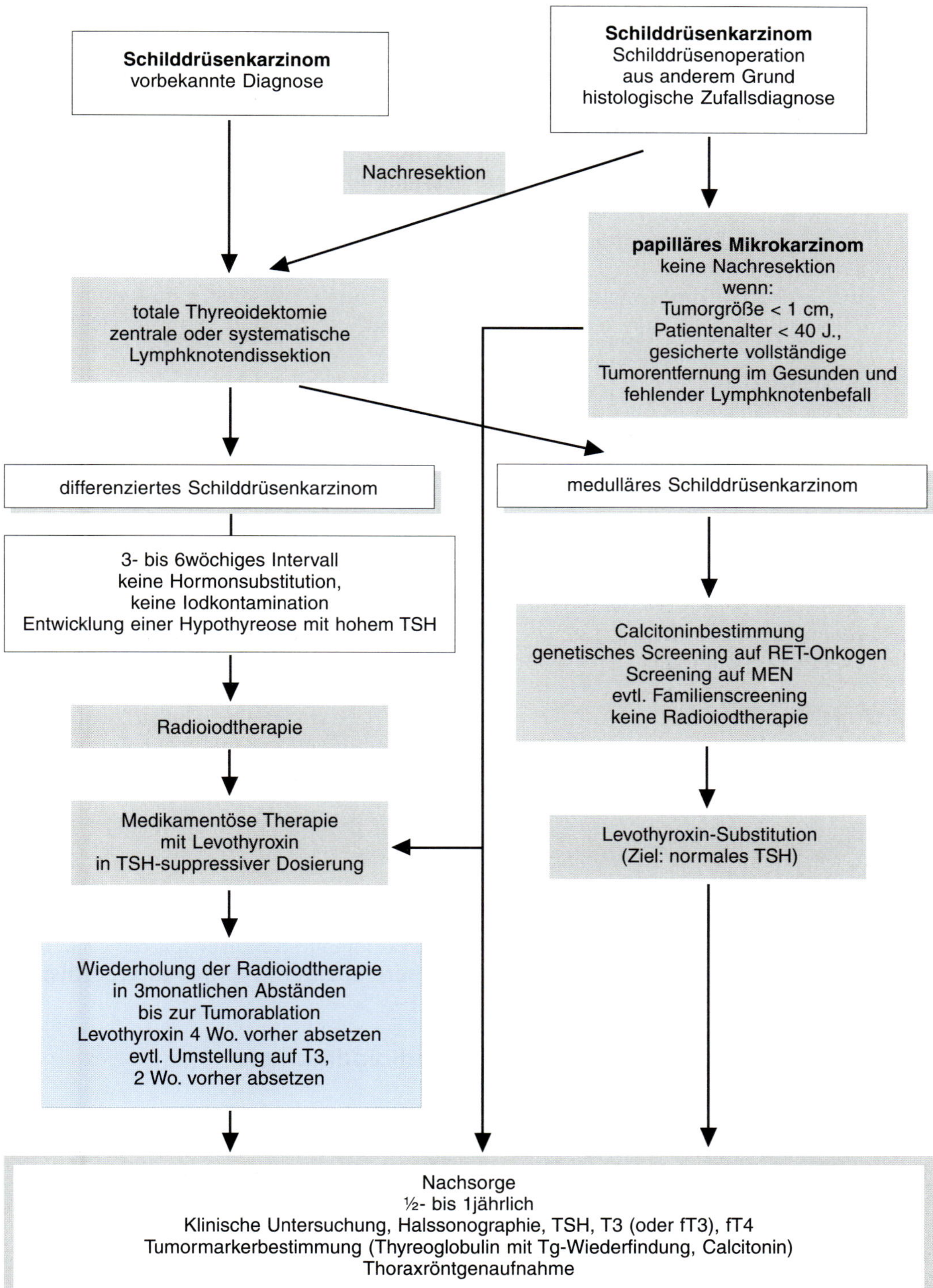

Abb. 17 Therapeutisches Vorgehen bei Schilddrüsenkarzinom

der im Regelfalle mit Ausnahme des papillären Mikrokarzinoms eine totale Thyreoidektomie beinhaltet. An die Thyreoidektomie schließt sich bei Patienten mit differenziertem Schilddrüsenkarzinom im Abstand von 4–6 Wochen eine Radioiodtherapie zur Ablation von noch verbliebenen Geweberesten an. Die medikamentöse Therapie mit Levothyroxin dient der hormonellen Substitution und der Unterdrükkung eines erneuten Tumorwachstums. Sie wird individuell in TSH-suppressiver Dosierung eingestellt (Ausnahme: medulläres Schilddrüsenkarzinom).

Eine *Chemotherapie* ist bei differenziertem Schilddrüsenkarzinom bei den zur Verfügung stehenden sehr effektiven Therapieverfahren (Operation, Radioiodtherapie, Levothyroxintherapie) und der sehr guten Prognose der Erkrankung primär nicht indiziert. Sie kommt nur in Ausnahmefällen in Betracht. Die *perkutane Nachbestrahlung* beschränkt sich auf entdifferenzierte bzw. ausgedehnte Tumoren.

Chirurgische Therapie des Schilddrüsenkarzinoms

Indikation

- Nachgewiesenes Schilddrüsenmalignom
- Verdacht auf ein Schilddrüsenmalignom

Durchführung

- Der Eingriff wird als *totale Thyreoidektomie* durchgeführt.
- Gleichzeitig erfolgt eine *zentrale Lymphadenektomie* (der perithyreoidalen, prälaryngealen, und prätrachealen Lymphknoten), die ggf. bei lokoregionalem Lymphknotenbefall auf die zervikolateralen und oberen mediastinalen Kompartimente auf der Tumorseite oder beiden Seiten erweitert wird oder bei Bedarf als zervikoviszerale Operation durchgeführt wird.
- Bei *Zufallsbefund* eines Malignoms im Rahmen der histologischen Aufarbeitung eines Schilddrüsenknotens ist eine Nachresektion erforderlich.
- Eine Ausnahme stellt das papilläre Mikrokarzinom (< 1 cm, pT1, N0, M0) bei jüngeren Patienten (< 40 Jahre) dar. In diesem Falle ist wegen der sehr günstigen Prognose eine Hemithyreoidektomie oder Lobektomie auf der Primärtumorseite mit Isthmusresektion und ggf. Ausräumung regionaler Lymphknoten ausreichend bzw. kann bei postoperativem histologischem Zufallsbefund, falls der Tumor vollständig im Gesunden reseziert wurde und keine Absiedlungen bestehen, auf eine Nachresektion verzichtet werden (Abb. 17).
- Beim anaplastischen Karzinom kommt es entscheidend auf die Radikalität und vollständige chirurgische Tumorentfernung an, da keine Möglichkeit einer Radioiodtherapie besteht.
- Bei medullärem Schilddrüsenkarzinom wird eine extrakapsuläre totale Thyreoidektomie mit bilateraler modifizierter Neck-Dissektion (obligate Entfernung der zentralen Lymphknoten und beidseitige systematische Dissektion der lateralen Halslymphknoten, bedarfsweise Ausdehnung auf die mediastinalen Lymphknoten) durchgeführt.

Nebenwirkungen (s. Struma, S. 17)

Bei totaler Thyreoidektomie ist die Nebenwirkungsrate höher als bei einer subtotalen Strumaresektion.

- Permanente Rekurrensparese ca. 2 %
- permanenter Hypoparathyreoidismus 1–3 %

Radioiodtherapie

Indikation

- Ablation von Schilddrüsenrestgewebe nach Thyreoidektomie
- Therapie von lokalen oder Fernmetastasen
  Beachte: Kleine disseminierte Lungenmetastasen werden teilweise im Röntgenbild nicht erkannt und erst bei der Radioiodtherapie sichtbar.

Keine Indikation

- Zustand nach Hemithyreoidektomie bei papillärem Mikrokarzinom
- nicht radioiodspeichernde Tumoren: onkozytäre Schilddrüsenkarzinome, entdifferenzierte anaplastische Schilddrüsenkarzinome, medulläres Schilddrüsenkarzinom
  Beachte: Eine Redifferenzierungstherapie mit Retinsäure wird derzeit im Rahmen von Studien erprobt.

Durchführung

Voraussetzung für eine ausreichende Iodspeicherung des Tumorgewebes ist die vorherige weitgehende Entfernung der normalen Schilddrüse und ein dokumentierter *erhöhter TSH-Serumspiegel* (> 20–30 mU/l) bei *hypothyreoter* Stoffwechsellage. Die Untersuchung wird daher im Abstand von 3–6 Wochen nach der Thyreoidektomie durchgeführt. Postoperativ darf keine Thyroxinmedikation oder Iodsupplementation erfolgen. Eine vorbestehende Thyroxinmedikation muß mindestens 4 Wochen vor der Radioiodszintigraphie abgesetzt werden.

Bei gravierenden Auswirkungen der Hypothyreose kommt eine Umstellung auf Triiodthyronin (3 × 20 µg) in Betracht, das 14 Tage vorher abgesetzt wird oder niedrigdosiert (20 µg/d) bis zur Therapie, die dann erst 1–2 Wochen später möglich ist, fortgesetzt werden kann. Nach Radioiodtherapie kann die Vormedikation ohne Einschleichen wieder aufgenommen werden.

Durch den Einsatz von rekombinantem humanem TSH zur Stimulation der Iodaufnahme könnte sich in Zukunft die für den Patienten belastende hypothyreote Phase umgehen lassen. Die erfolgreiche Anwendung und gute Verträglichkeit dieses Therapieprinzipes konnte in klinischen Studien gezeigt werden, jedoch war bei etwa 13 % der Patienten die endogene TSH-Stimulation der exogenen Applikation des rekombinanten Stimulators im direkten Vergleich in der szintigraphischen Tumordarstellung noch überlegen. Die exogene TSH-Stimulation eignet sich für Patienten ohne ausreichende endogene TSH-Reserve (hypophysäre Insuffizienz).

Die Therapie wird in 3monatigen Abständen solange wiederholt, bis eine völlige Tumorablation erreicht ist. Die Dosierung des oral verabreichten Radiopharmakons ^{131}Iod beträgt

- 50–150 mCi (1,8–5,4 GBq)
- bei ausgedehnter Metastasierung 300 mCi (11 GBq)
- eine kumulative Dosis von 1000 mCl (37 GBq) sollte nicht überschritten werden.

Nebenwirkungen
(s. Hyperthyreose, S. 43)

Auf Grund der höheren Strahlendosis sind die Nebenwirkungen häufiger und ausgeprägter als bei der Therapie benigner Schilddrüsenerkrankungen. Dennoch ist die Behandlung im allgemeinen nebenwirkungsarm und gut verträglich.

- Leukopenie, Thrombopenie
- Geschmacksstörungen
- Schwellung der Speicheldrüsen
- Sicca-Syndrom (prophylaktische Gabe von sauren Drops)
- Gastritis
- erhöhtes Risiko einer Leukämie und sekundärer Malignome bei Hochdosistherapien
- Lungenfibrose bei pulmonalen Filiae

Medikamentöse Therapie

Indikation

- Substitution der postoperativen Hypothyreose mit Schilddrüsenhormonen (Einstellung des TSH in den Normbereich) bei medullärem Schilddrüsenkarzinom
- Suppression des TSH (< 0,03 mU/l) als potentiellem Stimulus des Tumorwachstums bei differenziertem Schilddrüsenkarzinom

Durchführung

Die Bedarfsdosis zur Suppression des TSH liegt meist zwischen 100 und 250 µg/d

Levothyroxin. Die Einstellung erfolgt individuell.

Therapieziel ist eine peripher euthyreote Stoffwechsellage bei supprimiertem TSH (< 0,03 mU/l).

Beachte: Die T3-Spiegel zeigen die periphere Hormonlage am besten an. Die fT4- und T4-Serumkonzentrationen können insbesondere nach vorausgehender Hormoneinnahme erhöht sein.

Perkutane Nachbestrahlung

Indikation

- Prophylaktische postoperative Maßnahme bei:
  großer Tumorausdehnung (Stadium pT3, pT4) oder ungünstiger Histologie (G3), Tumoren mit fehlender Iodspeicherung anaplastischem Schilddrüsenkarzinom
- inoperables Lokalrezidiv
- inoperable Fernmetastasierung

Keine Indikation

Medulläres Schilddrüsenkarzinom (wenig strahlensensibel).

Durchführung

Hochvoltbestrahlung des Schilddrüsenbettes und oberen Mediastinums bzw. einer Metastase mit 40–60 Gy, verteilt auf 2 Gy/d.

Chemotherapie

Indikation

Palliative Behandlung bei rascher Tumorprogression bei:

- Patienten mit differenziertem Schilddrüsenkarzinom nach Ausschöpfung aller Möglichkeiten der Chirurgie, Radioiodtherapie oder externen Radiatio
- inoperablen, nicht radioiodspeichernden Karzinomen (oxyphiles und anaplastisches Karzinom)
- Patienten mit medullärem Schilddrüsenkarzinom mit rasch ansteigenden Tumormarkern (Calcitonin, CEA) und/oder deutlicher klinischer Progressio, falls eine chirurgische Nachresektion als Therapie der 1. Wahl wegen fehlender Tumorlokalisation (z. B. disseminierte feinfleckige pulmonale Metastasierung) nicht mehr in Frage kommt.
- Andere Tumoren (z. B. maligne Schilddrüsenlymphome)

Durchführung

Gebräuchliche Schemata sind

- Doxorubicin (Doxorubicin, Adriblastin) 60–75 mg/m² Körperoberfläche i.v. Bolus Tag 1, Wiederholung Tag 22 mit einer Grenzdosis (wegen Kardiotoxizität) von 550 mg/m²
- Doxorubicin 8–15 mg/m² i.v. Bolus Tag 1, 8, 15
- Epirubicin (Farmorubicin) 30 mg/m² i.v. wöchentlich mit einer Grenzdosis von 1000 mg/m² (geringere Kardiotoxizität als Doxorubicin)
- Kombination Doxorubicin und Cisplatin
  Berichtete Ansprechraten für Doxorubicin, Cisplatin und Bleomycin liegen bei ca. 30 %.
- Kombination Vindesin und Cisplatin
- Kombination Cyclophosphamid (750 mg/m² Tag1), Vincristin (1,4 mg/m² Tag1) und Dacarbazin (je 600 mg/m² 2 Tage) (Wiederholung nach 3 Wo. Averbuch-Schema) insbesondere bei C-Zellkarzinom und entdifferenziertem Karzinom
  Berichtete Ansprechraten der Chemotherapien liegen für komplette Remissionen bei 10–20 % und partielle Remission im Bereich von 20–30 %. Eine präoperative kombinierte Strahlen- und Chemotherapie (Doxorubicin) wird beim anaplastischen Schilddrüsenkarzinom diskutiert.
- Hochdosiskonzepte
  (in Erprobung)
- Octreotide (3 x 100 µg/d s.c.) zeigt eine gute symptomatische Wirkung insbesondere auf die Diarrhöen bei medullärem Schilddrüsenkarzinom.

- Übliche Chemotherapieschemata bei anderen malignen Schilddrüsentumoren und Schilddrüsenlymphomen

Prognose

Die Therapieaussichten werden durch das Tumorstadium, den histologischen Typus, das Patientenalter und ganz entscheidend die Primärtherapie beeinflußt. Sie sind bei differenzierten Karzinomen sehr gut. Eine lymphogene lokale Metastasierung ist häufig (50 %), jedoch ohne wesentlichen Einfluß auf die Prognose des differenzierten Schilddrüsenkarzinoms. Beim follikulären Karzinom sind weniger differenzierte oder onkozytäre Formen als prognostisch ungünstiger zu beurteilen. Beim medullären Karzinom verschlechtert der Kapseldurchbruch die Prognose.

Tabelle 28 zeigt die 10-Jahres-Überlebensraten des Schilddrüsenkarzinoms (alle Stadien) in Abhängigkeit vom histologischen Typ.

Nachsorge

Die Tumornachsorge ist beim Schilddrüsenkarzinom besonders wichtig, da sehr effektive Therapieverfahren zur Verfügung stehen (Chirurgie und Radioiodtherapie) und eine hohe Heilungschance des Tumorrezidivs besteht. Die *Rezidivrate* des differenzierten Schilddrüsenkarzinoms beträgt ca. 20 % (Lokalrezidive oder Fernmetastasen) innerhalb von 10 Jahren. Spätrezidive sind auch nach über 10 Jahren noch möglich. Spät auftretende Metastasen sind auf Grund einer zunehmenden Entdifferenzierung oftmals nicht mehr zur Radioiodspeicherung befähigt.

Tab. 28 Prognose des Schilddrüsenkarzinoms

Tumortyp	10-Jahres-Überleben
papillär	80–90 %
follikulär	60–70 %
medullär	50–70 %
anaplastisch	0– 9 %

Die bei Tumorfreiheit halbjährlich zu empfehlenden Kontrolluntersuchungen umfassen bei *differenziertem Schilddrüsenkarzinom:*

Obligat

- Anamnese, körperliche Untersuchung
- die Überprüfung der medikamentösen Einstellung (TSH, fT4, T3)
- Tumormarkerbestimmung unter Substitution
  Thyreoglobulin bei differenziertem Schilddrüsenkarzinom (Sensitivität 95 %)
  Calcitonin und CEA bei medullärem Schilddrüsenkarzinom
- Halssonographie (Lokalrezidiv? Lymphknoten?)

Bedarfsweise

- Radioiodganzkörperszintigraphie (Diagnostik und Therapie) bei Hinweisen auf ein Tumorrezidiv
- Röntgenthoraxaufnahme (ggf. Thorax-CT) (Lungenmetastasen?)
- sonstige Laborwerte (BKS, Blutbild, Kalzium, Leberenzyme, alkalische Phosphatase)

Die Nachsorge bei *medullärem Schilddrüsenkarzinom* erfordert eine *individuellere* Gestaltung:

- Tumormarker Calcitonin und CEA
- Sonographie zum Nachweis eines Lokalrezidivs oder von Lymphknotenmetastasen

Anzustreben ist die chirurgische Entfernung jeglichen lokalisierbaren Tumorgewebes.

Bei häufig langsamer Wachstumstendenz lassen sich durch wiederholte Nachresektionen lange Überlebenszeiten der Patienten erzielen, auch wenn keine Tumorfreiheit vorliegt. Eine Radioiodtherapie ist nicht möglich.

Zusätzliche Maßnahmen:

- genetische Untersuchung zum Ausschluß/Nachweis einer hereditären Form

- Untersuchungen auf das Vorliegen einer multiplen endokrinen Neoplasie (2 × 24-Stunden-Urin auf Adrenalin und Noradrenalin, Serumkalzium und intaktes Parathormon)
- Familienuntersuchung bei Nachweis einer genomischen Mutation im RET-Protoonkogen

Die Nachsorge bei *anaplastischem* Karzinom unterscheidet sich durch

- einen sehr aggressiven Verlauf, fehlende Radioiodspeicherung des Tumors, Fehlen von Tumormarkern und stützt sich in erster Linie auf
- klinische Untersuchung, Halssonographie und Thoraxröntgenaufnahme.

2 Prävention von Schilddrüsenkrankheiten

2.1 Schilddrüse und Ernährung

Der Zusammenhang von Schilddrüsenkrankheiten mit der Ernährung des Menschen ist lange bekannt. Auch wurde seit Alters her versucht, diese Leiden durch Nahrungszusätze zu behandeln.

Bereits 3000 Jahre v. Chr. war in China Seegras und gebrannter Schwamm in Gebrauch, 1500 v. Chr. verwendeten die Ägypter ein spezielles Salz. Die Therapie mit Iodid wurde erstmals von Coindet im 19. Jahrhundert vorgeschlagen. Nach einer Epoche der hormonellen Behandlung der Struma mit Levothyroxin erfuhr die Iodidtherapie der Struma in jüngster Zeit eine Renaissance.

In der Nahrung finden sich sowohl *kropfinduzierende* als auch *kropfverhütende* Substanzen. Der entscheidende Faktor in der Entstehung der Struma ist in Deutschland der ***alimentäre Iodmangel***. Andere Faktoren spielen eine untergeordnete Rolle (Tab. 29).

Der Iodmangel geht auf die letzte Eiszeit zurück, die im Zuge der Gletscherbewegungen zu einer Auslaugung der Böden und Ausschwemmung des Elementes in die Meere führte. In besonders starkem Maße betroffen sind Berggebiete (Alpen). Jedoch sind auch flache Gebiete in Europa und Zentralafrika einschließlich Küstenregionen (Niederlande, Finnland, Griechenland) nicht ausgenommen. Auf Grund der Iodarmut des Bodens weisen die meisten natürlichen Nahrungsmittel mit Ausnahme der Meeresfrüchte einen niedrigen Iodgehalt auf.

Tab. 29 Strumaentstehung und Ernährung

Mangelzustände	*Iodmangel* *Selenmangel* *Zinkmangel*
Strumigene Substanzen	*Thiocyanate* (Kohlgemüse, Bohnen, Soja, Brassica, Cassava, Gras ⇒ Milch) *Nitrate* (Gemüse, Salate) *Phenolderivate* (Trinkwasser) *Zyanoglykoside (Goitrin)* (Trinkwasser, Mais, Süßkartoffel, Bambussprossen, Maniok) *Flavonoide* (Trinkwasser, Millet) *Resorcinol* (Trinkwasser)

Iodstoffwechsel und Schilddrüsenhormonsynthese

Das Element Iod wird mit der Nahrung und zum geringeren Teil mit dem Trinkwasser aufgenommen und im Dünndarm rasch und nahezu vollständig in Form von Iodid resorbiert. In der Zirkulation werden ca. 60 % des Iods über die Nieren ausgeschieden und ca. 40 % von der Schilddrüse aufgenommen. Die renale Iodidclearance paßt sich dem Iodangebot an, so daß die Iodurie als

Tab. 30 Iodgehalt einiger Nahrungsmittel

Nahrungsmittel	**µg Iod/100 g**
Meeresfrüchte je nach Zubereitung	5–400
Schellfisch roh	243
Schellfisch gekocht	74
Hering frisch	66
Bismarckhering	6
Scholle frisch	190
Scholle gebraten	11
Makrele frisch	100
Muscheln roh	60
Muschelnkonserve	5
Forelle	3,5
Milchprodukte	4–11
Fleisch	3
Innereien	10
Eier	10
Brot	6–9
Kartoffeln	4
Gemüse	6–15
Feldsalat	bis 60
Obst	1–10

Maß für die alimentäre Iodaufnahme herangezogen werden kann. Die thyreoidale Iodidaufnahme stellt einen spezifischen, aktiven und energieverbrauchenden Prozeß, entgegen einem Konzentrationsgradienten, dar. Die Tagesaufnahme beträgt ca. 100 µg, der Anreicherungsfaktor 20–50. Der Iodidtransporter konnte kürzlich in seiner molekularen Struktur aufgeklärt werden. Er wird durch TSH und die intrathyreoidale Iodidkonzentration reguliert. Die Effektivität nimmt bei Iodmangel zu und führt zu einer Steigerung der prozentualen Iodidaufnahme. Die Schilddrüsenhormonsynthese kann bis zu einer kritischen Grenze des Iodmangels (ca. 50 µg/d) aufrechterhalten werden. Im Falle des Auftretens einer akuten Iodbelastung (z. B. nach Kontrastmittelgabe) wird die Iodaufnahme von einer gesunden Schilddrüse – nicht von autonomem Schilddrüsengewebe – eingestellt.

Iodid wird an der apikalen Schilddrüsenmembran unter Mitwirkung des Enzyms Schilddrüsenperoxidase zu Iod oxidiert und in Tyrosylreste des Thyreoglobulins eingebaut (**Organifikation**). Über die Vorstufen 3-Monotyrosin (MIT) und 3,5-Diiodtyrosin (DIT) werden durch Zusammenfügung von MIT und DIT bzw. von 2 Molekülen DIT die Schilddrüsenhormone Triiodthyronin (T3) und Thyroxin (T4) gebildet. T3 entsteht auch durch 5-Deiodierung von T4. Der Iodierungsgrad des Thyreoglobulins und die bevorzugte Bildung von T4 gegenüber T3 stehen in direkter Beziehung zum Iodangebot. Thyreoglobulin wird nach Exozytose im extrazellulären Lumen der Schilddrüsenfollikel gespeichert. Die Bevorratung ist für ca. 2 Monate angelegt.

Die bedarfsgerechte, TSH-regulierte Sekretion der Schilddrüsenhormone erfolgt durch Endozytose des Thyreoglobulins, dessen phagolysosomale Hydrolyse und Abgabe von T3 und T4 über die Basalmembran in den Blutstrom. Freiwerdende, nicht sezernierte Iodthyronine werden zu Tyrosin und freiem Iodid metabolisiert. Die tägliche Sekretionsrate an T4 beträgt ca. 100 µg, an T3 ca. 10 µg. In der Zirkulation werden die Schilddrüsenhormone an Transportproteine (Thyroxinbindendes Globulin TBG, Transthyretin und Albumin) gebunden. Sie weisen daher eine lange Halbwertszeit auf (Thyroxin 5–7 Tage, Triiodthyronin 1–3 Tage). Der Anteil an freien biologisch wirksamen Hormonen ist sehr gering (0,03 % für Thyroxin, 0,3 % für Triiodthyronin). Mit einer Erhöhung der Gesamthormone (Konzentrationsänderung der Transportproteine, Bindungsanomalien, Euthyreose bei Hyperthyroxinämie, *s. S. 34)* geht nicht in jedem Fall eine Erhöhung der freien Hormone (Hyperthyreose) einher. Das biologisch wesentlich aktivere Hormon stellt das T3 dar. In den Zielgeweben wird durch Deiodasen (am wichtigsten die selenabhängigen Typ I 5´-Dejodase, Typ II 5´-Dejodase, 5-Dejodase-Typ III) T3 aus T4 gebildet (sog. periphere Konversion). Das Hormon vermittelt nach Aufnahme in die Zelle seine Wirkung überwiegend durch Bindung an spezifische nukleäre Schilddrüsenhormonrezeptoren (TRα, TRβ1, TRβ2, mit unterschiedlicher Gewebsverteilung), die nach Dimerisation (mit sich oder verwandten Rezeptoren) als Transkriptionsfaktoren an schilddrüsenhormonresponsible Elemente (TRE) im Promotorbereich einer Vielzahl von Genen binden und diese aktivieren. Auf diese Weise werden im gesamten Organismus zahlreiche Stoffwechselprozesse angeregt. Das beim Abbau der Schilddrüsenhormone freiwerdende Iodid geht erneut in den Iodkreislauf ein.

Empfehlungen zur alimentären Iodzufuhr

Das Spurenelement Iod liegt beim Menschen in einer Gesamtmenge von 10–20 mg im Körper vor und wird nahezu ausschließlich für die Synthese von Schilddrüsenhormonen gebraucht.

Der *Tagesbedarf* an Iod hängt vom Lebensalter ab. Nach den Empfehlungen der Deutschen Gesellschaft für Ernährung wird die Aufnahme folgender Tagesmengen an Iod (Iodbedarf) empfohlen:

Säuglinge bis 11. Monat	50–80 µg/d
Kinder 1–9 Jahre	100–140 µg/d
Kinder ab 10. Lj.	
Jugendliche, Erwachsene	180–200 µg/d
Schwangere	230 µg/d
Stillende	260 µg/d

Die Iodausscheidung steht mit der Iodaufnahme im Gleichgewicht und stellt ein Maß der Iodversorgung dar. Einzelmessungen unterliegen großen Schwankungen und sind deshalb diagnostisch von limitierter Aussagekraft. Der Median der Iodausscheidung großer repräsentativer Kollektive erlaubt jedoch eine gute Beurteilung der Iodversorgung der Bevölkerung. Als Sollwert wird eine durchschnittliche tägliche Iodurie von 150 µg/g Kreatinin angesehen. Der im Rahmen einer großen epidemiologischen Studie in den Jahren 1993/94 an 5932 Personen in verschiedenen Regionen Deutschlands von Hampel und Mitarbeitern ermittelte Meßwert betrug demgegenüber nur 72,4 µg/g Kreatinin. Nur 9 % der Personen wiesen eine ausreichende Iodversorgung auf, 17 % lagen zwischen 100–150, 25 % zwischen 50–100, 17 % zwischen 25–50 und 2 % unter 25 µg/g Kreatinin. Das Nord-Süd-Gefälle der Iodzufuhr war geringer als früher, bei deutlichen regionalen Unterschieden und verstärktem Ioddefizit in Bergregionen. Zwischenzeitlich scheint es durch die zunehmende Akzeptanz der Iodprophylaxe zu einer geringen Verbesserung gekommen zu sein.

Bleibt die Aufnahme von Iod über längere Zeit unter der zur Bedarfsdeckung erforderlichen Menge, entsteht ein Ioddefizit. Das tägliche **Ioddefizit** beträgt in Deutschland
für Kinder 50–100 µg,
für Erwachsene 100–170 µg und
für Schwangere 150–200 µg.

Das Ausmaß des Iodmangels ist mit der Schwere der Erkrankung der Schilddrüse korreliert. Bei geringgradigem Iodmangel besteht ein funktionell kompensierter Zustand.

Folgekrankheiten des Iodmangels sind

- euthyreote Struma diffusa
- euthyreote Struma nodosa
- Schilddrüsenknoten
- TSH-Rezeptormutationen
- funktionelle Autonomie der Schilddrüse
- Hyperthyreose bei Autonomie
- Iodinduzierte Hyperthyreose

bei ausgeprägtem Iodmangel

- Iodmangelhypothyreose
- extrathyreoidale Auswirkungen (wie erhöhte Abortrate, Entwicklungsrückstand des Feten)
- endemischer Kretinismus

Bereits Feten und Neugeborene sind je nach Ausmaß des Iodmangels gefährdet durch eine Struma connata, erhöhte Rate an Aborten, Totgeburten und Mißbildungen, Störungen und bleibende Defekte der geistigen, psychischen und sensomotorischen Entwicklung, des Wachstums und der Skelettreife, Hypothyreose und den Kretinismus.

Einteilung des Iodmangels erfolgt nach einem Vorschlag der WHO in:

Kein Iodmangel > 150 µg/g Kreatinin Iodurie/d

Iodmangel Grad 0–I 100–150 µg/g Kreatinin Iodurie/d

Iodmangel Grad I
50–100 µg/g Kreatinin Iodurie/d

Iodmangel Grad II
25–50 µg/g Kreatinin Iodurie/d

Iodmangel Grad III
< 25 µg/g Kreatinin Iodurie/d

In Deutschland besteht ein Iodmangel *WHO Grad I–II.*

Die nach dem Freiwilligkeitsprinzip ergriffenen Maßnahmen zeigten bisher eine geringe Wirksamkeit. Die Verwendung von iodiertem Speisesalz führte lediglich zu einem Anstieg der Iodausscheidung um 20 µg, eine Anhebung der Iodzufuhr um 100 µg würde eine tägliche Iodsalzmenge von 5 g erfordern, die durch Zusalzen nicht erreicht wird. Nur bei der *generellen Verwendung* von iodiertem Salz in allen Fertignahrungsmitteln bestünde die Möglichkeit, einen Ausgleich des bestehenden alimentären Iodmangels zu erreichen. Hier sind langsame Fortschritte zu verzeichnen.

1989 wurde die Verwendung von iodiertem Speisesalz in Einrichtungen der Gemeinschaftsverpflegung und in der Lebensmittelindustrie freigegeben, 1993 die Deklarierungspflicht aufgehoben. Die Verwendung von Iodsalz im privaten Haushalt wird nach Verkaufszahlen auf bis zu 80 % geschätzt. Sie ist noch weit geringer im Bereich der Fertignahrungsmittel, Wurst- und Backwaren (ca. 30–40 %). Die Säuglingsnahrung ist iodiert.

Die *Iodsupplementierung* wird üblicherweise durch Zusatz von Kaliumiodid oder dem stabileren Kaliumiodat zum Speisesalz in einem Verhältnis von 1 : 20 000 bis 1 : 50 000 erreicht. Das deutsche Iodsalz enthält *20 µg Iod/g (32 µg KJO_3/g) Salz.* Das Schweizer Salz weist einen höheren Iodierungsgrad auf.

Während in Deutschland eine *generelle* ***Iodidprophylaxe*** *der Bevölkerung* bisher an den gesetzlichen Rahmenbedingungen scheiterte, haben andere Länder diesen Weg erfolgreich beschritten. Bereits um 1920 wurde in Österreich, der Schweiz und den USA eine gesetzliche Iodsupplementierung eingeführt. Andere europäische Staaten folgten diesem Beispiel.

„Simple goitre is the easiest and cheapest of all known diseases to prevent and its control may be accomplished by available methods as soon as an organised society determines to make the effort.“
(Zitat D. Marine, USA 1924)

Die *Wirksamkeit der Iodprophylaxe* wurde eindrucksvoll an Hand des Rückganges der Strumaprävalenzen in diesen Ländern belegt. Ein nach Einführung der gesetzlichen Iodsalzprophylaxe beobachteter geringer Anstieg der Hyperthyreoserate – bedingt durch die vorgezogene Manifestation einer Hyperthyreose bei klinisch relevanter vorbestehender Autonomie – muß als Kurzzeiteffekt in Kauf genommen werden. Die langfristige Erfahrung zeigt nach 25 Jahren eine deutliche Abnahme der Hyperthyreoserate. Ein erhöhtes Risiko der Auslösung einer immunogenen Hyperthyreose wird bei überhöhter Iodzufuhr diskutiert. Eine gesetzliche Iodprophylaxe sollte daher einen bedarfsgerechten Ausgleich des Iodmangels und die Substitution des Elements in physiologischen Mengen zum Ziel haben.

2.2 Strumaprophylaxe mit Iodid

Der alimentäre Iodmangel geht mit einer hohen, endemischen Strumaprävalenz einher. Der Zusammenhang ist lange bekannt und gut untersucht. Neuere epidemiologische Daten, die von Hampel und Mitarbeitern unter Einbeziehung objektiver sonographischer Kriterien an nahezu 6000 Personen in verschiedenen Regionen Deutschlands erhoben wurden, ergaben folgende Häufigkeiten:

Struma	
Erwachsene	50 %
Jugendliche im Pubertätsalter	52 %
Kinder	21 %

fokale Läsionen	
Frauen	30 %
Männer	21 %
Jugendliche	2,5 %

In Ermangelung einer gesetzlichen Iodprophylaxe und einer unzureichenden Wirksamkeit freiwilliger Maßnahmen zum Ausgleich des Iodmangels kommt einer individuellen **Iodidprophylaxe** entscheidende Bedeutung zu. Die Beseitigung des Iodmangels beugt der Entstehung einer Struma vor oder bewirkt, daß sich eine noch nicht zu lange bestehende Struma zurückbildet. Die Prävention bezieht sich dabei nicht nur auf eine kosmetisch mehr oder weniger störende Zunahme des Halsumfanges, sondern zielt im besonderen Maße auf die *chronischen Folgekrankheiten* des Iodmangels, wie Knotenbildung und Entstehung einer Hyperthyreose auf dem Boden einer Autonomie der Schilddrüse ab.

Zielgruppen der Iodidprophylaxe sind insbesondere

- Personen mit:
  einer Strumahäufung in der Familie
  Schilddrüsenknoten in der Familie
  Schilddrüsenoperationen in der Familie
- Patienten nach erfolgreicher Strumatherapie (Rezidivprophylaxe)
- Kinder, Jugendliche (20- bis 50%ige Wahrscheinlichkeit des Auftretens einer Struma)
- Schwangere und Stillende

Eine *Schilddrüsendiagnostik vor Iodidgabe* ist

- im Kindes- und Jugendalter fakultativ
- im Erwachsenenalter obligat (mindestens TSH-Abklärung und Sonographie)

Durchführung der Iodidprophylaxe

Die Iodgabe in physiologischen Mengen dient lediglich dem Ausgleich des alimentären Iodmangels im Sinne einer Substitution eines notwendigen Spurenelements und stellt keine Pharmakotherapie im eigentlichen Sinne dar.

Kinder	100 µg/d Iodid
Jugendliche	100–200 µg/d Iodid
Erwachsene	100–200 µg/d Iodid
Schwangere, Stillende	200 µg/d Iodid

Nebenwirkungen sind in der gewählten Dosierung bei Kindern und Jugendlichen praktisch nicht zu erwarten und treten auch im Erwachsenenalter sehr selten auf *(s. Struma, S. 13)*. Einen Nachteil stellt lediglich die frühzeitige Gewöhnung von Kindern an die Tabletteneinnahme dar.

2.3 Iodblockade der Schilddrüse bei kerntechnischem Unfall

Der endemische Iodmangel macht die Schilddrüse iodavide und begünstigt damit die intrathyreoidale Aufnahme und Anreicherung von radioaktivem Iod in gleicher Weise wie die des natürlich vorkommenden Iods. Nach Freisetzung im Rahmen eines kerntechnischen Unfalls gelangt radioaktives Iod überwiegend durch Ingestion und Inhalation in den Körper. Die Aufnahme in die Schilddrüse kann durch eine sog. Iodblockade der Schilddrüse verhindert oder zumindest stark herabgesetzt werden. Zu diesem speziellen Zweck reichen die zur Strumaprophylaxe üblichen geringen Iodmengen nicht aus. Es werden 1000fach höhere Dosen eingesetzt. Die hohen Mengen an nichtradioaktivem Iod konkurrieren mit den geringen Mengen radioaktiven Iods um die Aufnahme in die Schilddrüse und blokkieren bei der gesunden Schilddrüse als Akuteffekt vorübergehend den aktiven Iodtransport der Schilddrüse. Auf Grund ihres Wirkmechanismus ist der Schutz am effektivsten, wenn die Einnahme der Iodtabletten möglichst kurz vor oder gleichzeitig mit der Aufnahme des radioaktiven Iods erfolgt. Eine Durchführung der Maßnahme ist daher nur in einem engen zeitlichen Rahmen (1 Tag) sinnvoll. Die Ausscheidung des radioaktiven wie des überschüssigen Iods erfolgt anschließend rasch. Am meisten profitieren Kinder unter 6 Jahren von dieser Maßnahme, da die kindliche Schilddrüse besonders strahlensensibel ist. Das wesentliche Risiko, das mit der Einnahme verbunden ist, besteht in einer Verschlechterung der Stoffwechsellage bei Patienten mit bereits bekannter Hyperthyreose oder latenten Frühformen einer funktionellen Autonomie der Schilddrüse. Auf Grund der Risikoabwägung dieser unerwünschten Wirkung und des geringen Strahlenrisikos wird die Einnahme in der Altersgruppe ab dem 45. Lebensjahr nicht mehr generell empfohlen.

Durchführung der Iodblockade

- Die Iodtabletten werden im Bedarfsfall auf Veranlassung der zuständigen Behörden an die Bevölkerung ausgegeben. Die Bevölkerung wird über entsprechende Meldungen zur Einnahme ausdrücklich aufgefordert.
- Diese Iodtabletten sind nicht zur Strumatherapie oder sonst üblichen Iodidprophylaxe zu verwenden.
- Eine Tablette enthält 100 mg Iodid (130 mg Kaliumiodid)
  Beachte: übliche Iodidtabletten enthalten nur 200 µg Iodid.

- *Dosierung*
  als Einmaldosis mit Getränk oder Mahlzeit verabreicht
  Erwachsene bis 45 Jahre 100 mg Iodid (1 Tbl.)
  Erwachsene älter als 45 Jahre keine Einnahme
  Kinder und Jugendliche 13–18 Jahre 100 mg Iodid (1 Tbl.)

Kinder 3–12 Jahre 50 mg (½ Tbl.)
Kleinkinder 1. Monat–3 Jahre 25 mg (¼ Tbl.)
Säuglinge 12,5 mg (⅛ Tbl.)
Schwangere 100 mg Iodid (1 Tbl.)

- *Kontraindikation*
  Bestehende iodempfindliche Erkrankung (Dermatitis herpetiformis Duhring, Iododerma tubeosum, hypokomplementäre Vaskulitis, Myotonia congenita)

- *Nebenwirkungen*
  Auslösung einer iodinduzierten Hyperthyreose bei vorbestehender Schilddrüsenerkrankung (Autonomie der Schilddrüse, Morbus Basedow), die sich erst Wochen bis Monate nach der Iodeinnahme manifestiert
  Auslösung einer passageren Hypothyreose (v. a. bei Säuglingen)
  Verschlechterung von iodempfindlichen Erkrankungen *(s. oben)*
  metallischer Geschmack
  Iodakne
  Magenbeschwerden
  selten: Exantheme, Halsschmerzen, Augentränen, Schnupfen, Speicheldrüsenschwellung, Ödeme, Fieber

- *Zeitpunkt und Dauer der Einnahme*
  Im Regelfall ist eine einmalige Einnahme kurz vor der Exposition oder zumindestens am selben Tag ausreichend. Eine längere Einnahme oder Dosissteigerung bringt keine weiteren Vorteile.

Alternative
Perchlorat (Irenat®)
Bei Kontraindikationen gegen Iodgabe, weniger wirksam als Iodblockade
Initialdosis 60 Trpf., Fortführung über 7 Tage mit 4 x 15 Trpf.

2.4 Prophylaxe der iodinduzierten Hyperthyreose

Die funktionelle Autonomie der Schilddrüse ist eine Folgekrankheit des bestehendem Iodmangels. Die Wahrscheinlichkeit der Entstehung einer ***funktionell relevanten* Autonomie** nimmt mit dem Alter des Patienten und der Größe der Struma zu. Eine Iodidprophylaxe oder Iodidtherapie ist in diesem Stadium nicht mehr wirksam. Die Zufuhr hoher Iodmengen ist mit einem erhöhten Risiko der *Auslösung einer Hyperthyreose* behaftet, da in autonomen Gewebeanteilen die protektiven Mechanismen, die die gesunde Schilddrüse vor einer Iodüberflutung schützen, nämlich der Wolff-Chaikoff-Effekt (Blockade des Ioditransportes) und der Plummer-Effekt (Hemmung der Hormonfreisetzung), nicht wirksam sind. Damit kehrt sich die Wirkung von Iod um und führt der langbestehende Iodmangel letztlich zur pathologischen Reaktion auf Iod. Auf molekularer Basis begünstigt der Iodmangel das Auftreten von Mutationen (im TSH-Rezeptor), die den Zustand der Fehlanpassung auf zellulärer Ebene irreversibel fixieren und fortschreiben.

Der Grad der Gefährdung des Patienten hängt ab von

- der Größe des autonomen Gewebeanteils,
- der Aktivität des autonomen Schilddrüsengewebes und
- der Höhe der Iodzufuhr.

2.4.1 Aktivitätsbeurteilung der Autonomie der Schilddrüse

Eine für klinische Belange zuverlässige Abschätzung der Menge und Aktivität autonomen Schilddrüsengewebes erlaubt die Durchführung einer *Schilddrüsenszintigraphie mit quantitativer Uptake-Messung unter Suppressionsbedingungen* (TcTUsuppr.). Das basale TSH muß zum Zeitpunkt der szintigraphischen Untersuchung entweder bereits *endogen supprimiert* sein oder für die Untersuchung durch *exogene Gabe von Levothyroxin* (z. B. 100–150 µg/d Levothyroxin für 4–6 Wochen) supprimiert werden *(s. Hyperthyreose, S. 29)*.

TcTUsuppr. > 2 %
⇒klinisch relevante Autonomie
TcTUsuppr. > 3 %
⇒hohes Risiko einer iodinduzierten Hyperthyreose nach höhergradiger Iodexposition (z. B im Rahmen einer Kontrastmitteluntersuchung)

Im Falle einer unifokalen Autonomie ohne wesentliche regressive Veränderungen des Knotens entspricht dies einem autonomen Knotenvolumen von ca. 10 ml.

Bei Applikation von 100 ml eines nierengängigen, nichtionischen Röntgenkontrastmittels rechnet man mit einer Zufuhr an freiem Iodid (der freie Iodanteil und die gebundenen Iodverbindungen sind nicht relevant) im Bereich von 20–30 mg, dem 1000fachen Wert der empfohlenen Tagesaufnahme. Bei nierengängigen Kontrastmitteln tritt die Hauptbelastung mit Iodid innerhalb der ersten Stunden und Tage nach der Applikation auf. Ein Absinken der erhöhten Serumiodidspiegel in den Ausgangsbereich ist erst nach 2–3 Wochen erreicht. Gallengängige und fettlösliche Kontrastmittel besitzen eine noch längere Verweildauer. Auch im Rahmen einer ERCP kommt es zu einem deutlichen Anstieg der Serumiodidkonzentrationen, wenn auch die Spitzenkonzentrationen einer i.v. Gabe nicht erreicht werden. Die Gabe geringer Iodmengen im physiologischen Bereich (100–200 µg/d) spielt demgegenüber keine wesentliche Rolle, wenn auch in Einzelfällen eine grenzwertige Hyperthyreose dadurch vorzeitig manifest werden kann.

Tab. 31: Häufige Quellen einer erhöhten Iodzufuhr
• iodhaltige Röntgenkontrastmittel • Antiseptika und Desinfizientia Salben oder Lösungen: z. B. Betaisadona, PVP-Iod, Polysept, PJK, Traumasept, Braunoovidon, Braunol, Braunoderm, Amyderm S, Iodobac, Iodtinkturen • Amiodaron
Seltener • Dermatika • Ophthalmika • Gynäkologika • Leber-, Gallenwegs-, Magen- und Darmtherapeutika • Geriatrika • Atemwegstherapeutika • Virustatika • Algenpräparate, Vitaminpräparate • Homöopathische Präparate • iodhaltige Zahnpasta • Badezusätze (z. B. Iodbad) • Lugol-Lösung

2.4.2 Präventive Maßnahmen

Als *vorbeugende Maßnahme* einer Autonomie der Schilddrüse ist ein Ausgleich des alimentären Iodmangels sehr wirksam, wie die Erfahrungen seit Einführung der Iodsalzprophylaxe in anderen europäischen Ländern gezeigt haben. Die prophylaktische Iodgabe muß allerdings bereits vor der Entstehung autonomer Zellklone in der *Kindheit/Jugendzeit* einsetzen.

Wurde ihre Entstehung nicht verhindert, so sollte eine *frühzeitige Behandlung der Autonomie* noch vor Notwendigkeit einer Kontrastmitteluntersuchung erfolgen. Zur Frühdiagnose der thyreoidalen Autonomie ist insbesondere die kostengünstige Bestimmung des basalen TSH geeignet.

Absolute Therapieindikationen bei Autonomie sind

- eine manifeste oder subklinische (supprimiertes TSH) Hyperthyreose
- eine manifeste Hyperthyreose nach früherer Kontrastmittelgabe oder
- ein TcTUsuppr. > 2–3 %.

*Vor **Kontrastmittelgabe*** ist zur Abschätzung des Risikos einer iodinduzierten Hyperthyreose eine gezielte Schilddrüsendiagnostik durchzuführen.

Diagnostisches Vorgehen vor Kontrastmittelgabe

- Anamnese: Bekannte SD-Erkrankung? Frühere Hyperthyreose?
- Untersuchung: Palpation (Struma? Knoten?), allgemein (hyperthyreoter Eindruck?)
- weiterführende Diagnostik: Bestimmung des basalen TSH, Sonographie der Schilddrüse
- wenn abnormer TSH-Wert oder größerer Schilddrüsenknoten vorliegt: quantitative Schilddrüsenszintigraphie zum Nachweis der Menge und Aktivität einer funktionellen Autonomie

Die therapeutischen Empfehlungen zur *pharmakologischen Blockade der Schilddrüse* bei Risikopatienten vor hochgradiger Iodexposition sind nicht einheitlich, da entsprechende klinische Studien fehlen.

Prävention einer iodinduzierten Hyperthyreose

- Bei fehlendem Hinweis auf Schilddrüsenerkrankung und normalem TSH keine Maßnahmen
- bei *subklinischer* Hyperthyreose (TSH supprimiert, fT3 und fT4 normal) und/oder TcTU > 2 % Möglichkeit des Einsatzes alternativer Methoden ohne Kontrastmittelgabe (MRT statt CT) prüfen
  bei Notwendigkeit der Kontrastmittelgabe medikamentöse Schilddrüsenblokkade durchführen:
  Perchlorat (Irenat®)
  500 mg (25 Gtt.) per os 2–4 h vor Kontrastmittelgabe
  500 mg (25 Gtt.) per os 2–4 h nach Kontrastmittelgabe
  anschließend 3 × 300 mg
  (3 × 15 Gtt.)/d für 7–10 Tage
  plus Thiamazol
  20 mg per os 2–4 h vor Kontrastmittelgabe
  anschließend 1 × 20 mg/d
  für 7–10 Tage
- bei *manifester* Hyperthyreose
  von *Kontrastmittelgabe Abstand nehmen*
  bei absolut dringlicher Indikation:
  Perchlorat (Irenat®) (s. oben)
  plus Thiamazol 40 mg per os 2–4 h vor Kontrastmittelgabe, anschließend 2 × 20 mg/d
  Dosisanpassung nach Verlauf

2.5 Früherkennung von Schilddrüsenkrankheiten

Schilddrüsenerkrankungen sind einer *Früherkennung* in besonderem Maße zugänglich. Die Erkrankungen kommen mit hoher Prävalenz in der Bevölkerung vor und schreiten häufig nur langsam über viele Jahre fort.

Prävalenzen von Schilddrüsenkrankheiten
- euthyreote Iodmangelstruma ca. 50 %
- manifeste Hypothyreose 1–2 %
- subklinische Hypothyreose ca. 6 %
- kongenitale Hypothyreose 1 : 5000
- manifeste Hyperthyreose 1–2 %
- differenziertes Schilddrüsenkarzinom 3 : 100 000
- medulläres Schilddrüsenkarzinom 0,3 : 100 000

2.5.1 Struma

Als ideales Verfahren zur Früherkennung der Struma steht die nichtinvasive, wenig belastende *Sonographie* der Schilddrüse zur Verfügung.

2.5.2 Schilddrüsenfunktionsstörungen

Zur Erkennung der *kongenitalen Hypothyreose* wird in Deutschland ein **TSH-Screening** aller Neugeborenen durchgeführt.

Fällt ein erhöhter TSH-Wert > 15 mU/l auf, wird eine 2. Serumprobe zur TSH und fT4-Messung eingeholt. Im Iodmangelgebiet findet sich eine Überlappung zwischen einer kongenitalen Hypothyreose und einer durch den Iodmangel hervorgerufenen Funktionsstörung. Im Zweifelsfall ist eine Therapie durchzuführen und ein späterer Auslaßversuch anzuschließen.

Die Wahrscheinlichkeit einer *erworbenen Schilddrüsenfehlfunktion* nimmt mit dem Alter zu.

Die Progression der *Autoimmunthyreoiditis* erfolgt klinisch inapparent und ist durch den sich über Jahrzehnte hinziehenden kontinuierlichen Übergang von der Euthyreose zur subklinischen Hypothyreose und schließlich manifesten Hypothyreose gekennzeichnet. Einen ähnlichen Verlauf nimmt die *Autonomie* der Schilddrüse, die lange euthyreot ohne wesentliche klinische Relevanz bleibt und nur sehr langsam über die subklinische Hyperthyreose zur manifesten Hyperthyreose fortschreitet.

Die *Frühdiagnose* kann sich *nicht* auf das typische klinische Bild stützen, sie erfordert,
- an oligo- oder monosymptomatische Verlaufsformen zu denken,
- die Differentialdiagnose einer Schilddrüsenfehlfunktion öfter einzubeziehen und
- die kostengünstige TSH-Bestimmung auch bei gering ausgeprägter oder fehlender Symptomatik häufiger einzusetzen.

2.5.3 Schilddrüsenkarzinom

Die Frühdiagnose der seltenen Schilddrüsenmalignome wird durch das sehr häufige Vorkommen gutartiger Knotenbildungen bei ca. 20–30 % der Bevölkerung im Iodmangelgebiet erschwert. Die schwierige diagnostische Aufgabe besteht darin,

- die wenigen Malignome nicht zu übersehen,
- sie von den gutartigen Läsionen abzugrenzen und einer operativen Therapie zuzuführen.

Einen entscheidenden Beitrag leistet die *Feinnadelbiopsie* von Schilddrüsenknoten. Die Indikation zur Durchführung einer Feinnadelpunktion, die eine äußerst niedrige Komplikationsrate aufweist und bei Wahl einer entsprechend dünnen Punktionsnadel keine Gefahr einer Verschleppung von Tumormaterial mit sich bringt, sollte daher großzügig gestellt werden. Es empfiehlt sich die sonographisch kontrollierte Punktion von echoarmen, szintigraphisch kalten oder klinisch suspekten Knoten ab einer Größe von 1 cm.

Eine Sonderform stellt das *medulläre Schilddrüsenkarzinom* dar, das als

- sporadische Form,
- familiäre Form,
- im Rahmen einer MEA IIa in Verbindung mit Phäochromocytom und Hyperparathyreoidismus und
- im Rahmen einer MEA IIb in Verbindung mit Phäochromozytom und neurokutanen Tumoren vorkommt.

Bei diesem Tumor bietet heute eine *genetische Untersuchung* (Durchführung *s. Schilddrüsentumoren, S. 83*), die das Vorliegen einer für die Entstehung des Malignoms verantwortlichen Mutation im RET-Protoonkogen erfaßt, eine entscheidende Möglichkeit der Früherkennung mit der kurativen Therapieoption einer präventiven Thyreoidektomie *(s. Untersuchungsmethoden, S. 163).*

Die *Aufgaben des* ***Genscreenings*** beinhalten die

- Differenzierung hereditärer von nicht vererbbaren Tumoren
- Identifizierung von Trägern des Onkogens
- Ermöglichung einer präventiven Therapie und Heilung der Erkrankung
- Einsparung belastender Folgeuntersuchungen bei Nichtträgern des Onkogens.

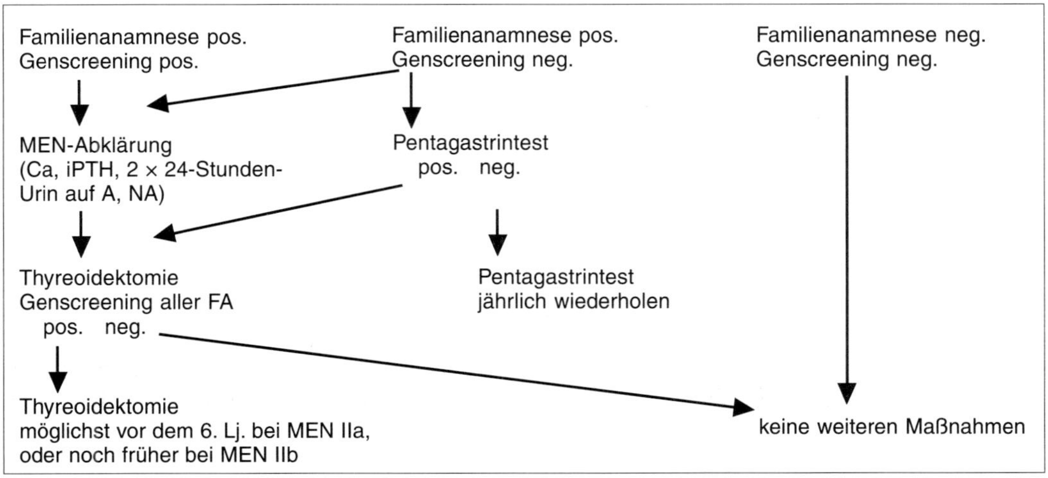

Abb. 18 Vorgehen bei Familienangehörigen von Patienten mit medullärem Schilddrüsenkarzinom

3 Spezielle Fragestellungen in verschiedenen Lebensabschnitten

3.1 Schilddrüse und Schwangerschaft

Der enge Zusammenhang zwischen Schilddrüse und Schwangerschaft wurde bereits im Altertum erkannt. Im alten Ägypten trugen Frauen ein enganliegendes Schilfband um den Hals, dessen Zerreißen als ein „positiver Schwangerschaftstest“ gewertet wurde.

Die besonderen Anforderungen der Schwangerschaft haben eine *Funktionssteigerung* der Schilddrüsenhormonproduktion um ca. 50 % zur Folge und führen zu einer begleitenden *Hypertrophie* des Organs, meßbar an einer physiologischen Zunahme des Schilddrüsenvolumens um 10–15 %. Als pathologische Varianten kommen funktionelle Fehlanpassungen und ein verstärktes *Strumawachstum* vor. Vorbestehende Schilddrüsenerkrankungen werden durch die Schwangerschaft in ihrer Ausprägung verändert.

3.1.1 Schilddrüsenfunktion in der Schwangerschaft

In der Schwangerschaft besteht eine *duale Regulation* der Schilddrüse durch das *hypophysäre* Hormon TSH und *plazentare* Faktoren, insbesondere hCG und dessen Varianten (Abb. 19). Das hCG-Molekül ist mit

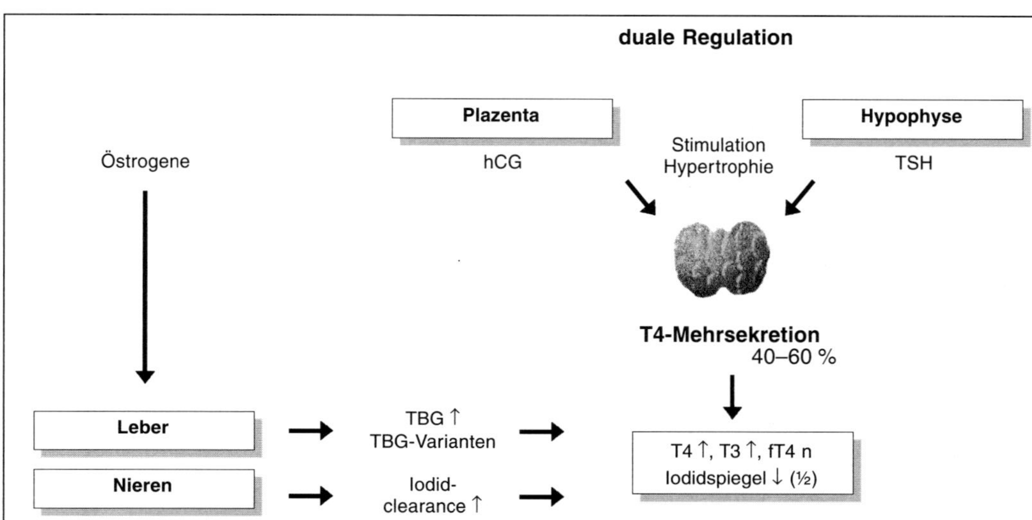

Abb. 19 Physiologische Regulation der Schilddrüse in der Schwangerschaft

TSH strukturverwandt und zeigt eine Kreuzreaktion mit dem humanen TSH-Rezeptor. Die Hormone TSH und hCG zeigen physiologischerweise während der Schwangerschaft einen gegenläufigen Verlauf. Zur Zeit der höchsten Serum-hCG-Konzentrationen zwischen der 8. und 14. SSW fällt das TSH ab und erreicht mit rückläufigen hCG-Spiegeln im 2. und 3. Trimenon wieder die Ausgangswerte. Bei bis zu 20 % der Frauen kommt es zu einer kurzzeitigen *plazentaren Überstimulation* mit kompletter Suppression des TSH bei noch adäquaten freien fT4- und fT3-Konzentrationen im Sinne einer subklinischen Hyperthyreose; bei 1–2 % der Frauen tritt eine manifeste *Schwangerschaftshyperthyreose* auf.

Der Schilddrüsenhormonstoffwechsel der Schwangeren ist durch eine *physiologische* ***Hyperthyroxinämie*** gekennzeichnet, die nicht mit einer Hyperthyreose zu verwechseln ist. Als Folge der hohen Östrogenspiegel wird eine Mehrproduktion und eine verstärkte, seinen Abbau verzögernde Glykosilierung des hepatisch gebildeten *Thyroxin-bindenden Globulins* (TBG) induziert. Der Anstieg des Bindungsproteins muß, um die freien Hormonspiegel aufrechtzuerhalten, durch einen Anstieg der Gesamthormonkonzentrationen (T3 und T4) aufgefangen werden.

Die *Serumiodidspiegel* der Mutter fallen in der Schwangerschaft auf Grund einer erhöhten renalen Clearance und des Iodverbrauchs durch den Feten auf ca. die Hälfte des Ausgangswertes ab. Bei Unterschreitung eines kritischen Wertes ist die Iodbereitstellung zur Aufrechterhaltung der normalen Hormonsynthese nicht mehr adäquat, und es tritt eine *relative Hypothyroxinämie* ein.

3.1.2 Plazentarer Transfer

Die Plazenta stellt eine *Schranke* zwischen mütterlichem und fetalem Kreislauf dar. Mütterliche Schilddrüsenhormone können die Plazenta nur in geringem Maße passieren. Im Falle einer kongenitalen Hypothyreose reicht dies nicht aus, um normale Schilddrüsenhormonspiegel im fetalen Blut zu erreichen. Iod und Schilddrüsenantikörper können die Plazenta gut passieren (Abb. 20).

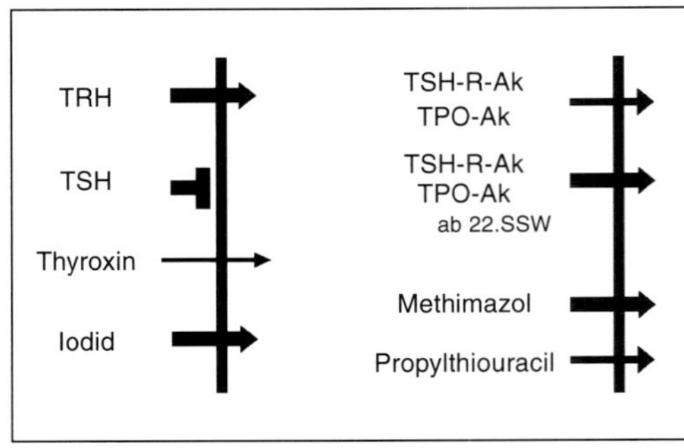

Abb. 20 Plazentarer Transfer verschiedener Substanzen

3.1.3 Entwicklung der fetalen Schilddrüse

Die Schilddrüse entwickelt sich aus dem Ektoderm der Schlundtasche am Zungengrund (Foramen coecum) und wandert unter Ausbildung des später im Regelfall wieder obliterierenden Ductus thyreoglossus (Persistenz als Zungengrundstruma, dystopes Schilddrüsengewebe, Halszysten, Lobus pyramidalis) bis zur 7. Schwangerschaftswoche nach caudal in ihre übliche Position als paariges Organ unterhalb des Kehlkopfes.

Die Ontogenese der Schilddrüse kann in 3 Phasen eingeteilt werden:

- hypothalamisch-hypophysäre Reifung (8.–10. SSW)
- Organogenese mit Fähigkeit zur Iodaufnahme und Hormonbildung (10.–12. SSW) und
- funktionelle Reifung des Regelkreises, die langsam erfolgt und über den Geburtszeitpunkt bis in den 1. und 2. Lebensmonat reicht.

Die Hormonkonzentration von T4, T3, TSH und TBG zeigt von der 18.–40. Schwangerschaftswoche einen kontinuierlichen Anstieg. Die T3-Spiegel des Feten sind über die gesamte Gestationszeit niedriger als die maternalen T3-Konzentrationen. Zur Zeit der Geburt erfolgt physiologischerweise ein abrupter, rasch abklingender Anstieg des TSH (auf ca. 10 mU/l) und der peripheren Hormone. Die Autoregulation der Iodaufnahme ist erst ab der 36.–40. SSW möglich, so daß eine hohe Iodbelastung vor diesem Zeitpunkt zu einer Blockade der fetalen Hormonsynthese führt.

3.1.4 Struma

Die erhöhte Beanspruchung der Schilddrüse führt im Iodmangelgebiet zu einer vermehrten Organvergrößerung mit einer durchschnittlichen Volumenzunahme der Schilddrüse um 30–40 % und häufiger Ausprägung einer *Struma* bei Schwangeren. Nicht selten kommt es dabei zur Neuentstehung von *Schilddrüsenknoten.* Auch beim Feten führt der Iodmangel zur Entwicklung einer Struma. Bei schwerem Iodmangel ist mit einer Beeinträchtigung der *zerebralen Entwicklung* (geistigen Retardierung bis hin zum Kretinismus) zu rechnen. Die Veränderungen erweisen sich nach Beendigung der Schwangerschaft nur als *partiell reversibel,* so daß ihrer Vorbeugung eine entscheidende Bedeutung zukommt.

Iodidprophylaxe in der Schwangerschaft

Generelle Empfehlung 200 μg Iodid/d

- zum Ausgleich des erhöhten Iodbedarfs,
- zur Vorbeugung einer Struma der Mutter,
- zur Vorbeugung einer Struma des Feten und
- zur Verhinderung weiterer Iodmangelschäden

Bei Patienten mit vorbestehender Struma ist eine sonographische Überwachung und ggf. intensivierte Behandlung angezeigt.

Strumatherapie in der Schwangerschaft

- Iodid (200 μg/d),
- frühzeitige Kombination von Iodid mit Levothyroxin in einer nicht-TSH-suppressiven Dosierung (50–150 μg/d, Zielwert des TSH um 0,5 mU/l)

Die Iodzufuhr sollte wegen der erhöhten Empfindlichkeit der fetalen Schilddrüse gegenüber Iodid (Blockade der Hormonsynthese) 200–300 μg/d nicht übersteigen.

Bei Patientinnen mit bekannter Autoimmunerkrankung der Schilddrüse wird eine Reduktion der Iodidsupplementation auf 100 μg/d empfohlen.

3.1.5 Hyperemesis gravidarum

Bei 50 % der Frauen mit Schwangerschaftserbrechen findet sich eine *Schilddrüsenfehlfunktion.* Die Schwere des Erbrechens korreliert mit der Höhe der freien Schilddrüsenhormonkonzentrationen. Als Erklärung nimmt man an, daß bei diesen Patienten relativ *hohe hCG-Serumkonzentrationen* sowohl über die Aktivierung des *hCG-Rezeptors* die Östrogenproduktion steigern und dadurch das Erbrechen auslösen als auch über ihre Bindung an den *TSH-Rezeptor* die Schilddrüsenhormonsynthese anregen.

3.1.6 Hyperthyreose

In der Schwangerschaft haben wir es sowohl mit der spezifischen *Schwangerschaftshyperthyreose* als auch mit *vor-*

bestehenden Schilddrüsenerkrankungen zu tun. Eine ätiologische Differenzierung ist für die Therapiewahl wichtig (Tab. 32).

Die ***Schwangerschaftshyperthyreose*** tritt häufig in der Frühschwangerschaft (8.–20. SSW) zum Zeitpunkt der höchsten hCG-Serumkonzentrationen auf. Sie zeigt keine strenge Korrelation zur absoluten Höhe der hCG-Spiegel, bei niedrigem hCG-Spiegel < 50 000 ist diese Diagnose praktisch auszuschließen. Mit dem Abfall der hCG-Konzentrationen kommt es zu einer raschen Besserung und spontanen Rückbildung der Schilddrüsenfehlfunktion. Eine spezifische Behandlung ist in der Regel nicht erforderlich. Der kurzzeitige Einsatz eines Thyreostatikums empfiehlt sich nur bei sehr schweren klinischen Auswirkungen, ausgeprägten Zeichen einer Hyperthyreose und langanhaltendem Verlauf.

Auch *Erkrankungen des Trophoblasten* (Blasenmole, Chorionkarzinom und Hodentumoren) können über die Freisetzung von schilddrüsenstimulierenden Faktoren (hCG, hCG-Variantformen) eine Hyperthyreose unterhalten, die in ihrem Verlauf eng mit der Grunderkrankung assoziiert ist und nach erfolgreicher Resektion oder Chemotherapie der Tumoren rasch abklingt.

Bei vorbestehendem ***Morbus Basedow*** wird die immunologische Aktivität durch eine Schwangerschaft in charakteristischer Weise beeinflußt. Eine hohe Krankheitsaktivität und erhöhte Rezidivgefährdung bestehen in der Frühschwangerschaft und Postpartalzeit (3.–6. Monat), 2. und 3. Trimenon sind remissionsbegünstigende Zeitabschnitte.

Eine ***thyreostatische Therapie*** in der Schwangerschaft muß der gleichzeitigen Therapie von Mutter und Kind Rechnung tragen und weicht von dem bei einer nicht schwangeren Patientin üblichen Vorgehen ab. Die Indikation wird aus mütterlicher und kindlicher Sicht auf Grund der Abwägung der Risiken des Belassens des unbehandelten Zustandes und des Risikos der medikamentösen Behandlung gestellt. Das Risiko der unbehandelten Hyperthyreose stellt eine erhöhte Rate an Aborten und Frühgeburten, eine erhöhte perinatale Mortalität, die Gefahr der Auslösung einer thyreotoxischen Krise bei der Entbindung durch den Geburtsstreß und eine erhöhte fetale Mißbildungsrate (Herzfehler) dar. Die thyreostatische Therapie kann nach den vorliegenden Studien bei adäquater Durchführung die Komplikationen des Schwangerschaftsverlaufs verhüten, die kindliche Mißbildungsrate in den Normbereich senken und ist selbst in niedriger Dosierung nicht teratogen.

Indikation zur thyreostatischen Therapie
- Hyperthyreose in der Schwangerschaft (Morbus Basedow)

Keine Indikation (in der Regel)
- subklinische Hyperthyreose

Tab. 32 Differentialdiagnose einer Schwangerschaftshyperthyreose und eines Morbus Basedow

Schwangerschaftshyperthyreose	**Morbus Basedow**
• keine vorbestehende Schilddrüsenerkrankung • Hyperemesis gravidarum • Auftreten in der Frühschwangerschaft oder bei Erkrankungen des Trophoblasten • fehlende Schilddrüsenautoantikörper • unauffälliger sonographischer Befund • hohe hCG-Spiegel (> 50 000 U/l)	• vorbestehende Autoimmunerkrankung • Verschlechterung in der Frühschwangerschaft • nachweisbare Schilddrüsenautoantikörper (TSH-R-Ak, TPO-Ak) • Echoarmut der Schilddrüse im Sonogramm

- Schwangerschaftshyperthyreose
- Hyperthyreose bei hCG-produzierenden Tumoren (Blasenmole, Chorionkarzinom, Hodentumoren)

Durchführung

- Obgleich theoretische Überlegungen (geringere Plazentagängigkeit) Propylthiouracil gegenüber Thiamazol vorteilhafter erscheinen lassen, ergibt sich aus klinischer Erfahrung keine Präferenz des einen oder anderen Medikamentes.
- Die Dosis des Thyreostatikums ist möglichst niedrig zu wählen. Eine Kombination mit Levothyroxin verbietet sich aus diesem Grunde.
  Anfangsdosis 10–20 mg/d Thiamazol, Erhaltungsdosis 2,5–5 mg/d Thiamazol täglich.
- Therapieziel ist es, auf Grund der Mitbehandlung des Feten, die freien Schilddrüsenhormonkonzentrationen der Mutter lediglich in den oberen Normbereich an der Grenze zur Hyperthyreose abzusenken und einzustellen, bei weiterhin supprimiertem TSH.
  Beachte: Die fluktuierende Krankheitsaktivität erfordert engmaschige Kontrolluntersuchungen (TSH, fT4, fT3) in 2- bis 4wöchigen Abständen und wiederholte Dosisanpassungen. Im 2. Trimenon kann nicht selten ein Auslaßversuch vorgenommen werden, mit anhaltender Remission der Erkrankung bis zur Entbindung.
- Wegen einer erhöhten Rezidivgefährdung ist in der Stillzeit eine Überwachung erforderlich. Eine niedrig dosierte Gabe der Thyreostatika (Thiamazol bis 15 mg, Propylthiouracil bis 150 mg/d) ist bei Bedarf trotz des Übertritts der Pharmaka in die Muttermilch unbedenklich möglich, da sie nach den Ergebnissen der vorliegen Untersuchungen ohne Einfluß auf die kindliche Schilddrüsenfunktion bleibt. Bei hohen Dosen ist die kindliche Schilddrüsenfunktionslage zu überwachen.
- Die Bestimmung der TSH-Rezeptorantikörper in der Schwangerschaft ist nützlich. Da Antikörper diaplazentar übertragen werden, ist die Auslösung einer fetälen oder neonatalen Hyperthyreose bei hohen Antikörpertitern möglich. Wichtig ist, daß das kindliche Hyperthyreoserisiko auch besteht, wenn die Mutter selbst nach Durchführung einer ablativen Therapie euthyreot ist und keiner Therapie bedarf, jedoch noch hohe TSH-R-Ak-Titer in der Zirkulation aufweist.
- Die pädiatrische Überwachung des Kindes stützt sich im wesentlichen auf ein Herzfrequenzmonitoring und die sonographische Untersuchung hinsichtlich einer Strumaentwicklung. Die Bestimmung der Schilddrüsenhormone im Nabelschnurblut (spezielle Referenzwerte) ist möglich, jedoch nur selten erforderlich.

Im seltenen Falle des Vorliegens einer *Autonomie* der Schilddrüse ist, wenn möglich vor Eintritt der Schwangerschaft, bei klinischer Relevanz (manifeste oder subklinische Hyperthyreose, TcTUsuppr. > 2 %) eine Sanierung anzustreben. Ansonsten kann überbrückend eine thyreostatische Therapie durchgeführt und die definitive Sanierung aufgeschoben werden.

Eine *Radioiodtherapie* in der Schwangerschaft ist absolut kontraindiziert. Nach einer Radioiodtherapie ist eine halb- bis einjährige sichere *Antikonzeption* zu empfehlen.

Eine ausnahmsweise notwendige *Strumaoperation* wird am sichersten im 2. Trimenon durchgeführt.

3.1.7 Hypothyreose

Bei vorbestehender *primärer Hypothyreose* wird erfahrungsgemäß auf Grund des Mehrbedarfs an Schilddrüsenhormonen während der Schwangerschaft bei vielen Patientinnen eine Steigerung der Substitutionsdosis (im Durchschnitt um 50 µg/d) notwendig. Die Dosisfestlegung erfolgt individuell an Hand der TSH-Kontrolle (normales TSH anstreben).

Mit einer Häufigkeit von bis zu 10 % ist in der Postpartalzeit mit dem Auftreten einer ***Post-partum-Thyreoiditis*** zu rechnen. Die überwiegende Zahl der Erkrankungen verläuft milde und klinisch inapparent. Ursächlich liegt eine selbstlimitierende zytotoxische Autoimmunreaktion zugrunde. Der Verlauf ist ein- oder zweiphasig mit einer milden initialen hyperthyreoten Phase (2–3 Monate), bedingt durch die verstärkte Ausschüttung von Schilddrüsenhormonen aus destruierten Schilddrüsenfollikeln und anschließender, ebenfalls transienter Hypothyreose. Die Prognose ist gut, mit folgenloser Ausheilung innerhalb von 3–12 Monaten. Nur bei ca. 5 % der Fälle bleibt die Hypothyreose bestehen. Die Verdachtsdiagnose ergibt sich aus dem typischen Manifestationszeitpunkt. Es findet sich häufig ein geringgradiger Ansteig der TPO-Ak und seltener der TSH-R-Ak.

Differentialdiagnostisch sind ein Morbus Basedow (erhöhter Technetium-Uptake), eine Thyreoiditis de Quervain (Schmerzhaftigkeit, BKS-Beschleunigung) und eine Autoimmunthyreoiditis (vorbestehende Erkrankung, hohe TPO-Ak-Titer, Verlaufsbeobachtung) abzugrenzen.

Therapeutisch wird in der hyperthyreoten Phase eine symptomatische Therapie mit β-Blockern durchgeführt. Thyreostatika sind nicht indiziert, da sie die destruktionsbedingte Hormonausschüttung nicht verhindern können. Im Falle der Hypothyreose wird eine bedarfsgerechte Substitution mit Schilddrüsenhormonen eingeleitet, mit Auslaßversuch nach der zu erwartenden Erholungszeit von 6–12 Monaten.

Eine *sekundäre Hypothyreose* kann im Rahmen einer peripartalen HVL-Insuffizienz ***(Sheehan-Syndrom, Hypophysitis)*** auftreten. Leitsymptom ist die *Stillunfähigkeit* der Patientinnen. Die Diagnose wird durch das erniedrigte fT4 in Verbindung mit einem erniedrigten oder normalen TSH gestellt. Therapeutisch erfolgt die *Substitution* mit Levothyroxin (75–150 µg/d), die wegen der Möglichkeit der Provokation einer Addison-Krise erst *nach* Einleitung einer Substitution mit Hydrocortison begonnen werden darf.

3.1.8 Schilddrüsenkarzinom

Bei Diagnose eines differenzierten Schilddrüsenkarzinoms in der Schwangerschaft wird die notwendige *Operation* im 2. Trimenon angestrebt. Wird die Diagnose in der Spätschwangerschaft gestellt, kann nach vorliegenden Fallberichten die notwendige Operation u. U. ohne Nachteil bis zur termingerechten Entbindung aufgeschoben werden.

3.2 Schilddrüse und Perinatalzeit

3.2.1 Transiente Hypothyroxinämie bei Frühgeborenen

Frühgeborene weisen auf Grund ihres *Entwicklungsrückstandes* bei der Geburt eine transiente Hypothyroxinämie auf, die sich im Verlauf der nächsten Wochen selbst korrigiert und keine kongenitale Hypothyreose darstellt. Die Auswirkungen werden durch Iodmangel aggraviert. Die Frage der Substitutionsbedürftigkeit ist nicht geklärt.

3.2.2 Neugeborenenstruma

Die Neugeborenenstruma geht häufig auf einen Iodmangel zurück, seltener liegt eine Thyreostatikaüberdosierung oder Iodverwertungsstörung zugrunde. Sie kann in seltenen Fällen ein Geburtshindernis darstellen. Die Erkrankung ist einer Iodidprävention gut zugänglich.

3.2.3 Neonatale Hyper-/Hypothyreose

Eine neonatale Hyperthyreose kann durch diaplazentaren Transfer von TSH-Rezeptorantikörpern einer Mutter mit Morbus Basedow ausgelöst werden. Mit dem natürlichen Abbau der Antikörper ist die Erkrankung nach einigen Monaten selbstlimitierend. Aufgrund unterschiedlicher Halbwertszeiten von schilddrüsenstimulierenden und -blockierenden Antikörpern sind Übergänge einer Hyper- in eine transiente Hypothyreose möglich.

Seltenere nichtimmunogene hereditäre Formen einer neonatalen Hyperthyreose sind die nichtimmunogene familiäre Hyperthyreose (genomische TSH-Rezeptormutation) oder die Hyperthyreose im Rahmen eines McCune-Albright-Syndroms (G-Protein-Mutation) und die hypophysäre Resistenz gegen Schilddrüsenhormone. Diagnostisch können die Erkrankungen bereits beim Neugeborenen-Hypothyreosescreening auffallen. Bei den beiden ersten Formen wird in der Regel nach thyreostatischer Ersttherapie über eine operative Sanierung zu entscheiden sein, bei dem Resistenzsyndrom kommt eine Behandlung mit Triiodessigsäure (TRIAC) in Betracht.

3.2.4 Kongenitale Hypothyreose

Die wesentlichen Ursachen der kongenitalen Hypothyreose sind

- Anlagestörung (Agenesie, Aplasie, Hypoplasie, Ektopie, Zungengrundstruma)

- Iodverwertungsstörung (Defekt des Ioditransporters, der Schilddrüsenperoxidase, Thyreoglobulinsynthese, Iodthyreosylkopplungsreaktion, Deiodase oder Thyreoglobulinfreisetzung)
- TSH-Rezeptormutation, Schilddrüsenhormonresistenz
- wachstumsinhibierende Autoantikörper

Reversible Störungen
- ausgeprägter Iodmangel
- Iodexzeß
- Medikamenteneinwirkung (z. B. Thyreostatika)

Für die Frühdiagnose einer kongenitalen Hypothyreose entscheidend ist das *TSH-Screening der Neugeborenen.* Bei einer *Aplasie* der Schilddrüse ist Thyreoglobulin im Serum nicht nachweisbar. Eine *Dyshormonogenese* ist durch ein erhöhtes TSH sowie eine erniedrigte freie Schilddrüsenhormonkonzentration in Verbindung mit einer *Struma* gekennzeichnet. Die szintigraphische Untersuchung und ein *Perchlorat-Discharge-Test* sind diagnostisch hilfreich. Die Kombination einer Iodverwertungsstörung (Struma oder seltener Hypothyreose) mit einer Innenohrschwerhörigkeit wird als *Pendred-Syndrom* *(s. S. 146)* bezeichnet. Bei TSH-Rezeptormutationen und Schilddrüsenhormonresistenzsyndromen sind molekularbiologische Spezialuntersuchungen weiterführend.

Klinische Symptome einer kongenitalen Hypothyreose sind
Icterus prolongatus, Fütterungsschwierigkeiten, gestörtes Eßverhalten, Gedeihstörung, Inaktivität, Obstipation, Hypotonie, Nabelhernie, Makroglossie, trockene Haut, typischer Gesichtsausdruck, offene hintere Fontanelle und verminderte Skelettreife.

Therapeutisch ist eine möglichst frühzeitige Substitutionsbehandlung entscheidend wichtig, um eine dauerhafte Störung der geistigen Entwicklung so gering wie möglich zu halten. Eine völlige Normalisierung (psychologische und neurologische Defizite, verminderter IQ) gelingt meist nicht, da der Hormonmangel bereits intrauterin wirksam ist. Die klinische Symptomatik und Rückstände in der Größenentwicklung und Skelettreifung sind bei frühzeitigem Therapiebeginn und adäquater Dauertherapie vollständig reversibel.

Die Therapie wird mit 50 µg/d Levothyroxin begonnen und die Dosis durch Kontrolluntersuchungen nach 2 Wochen, 3, 6 und 12 Monaten angepaßt. Es wird ein TSH-Wert zwischen 0,5 und 3 mU/l angestrebt. Empfehlungen zur *Dosierung* von Levothyroxin bei kongenitaler Hypothyreose:

Neugeborene, 0–3 Monate
10–15 µg/kg KG Levothyroxin

Säuglinge, 3–6 Monate
8–10 µg/kg KG Levothyroxin

Kleinkinder, 6–24 Monate
8–10 µg/kg KG Levothyroxin

Kinder, 2–10 Jahre
4–6 µg/kg KG Levothyroxin

3.3 Schilddrüse und Kindesalter

Die Größenzunahme der Schilddrüse geht parallel zur Entwicklung von Körpergröße und Körpergewicht. Ein Iodmangel wirkt sich bei Kindern auf Grund einer im Vergleich zu Erwachsenen erhöhten renalen Iodidclearance stärker aus.

Schilddrüsenvolumina bei Kindern
(obere Referenzwerte)

• Neugeborene	< 1–2 ml
• Kinder unter 5 Jahren	< 5 ml
• Kinder 6–10 Jahre	< 5–9 ml
• Kinder 11–14 Jahre	< 9–14 ml
• Jugendliche 15–18 Jahre	< 16–18 ml

3.3.1 Struma

Bei Überschreitung der altersentsprechenden Referenzwerte liegt eine Struma vor. Ursächlich kommt in erster Linie ein alimentärer Iodmangel in Betracht. Andere seltene Erkrankungen *(s. Struma, S. 4)* sind differentialdiagnostisch abzugrenzen. Die Diagnose stützt sich auf die Sonographie und Bestimmung von TSH und fT4. Die *Therapie* der Struma mit *Iodid* zeigt in dieser Altersgruppe ein ausgezeichnetes Ansprechen.
Dosierungsempfehlungen:

- Kinder unter 10 Jahren
  100 µg Iodid/d
- Kinder über 10 Jahre
  100–200 µg Iodid/d
- Jugendliche ab 16. Lj.
  150–200 µg Iodid/d

3.3.2 Hyperthyreose

Eine Hyperthyreose im Kindes- und Jugendalter ist selten. Ursächlich kommt in erster Linie eine immunogene Hyperthyreose (Morbus Basedow) in Betracht.

Die Diagnose wird an Hand erhöhter peripherer Schilddrüsenhormonkonzentrationen und des supprimierten TSH sowie des positiven Antikörpernachweises (TSH-R-Ak, TPO-Ak) gestellt, entsprechend dem Vorgehen im Erwachsenenalter *(s. Hyperthyreose, S. 30)*.

Wichtig ist die differentialdiagnostische Abgrenzung und Erkennung einer ***familiären*** **nichtimmunogenen Hyperthyreose** bei Vorliegen einer *TSH-Rezeptormutation,* die zur konstitutiven Aktivierung des Rezeptors und zum klinischen Bild einer Hyperthyreose mit Struma diffusa oder nodosa ohne die für die Autoimmunerkrankung typische Echoarmut und ohne Antikörpernachweis führt. Selten wird bereits in der Jugendzeit eine unifokale oder multifokale Autonomie der Schilddrüse manifest.

Therapeutisch werden im Falle einer Basedow-Hyperthyreose im Kindesalter bevorzugt Thyreostatika eingesetzt.

- Die Therapiedauer ist bei höherer immunologischer Krankheitsaktivität im Kindesalter länger als im Erwachsenenalter (1–3 Jahre, in schweren Fällen bis zu 5 Jahren).
- Die mittlere Dosierung beträgt 0,5 mg/kg KG für Methimazol als einmalige Tages-

dosis und 4–6 mg/kg KG für Propylthiouracil verteilt auf 2–3 Tagesdosen.
- Eine Radioiodtherpie wird in Deutschland bei Kindern nicht empfohlen, obwohl sie in den USA üblich ist.
- Eine Operation ist in seltenen Fällen bei Unverträglichkeit der Thyreostatika, langjährig bestehender Hyperthyreose oder mechanischen Komplikationen indiziert.
- Kann das Kindes- und Jugendalter erfolgreich überbrückt werden, bestehen später gute Chance einer Remission der Erkrankung.

3.3.3 Hypothyreose

Im Kindesalter kommen in erster Linie *angeborene* oder *genetische* Erkrankungen *(s. Hypothyreose, S. 54, Tab. 18)* in Betracht, eine Autoimmunthyreoiditis ist selten (positive TPO-Ak).

Besonderheiten der klinischen Präsentation in diesem Lebensabschnitt beinhalten:

Mentale Retardierung, Kleinwuchs, allgemeine Entwicklungsverzögerung, verzögerte Knochenreifung, eine verspätete Pubertätsentwicklung oder auch eine Pubertas praecox (infolge erhöhter Gonadotropine), Muskelpseudohypertrophie, Hypertrichosis, Hirsutismus, Galaktorrhö, Zyklusstörungen (Hypomenorrhö, Menorrhagien).

An *biochemischen* Abnormalitäten sind, abgesehen von dem erniedrigten fT4 und erhöhtem bzw. erniedrigtem TSH bei sekundärer und tertiärer Hypothyreose, häufig weitere Störungen der HVL-Partialfunktionen nachweisbar (Prolaktinerhöhung, Erhöhung der Gonadotropine).

Die *Therapie* erfolgt durch Levothyroxinsubstitution in individueller TSH-adaptierter Dosierung (Ziel: Normalisierung des TSH).

Die Therapie ist in halbjährlichen Abständen zu überwachen. Die optimale Einstellung der Medikation und Compliance des Patienten sind für den Therapieerfolg entscheidend. Eine Unterdosierung hat psychoneurologische Entwicklungsdefekte, geistige Retardierung und Minderwuchs zur Folge. Eine Überdosierung führt zu beschleunigter Knochenreifung und vorzeitiger kranialer Synostose mit der Gefahr erhöhten Hirndruckes und beeinträchtigt die mentale Entwicklung.

Anhaltspunkte zur *Levothyroxin-Dosierung* im Kindesalter
- Kinder 2–5 Jahre
  ca. 6 µg/kg KG Levothyroxin
- Kinder 6–10 Jahre
  ca. 4 µg/kg KG Levothyroxin
- Kinder/Jugendliche 11–16 Jahre
  3–4 µg/kg KG Levothyroxin
- Jugendliche > 16 Jahre
  2–3 µg/kg KG Levothyroxin

3.3.4 Schilddrüsenkarzinom

Schilddrüsenknoten sind im Kindesalter mit größerer Wahrscheinlichkeit maligne als im Erwachsenenalter. Sie bedürfen in jedem Falle einer sorgfältigen Abklärung und großzügigen Indikationsstellung zur operativen Entfernung und histologischen Untersuchung.

Bei dem Sonderfall eines hereditären medullären Schilddrüsenkarzinoms sollte heute mit der Möglichkeit eines genetischen Nachweises des verantwortlichen RET-Onkogens möglichst vor Ausbruch der Erkrankung eine präventive Thyreoidektomie, d. h. vor dem 6. Lebensjahr bei MEN IIa und vor dem 1. Lebensjahr bei MEN IIb durchgeführt werden *(s. Früherkennung von Schilddrüsenkrankheiten, S. 113).*

3.4 Schilddrüse und hohes Alter

Der physiologische, altersbedingte Abfall der Schilddrüsenhormonkonzentrationen ist gering.

Schilddrüsenerkrankungen nehmen mit dem Lebensalter zu. Dies gilt für die Hypothyreose und Hyperthyreose gleichermaßen, die unter Einbeziehung ihrer *subklinischen* Manifestationen bei älteren Menschen eine Häufigkeit von bis zu 10 % erreichen. Auch die Struma nimmt im Alter im Gegensatz zu einer verbreiteten Ansicht keineswegs ab, sondern zeigt im günstigsten Falle eine Befundkonstanz, in zahlreichen Fällen aber auch eine kontinuierliche Größenzunahme über das 7. Lebensjahrzehnt hinaus. Die Erkrankungen erfahren häufig Abweichungen von ihrer typischen Ausprägung, wie wir sie bei jüngeren Patienten kennen, werden durch Erscheinungen des normalen Altersprozesses überlagert und durch eine Multimorbidität des Patienten in ihren Auswirkungen auf verschiedene Organsysteme aggraviert. Die Diagnose ist oft schwierig, und es erfordert besondere Aufmerksamkeit, Schilddrüsenerkrankungen im Alter nicht zu übersehen.

3.4.1 Struma

Die immer noch zu oft geübte Praxis einer Nichtbeachtung des Krankheitswertes einer Struma führt zu einer Verlagerung des Problems in das hohe Alter. Mit zunehmender Zeitdauer des Bestehens einer Struma kommt es zu einer verstärkten Ausbildung von regressiven Veränderungen und Knotenbildungen in der Schilddrüse. Vormals euthyreote Strumen zeigen im Verlauf von Jahrzehnten infolge einer kontinuierlichen *Proliferation autonomer Zellklone* einen Übergang in die subklinische und schließlich manifeste Hyperthyreose. Die Aussichten auf eine Reversibilität der Veränderungen durch therapeutische Maßnahmen werden auf Grund dieser Entwicklung zunehmend schlechter.

Diagnostisch ist daher im Gegensatz zum Vorgehen beim Jugendlichen, das sich meist auf die Sonographie und Bestimmung des basalen TSH beschränken kann, in vielen Fällen eine umfangreiche Abklärung angezeigt:

- TSH, fT4, fT3 (oder T3)
- Sonographie
- quantitative Szintigraphie und evtl. Wiederholung der Szintigraphie mit Uptake-Messung unter Suppressionsbedingungen zur Abschätzung der Relevanz einer Autonomie und Beurteilung des Risikos einer iodinduzierten Hyperthyreose durch Kontrastmittelgabe
- Feinnadelpunktion zur Dignitätsbeurteilung von kalten Knoten
- Thoraxröntgenaufnahme zur Beurteilung einer substernalen Struma, Tracheazielaufnahme mit Saug- und Preßversuch und Lungenfunktion zur Beurteilung des Vorliegens einer Trachealstenose bzw. Tracheomalazie

- HNO-ärztliche Untersuchung bei Heiserkeit zur Differenzierung einer altersbedingten Veränderung von einer Beeinträchtigung der Funktion des N. recurrens
- sowie eine weitergehende allgemeine internistische Abklärung und erforderlichenfalls Diagnostik zur Klärung der Operationsfähigkeit des Patienten und Einschätzung des Operationsrisikos

Die *medikamentösen Therapieoptionen* sind limitiert einsetzbar und von beschränkter Wirksamkeit.
- Im Falle eines bereits endogen supprimierten oder grenzwertigen TSH verbietet sich die Anwendung von Iod und Levothyroxin. Dies gilt auch bei Nachweis einer klinisch relevanten Autonomie mit einem TcTUsuppr. > 2 %.
- In den Fällen, in denen Iod (200 µg/d) oder Levothyroxin in nicht TSH-suppressiver Dosierung (50–100 µg/d) eingesetzt werden kann, wird durch die Behandlung im Gegensatz zum jüngeren Patienten meist keine Rückbildung der Struma erzielt. Bereits eine Verhinderung des weiteren Strumawachstums muß als Erfolg angesehen werden.

Die Entscheidung zur Strumaresektion ist häufig problematisch und individuell, unter Abwägung zahlreicher Einflußgrößen zu treffen. Hilfreich sind Antworten auf folgende Fragen:
- Besteht eine absolute Operationsindikation (z. B. Beeinträchtigung der Atmung, Tracheomalazie, Malignomverdacht)?
- Wie stark ist das Beschwerdebild und die Beeinträchtigung des Patienten durch die Struma?
- Liegen zusätzliche extrathyreoidale Erkrankungen (z. B. obstruktive Lungenerkrankung, Herzinsuffizienz, Zenkersches Divertikel, Ösophaguskarzinom) vor?
- Wie ist der weitere Spontanverlauf (Strumawachstum, Gefahr einer Hyperthyreose) über die nächsten Jahre einzuschätzen (Befundkonstanz – rasche Zunahme)?
- Wie ist die Operationsfähigkeit des Patienten zu beurteilen?
- Können alternative Behandlungsverfahren (Radioiodtherapie) angewendet werden?

3.4.2 Hyperthyreose

Das Spektrum der Ursachen einer Hyperthyreose zeigt bei betagten Patienten im Vergleich zu jüngeren eine deutliche Verschiebung zu Gunsten einer *Autonomie* der Schilddrüse. Doch kommt ein Morbus Basedow im höheren Lebensalter durchaus vor, und es sollte auch an die seltene Koexistenz von Autonomie und Morbus Basedow in derselben Schilddrüse (Marine-Lenhart-Syndrom, Häufigkeit ca. 1 %) gedacht werden.

Die *klinische Symptomatik* im höheren Alter unterscheidet sich deutlich von der typischen Manifestation im jungen Alter:
- Es überwiegen mono- und oligosymptomatische Verlaufsformen sowie subklinische oder Grenzwerthyperthyreosen, die gänzlich inapparent verlaufen. Die Symptomarmut mag durch die schleichende langjährige Entwicklung einer Autonomie mit kontinuierlichem Übergang von der Euthyreose in die subklinische und schließlich manifeste Hyperthyreose bedingt sein.
- Das abrupte Einsetzen einer iodinduzierten Hyperthyreose oder einer Basedow-Hyperthyreose führt augenscheinlich zu Veränderungen.
- Dramatisch ist die Manifestation in Form einer thyreotoxischen Krise einer lange unerkannten Erkrankung nach einer Iodkontamination.

Symptome der Hyperthyreose im Alter sind: Antriebsarmut, allgemeine Schwäche, Ermüdbarkeit, Gewichtsabnahme, Inappetenz, Ödembildung, Herzinsuffizienz, Dyspnoe, Tachyarrhythmia absoluta, Angina pectoris, Verwirrtheitszustände, depressive Syndrome, Psychosen, plötzliche Besserung einer Hypercholesterinämie.

Der entscheidende *diagnostische* Beitrag besteht darin, an die Möglichkeit der Hyperthyreose zu denken.

Die Verdachtsdiagnose Hyperthyreose läßt sich einfach und kostengünstig durch Bestimmung des basalen TSH ausschließen oder erhärten.

Bei normalem TSH-Wert ist das Vorliegen einer Hyperthyreose praktisch auszuschließen (mit Ausnahme eines sehr seltenen TSH-produzierenden Hypophysentumors). Bei erniedrigtem TSH ergibt sich die Notwendigkeit einer erweiterten Diagnostik mit der Bestimmung der peripheren Schilddrüsenhormone fT4, fT3 (oder T3) zur Unterscheidung einer subklinischen von einer manifesten Hyperthyreose und mit dem Einsatz bildgebender Verfahren zur ätiologischen Einordnung der Erkrankung.

Die differentialdiagnostische Abklärung anderer Erkrankungen beinhaltet die *Gefahr einer Kontrastmittelgabe* und dadurch bedingten weiteren Verschlechterung der Hyperthyreose.

Therapeutisch stehen wie im jüngeren Lebensalter prinzipiell die drei Therapieoptionen Thyreostatika, Radioiodtherapie und Operation zur Verfügung.

Auf Grund der im Alter häufigeren Autonomie, der schwereren Auswirkungen eines Rezidivs und der zu erwartenden Notwendigkeit einer Kontrastmittelgabe ist in der Regel eine definitive Sanierung anzustreben.

- Eine uni-, multifokale, disseminierte Autonomie sowie ein Morbus Basedow sind bei nicht allzugroßer Struma (< 60 ml) in hervorragender Weise für eine Radioiodtherapie geeignet.
- Bei mechanischer Beeinträchtigung, großen Strumen, zusätzlichem Vorliegen kalter Knoten und gegebener Operationsfähigkeit wird nach entsprechender thyreostatischer Vorbehandlung bis zum Erreichen der Euthyreose eine funktionelle Strumaresektion anzustreben sein.
- Problematisch sind multimorbide Patienten mit schweren Begleiterkrankungen, denen weder eine Operation noch der stationäre Aufenthalt zur Durchführung einer Radioiodtherapie zugemutet werden kann.
  Hier bleibt oft nur die Alternative einer langfristigen, niedrig dosierten thyreostatischen Therapie durch den betreuenden Arzt. Meist kommt man dabei mit Dosen von 2,5–5 mg Thiamazol täglich aus. Bei der Autonomie erfolgt keine Zugabe von Levothyroxin (Monotherapie). Das TSH sollte in den niedrig normalen Bereich (ca. 0,5 mU/l) eingestellt werden. Eine Übertherapie mit Anstieg des TSH und konsekutiver Induktion eines Strumawachstums ist gerade bei der Langzeittherapie zu vermeiden. Bei dringlicher Notwendigkeit einer Kontrastmitteluntersuchung ist eine Blokkade der Schilddrüse mit einer kombinierten Gabe von Perchlorat und für die Dauer von 7–14 Tagen erhöhten Thiamazoldosis durchzuführen *(s. Kapitel 2.4.2, S. 100)*.
  Auch eine Sklerosierung von hyperfunktionellen Schilddrüsenknoten mit Alkohol *(s. S. 91)* ist zu überlegen.

3.4.3 Hypothyreose

Eine *Autoimmunthyreoiditis* kann lange Zeit bei positivem Antikörpernachweis (TPO-Ak) eine euthyreote Stoffwechsellage aufweisen und im Alter schicksalhaft in die subklinische und schließlich manifeste Hypothyreose übergehen. Häufig unerkannt bleibt eine Hypothyreose, die als *Spätmanifestation* nach einer bis zu 10 Jahre zurückliegenden *Radioiodtherapie* wegen einer Hyperthyreose auftritt.

Die *klinische Symptomatik* ist oftmals schwer einzuordnen, da sie dem normalen Alterungsprozeß ähnlich ist. Sie besteht in: allgemeinem Leistungsabfall, Müdigkeit, Antriebsarmut, Konzentrationsstörungen, verminderter Gedächtnisleistung, depressiver Stimmungslage, verstärkter Kälteempfindlichkeit, Gewichtszunahme. Der schleichende Beginn und die langsame Progredienz führen zu einem unmerklichen Verfall des Patienten.

Die Manifestation als *hypothyreotes Koma,* das durch Kälteexposition, Begleiterkrankungen, Operationen, Gabe von Sedativa und Narkotika ausgelöst werden kann, kommt selten vor.

Auf Grund der unsicheren klinischen Kriterien ist der frühzeitige Einsatz einer gezielten Labordiagnostik zu empfehlen.

Hier eignet sich in idealer Weise die Bestimmung des basalen TSH, das bei der primären Hypothyreose bereits im subklinischen Stadium erhöht ist. Bei erhöhtem TSH schließt sich die Bestimmung des fT4 zur Unterscheidung einer subklinischen oder manifesten Hypothyreose an. Eine sekundäre Hypothyreose tritt selten isoliert, meist im Rahmen einer HVL-Insuffizienz mit den Leitsymptomen eines blassen Patienten mit Verlust der Achsel- und Pubesbehaarung auf und zeigt laborchemisch ein erniedrigtes fT4 in Verbindung mit einem erniedrigten oder normalen TSH. Auch die sonographische Untersuchung mit Darstellung einer auffällig echoarmen kleinen Schilddrüse kann richtungsweisend für die Diagnose einer Autoimmunthyreoiditis sein und Anlaß für eine bestätigende Diagnostik (TSH, fT4, TPO-Ak) geben.

Differentialdiagnostisch darf das nicht substitutionsbedürftige sog. *Low-T3/T4-Syndrom,* das bei schweren Allgemeinerkrankungen auftritt, nicht mit einer Hypothyreose verwechselt werden.

Die *Behandlung* erfolgt durch Substitution mit reinem Levothyroxin. Thyroxin-Triiodthyronin-Kombinationspräparate sind heute nicht mehr üblich.

- Kontraindikationen für eine Substitutionstherapie mit Levothyroxin bei Hypothyreose gibt es nicht.
- Der Bedarf an Levothyroxin nimmt im Alter um ca. 30 % ab.
- Bei lange bestehendem Hormonmangel wird eine einschleichende Dosierung empfohlen, Beginn mit 25 µg/d.
- Bei guter Verträglichkeit kann die Dosissteigerung auf 100 µg innerhalb von Wochen erfolgen, bei Patienten mit kardialen Problemen (Angina pectoris) ist oft nur eine sehr langsame, schrittweise Dosisanpassung über Monate (Steigerung um 12,5–25 µg alle 4–6 Wochen) möglich.
- Bei vorbestehender Angina pectoris ist individuell sowohl eine Besserung als auch Verschlechterung (infolge des erhöhten Sauerstoffverbrauchs) nach Thyroxingabe möglich.
- Bei Neuauftreten von pektanginösen Beschwerden oder deren Zunahme unter Levothyroxin ist eine Dosisreduzierung zu empfehlen und eine kardiologische Diagnostik (Koronarangiographie mit möglicher Intervention) vor erneuter Dosissteigerung durchzuführen.

3.4.4 Schilddrüsenkarzinom

Differenzierte Schilddrüsenkarzinome haben ihren Häufigkeitsgipfel im jüngeren Lebensalter, können aber auch im hohen Alter noch vorkommen. Ein Teil der pathohistologisch nachweisbaren Mikrokarzinome wird zu Lebzeiten nicht manifest. Der Anteil an undifferenzierten anaplastischen Schilddrüsenkarzinomen nimmt im Alter zu.

Diagnostisch bedeutet dies, daß ein neuaufgetretener Schilddrüsenknoten beim älteren Menschen malignitätsverdächtig ist und einer eingehenden Abklärung (Sonographie, Szintigraphie, Feinnadelpunktion, evtl. histologische Abklärung) bedarf.

Therapie der Wahl des Schilddrüsenkarzinoms ist in jedem Fall

- die *totale Thyreoidektomie* mit zusätzlicher Dissektion der Lymphknoten im paratrachealen und parajugulären Kompartiment, gegebenenfalls auch die Entfernung von Lymphknoten im zentralen Kompartiment.
- Bei gesichertem Befall eines Lymphknotens wird der Eingriff durch eine modifizierte Neck-dissection auf der Tumorseite ergänzt.
- Im Falle eines papillären Mikrokarzinoms wird beim älteren Patienten auf Grund einer schlechteren Prognose die beim jungen Patienten geübte Praxis eines begrenzten Eingriffes (Hemithyreoidektomie) nicht empfohlen.
- Beim anaplastischen Karzinom ist die möglichst frühzeitige und radikale operative Entfernung des Tumors von besonderer prognostischer Bedeutung, da dieser Tumortyp einer Radioiodtherapie nicht zugänglich ist.
- Eine perkutane Nachbestrahlung wird beim undifferenzierten Karzinom zur Verhinderung eines Lokalrezidivs generell empfohlen.

4 Schilddrüse und wichtige Organfunktionen

4.1 Schilddrüse und Herz

4.1.1 Hyperthyreose

Bereits bei der Erstbeschreibung der Hyperthyreose durch Parry im Jahre 1786 wurde eine kausale Beziehung zwischen einer Vergrößerung des Herzens und der Schilddrüse geknüpft. Schilddrüsenhormone wirken *direkt* am Myozyten, beeinflussen die Herzaktion über das sympathikoadrenale System und weisen über zirkulatorische Veränderungen *indirekte* Effekte am Herzen auf.

Das aktive Hormon *Triiodthyronin* bewirkt nach seiner Entstehung (Konversion, 5´-Deiodase) aus Thyroxin und Passage des Sarkolemms durch Bindung an spezifische Rezeptoren im Zellkern eine Steigerung der Gentransskription und Proteinsynthese. Es kommt allgemein zur Hypertrophie der Zelle und in spezifischer Weise zu Veränderungen der Myosinbildung und Kontraktilität des Myozyten. Bei Hypothyreose wurde tierexperimentell eine bevorzugte Bildung einer bestimmten *Myosin-Isoform* (V3) gezeigt, die sich durch eine verminderte ATPase-Aktivität und Kontraktionsgeschwindigkeit auszeichnet. Schilddrüsenhormone stimulieren die SR(sarcoplasmic reticulum)-Kalzium-ATPase, wodurch der Kalziumeinstrom verstärkt und die diastolische Relaxation beschleunigt wird, und regen die Na-K-ATPase an, wodurch die Digitalisempfindlichkeit bei Hypothyreose vermindert wird. Der erhöhte ATP-Verbrauch führt zu einer geringeren Effizienz.

Die verstärkte *sympathikoadrenale Aktivität* bei Hyperthyreose ist nicht auf erhöhte Katecholaminspiegel zurückzuführen, sondern auf Rezeptorebene durch eine Zunahme der β-adrenergen Rezeptoren und Änderungen der Signalübertragung mit Steigerung von stimulierenden G-Proteinen (Gsα) und Abnahme von inhibierenden G-Proteinen (Gi) zu erklären. *Indirekte Wirkungen* ergeben sich über eine Steigerung der metabolischen Rate und einen erhöhten Sauerstoffbedarf mit verminderter Tonizität der glatten Muskulatur und Abfall des peripheren Widerstandes.

Kardiovaskuläre Symptome prägen das typische Krankheitsbild der Hyperthyreose.

- Bei jugendlichen Patienten steht der chronotrope Effekt mit auch nachts anhaltender Ruhetachykardie und Palpitationen im Vordergrund.
- Bei älteren Patienten stellt häufig ein Vorhofflimmern mit Tachyarrhythmia absoluta einschließlich der Komplikation embolischer Ereignisse einen ersten und alleinigen Hinweis auf eine beginnende Hyperthyreose dar. Die Herzrhythmusstörung kann bereits bei subklinischer Hyperthyreose auftreten.
  Beachte: Bereits bei einer subklinischen Hyperthyreose wurde ein dreifach *erhöhtes Risiko* für das Auftreten eines Vorhofflimmerns über einen Zeitraum von 10 Jahren im Vergleich zu schilddrüsengesunden Personen nachgewiesen.

- Häufig läßt sich eine Belastungsdyspnoe erfragen, ohne daß ein röntgenmorphologisches Korrelat besteht.
- Weitere Manifestationen stellen eine Herzinsuffizienz mit Lungenstauung und Beinödemen sowie pektanginöse Beschwerden dar.

Die *Auskultation* kann einen 3. Herzton, ein funktionelles Systolikum sowie den Befund einer Mitral- oder Trikuspidalinsuffizienz (auf Grund einer reversiblen Papillarmuskeldysfunktion) ergeben.

Die *Hämodynamik* ist durch eine hohe Auswurfleistung bei erhöhtem Schlagvolumen und erhöhter Herzfrequenz, eine gesteigerte diastolische Funktion, einen hohen kardialen Index (5–6 $l/min/m^2$) und erhöhte systolische Blutdruckwerte gekennzeichnet. Trotz gesteigerter Kontraktilität und erhöhter Auswurfsleistung kommt es paradoxerweise vor allem bei älteren Patienten mit vorbestehenden Herzerkrankungen zum Herzversagen.

Im *EKG* können Sinustachykardie, Vorhofflimmern sowie unspezifische ST- und QT-Veränderungen nachweisbar sein.

Bei der *Echokardiographie* findet man eine Hypertrophie des linken Ventrikels, erhöhte Ejektionsfraktion, schnelle systolische Verkürzungszeit, einen verminderten Quotienten PEP/LVET und eine verkürzte Kontraktionszeit. Das systolische Zeitintervall ist verkürzt.

Ein *Mitralklappenprolaps* ist mit Autoimmunerkrankungen der Schilddrüse (Morbus Basedow, Autoimmunthyreoiditis), nicht mit der Schilddrüsenfunktion assoziiert; die Diagnosestellung ist wegen der eventuellen Notwendigkeit einer Antibiotikaprophylaxe bei Eingriffen (Zahnextraktion) relevant.

Therapeutisch werden β-Blocker (Propranolol 3 × 10–40 mg/d) zur symptomatischen Therapie der kardialen Übererregbarkeit bei Hyperthyreose mit gutem Erfolg eingesetzt.

Propranolol weist zusätzlich einen geringen Hemmeffekt auf die Konversion von T4 zu T3 auf. Kontraindikationen (Asthma bronchiale) sind zu beachten. Die Dosierung richtet sich üblicherweise nach der Herzfrequenz (Zielwert 80–90/min). Die Gabe von β-Rezeptorenblockern kann die hyperthyreosebedingte Dyspnoe verbessern, ist aber bei schlechter Pumpfunktion nur mit großer Vorsicht einzusetzen.

Die Wirksamkeit von Digitalis zur Frequenzsenkung bei absoluter Arrhythmie oder Therapie der Herzinsuffizienz ist bei der Hyperthyreose herabgesetzt, die therapeutische Breite des Medikamentes gering. Bei kardialen Symptomen ist bereits im Stadium der *subklinischen Hyperthyreose* eine schilddrüsenspezifische Therapie (z. B. Radioiodtherapie der funktionellen Autonomie) gerechtfertigt, wenn sie auch nicht in jedem Fall als alleinige Therapiemaßnahme zum Erfolg führt.

4.1.2 Hypothyreose

Das Myxödemherz wurde bereits 1918 von Zondek beschrieben. Neben hormonell biochemischen Alterationen kommt es zur Einlagerung von *Mukopolysacchariden* im Interstitium.

Die *kardiale Funktion* ist durch eine um ca. 30 % reduzierte Auswurfleistung bei abnehmendem Schlagvolumen und reduzierter Herzfrequenz gekennzeichnet, der periphere Widerstand nimmt zu, die Zirkulation des Blutes ist verlangsamt (kalte Extremitäten). Der Sauerstoffverbrauch ist herabgesetzt.

Die *klinische Symptomatik* ist oft unscheinbar:
Ermüdbarkeit, verminderte körperliche Belastbarkeit, Belastungsdyspnoe.

Die Bradykardie ist kein zuverlässiges Kriterium, da die Herzfrequenz eine geringe Korrelation zur Höhe der Schilddrüsenhormonspiegel im Serum aufweist. Eine

Pulsfrequenz von 70–80/min schließt eine Hypothyreose keineswegs aus.

Im fortgeschrittenen Stadium besteht eine Herzinsuffizienz mit Ödembildung. Die kardialen Ödeme sind im Gegensatz zum Myxödem eindrückbar. Differentialdiagnostisch ist ein bei Hypothyreose ebenfalls häufig anzutreffender Perikarderguß abzugrenzen.

Bis zu 20 % der Patienten mit Hypothyreose weisen auf Grund eines erhöhten Gefäßwiderstandes bei erniedrigtem Renin und Aldosteron eine arterielle Hypertonie (erhöhte diastolische Werte) auf, bei schweren Hypothyreosen bestehen dagegen eher hypotone Werte.

Das *Arterioskleroserisiko* ist bei Hypothyreose erhöht; eine koronare Herzerkrankung etwa doppelt so häufig wie in der Normalbevölkerung, obgleich es auf Grund des herabgesetzten Sauerstoffverbrauchs seltener zur symptomatischen Erkrankung (Angina pectoris, Myokardinfarkt) kommt.

Die Veränderungen des *Fettstoffwechsels,* die teilweise bereits bei subklinischer Funktionsstörung in geringer Ausprägung nachweisbar sind, betreffen einen Cholesterinanstieg, ungünstiges Verhältnis von HDL zu LDL-Cholesterin, LPa-Anstieg.

Ein Anstieg des Enzyms Kreatinkinase (CK-MM) und der LDH ist durch die hypothyreote Myopathie bedingt, selten kann auch die CK-MB-Fraktion erhöht sein.

Im *EKG* können folgende pathologische Befunde zu erheben sein:
Bradykardie, Niedervoltage, verlängerte QT-Zeit, T-Inversion, dome-shaped T-Welle bei Kindern.

Radiologisch fällt ein vergrößerter Herzschatten auf, der einer Herzinsuffizienz oder einem Perikarderguß entsprechen kann.

Bei der *Echokardiographie* ist ein Perikarderguß leicht zu erkennen. Das Septum weist eine Hypertrophie auf, so daß die Verwechslungsgefahr mit einer hypertrophen subaortalen Stenose besteht.

Therapeutisch spricht der Perikarderguß gut auf eine Levothyroxintherapie an und muß in der Regel nicht durch eine Punktion entlastet werden. Bei hypothyreosebedingter Hypertonie kommt es nach Thyroxingabe zu einem Abfall des Blutdrucks.

Das Neuauftreten einer *Angina pectoris* nach Beginn der Levothyroxingabe kann auf eine bisher durch den reduzierten Sauerstoffverbrauch maskierte koronare Herzerkrankung hinweisen und erfordert eine weitere, auch invasive Abklärung, die gleichzeitig die Möglichkeit einer therapeutischen Intervention bietet. Symptomatisch kann bei guter Pumpfunktion Propranolol gegeben werden.

4.1.3 Amiodaron-induzierte Schilddrüsenfunktionsstörungen

Das Antiarrhythmikum Amiodaron kann

- auf Grund seines hohen Iodgehalts (400 mg ⇒ 150 mg Iodid) bei Patienten mit einer Autonomie eine iodinduzierte *Hyperthyreose* (Typ I) auslösen (wobei keine strenge Korrelation zwischen den Serumamiodaron- und den Serumiodidspiegeln besteht),
- bei genetisch empfindlichen Individuen oder bestehenden Vorerkrankungen (Autoimmunthyreoiditis) durch die iodbedingte Blockade der Hormonsynthese eine *Hypothyreose* (mit erniedrigtem fT4 und erhöhtem TSH) hervorrufen,
- eine immunologisch vermittelte *medikamenteninduzierte Thyreoiditis* (Typ II, *s. Thyreoiditis, S. 74)* auslösen.
- infolge einer Konversionshemmung (Hemmung der Typ-I-Iodothyronin-5'-Deiodase) eine *Hyperthyroxinämie* verursachen, die bei normalem oder erniedrigtem T3 und normalem TSH nicht mit

einer Hyperthyreose zu verwechseln ist. Der regelmäßig zu beobachtende Anstieg unter Amiodaron von Gesamt-T4 und freiem T4 in Verbindung mit einem Abfall von Gesamt-T3 und freiem T3 und einem initialen Anstieg, späteren Abfall des TSH bis zur Suppression (direkte Hemmung der hypophysären TSH-Freisetzung) ist daher nicht therapiebedürftig.

- durch Bindung an T3-Rezeptoren im Zellkern als *T3-Rezeptorantagonist* wirken mit der Folge einer tendenziellen intrazellulären Hypothyreose.

Vor dem Einsatz des Medikamentes sollte eine Schilddrüsendiagnostik erfolgen. Eine *Verschlechterung* einer Rhythmusstörung unter der antiarrhythmischen Therapie kann auf eine Hyperthyreose hinweisen und sollte Anlaß für eine erneute Schilddrüsendiagnostik sein. Die amiodaroninduzierte Hyperthyreose ist aus therapeutischen Gesichtspunkten weiter zu unterteilen (Tab. 33).

Die *Therapie* erfolgt in differenzierter Weise. Bei iodinduzierter Hyperthyreose (Typ I) wird eine hochdosierte thyreostatische Therapie (Thiamazol 40 mg/d) bevorzugt in Kombination mit Perchlorat (3 x 300 mg, 3 x 15 Trpf.) durchgeführt, die allerdings wegen der hohen Iodbelastung oft erst nach Wochen anspricht. Die Hyperthyreose bei amiodaroninduzierter Thyreoiditis (Typ II) wird mit Glukokortikoiden behandelt *(s. Hyperthyreose, S. 40)*. Mischtypen werden durch Kombination beider Therapieprinzipien behandelt. Amiodaron sollte, wenn immer möglich, unter kontrollierten Bedingungen abgesetzt werden. Gelegentlich ist eine *Thyreoidektomie* bei krisenartiger Entgleisung oder absoluter Notwendigkeit der fortgesetzten Gabe des Medikamentes erforderlich.

Tab. 33 Differentialdiagnose und -therapie der amiodaroninduzierten Hyperthyreose

Iodinduzierte Hyperthyreose Typ I	**Hyperthyreose bei Thyreoiditis Typ II**
vorbestehende Schilddrüsenkrankheit Autonomie der Schilddrüse, Morbus Basedow	Keine vorbestehende Schilddrüsenkrankheit
Rasches Auftreten meist in den ersten Therapiewochen	Spätes Auftreten Monate bis Jahre nach Medikamenteneinnahme
Häufig Struma diffusa oder nodosa	Häufig nicht vergrößerte Schilddrüse
Sonographie: häufig Nachweis von Knoten	Sonographie: diffuse Echoarmut (Thyreoiditis) Dopplersonographie: verminderte Vaskularisation
Szintigraphie: teilweise trotz Iodbelastung hohe Radionuklidaufnahme	Szintigraphie: verminderte Speicherung
	Ausschüttung von Zytokinen deutlich erhöhte IL-6-Spiegel im Serum
Therapie mit Thiamazol und Perchlorat	Therapie mit Glukokortikoiden

4.2 Schilddrüse und Knochen

Ossäre Symptome gehören in der Regel nicht zu den hervorstechenden Symptomen einer Schilddrüsenfehlfunktion, dennoch kennen wir wichtige Auswirkungen auf den Knochen- und Mineralstoffwechsel. Eine seltene, spezifisch ossäre Beteiligung bei Morbus Basedow stellt die ***Akropachie*** dar, die durch eine keulenförmige Auftreibung der Finger- und Zehenendglieder und Periostverdickung der Metakarpalia gekennzeichnet ist und klinisch als Steifheit, weniger in Form von Schmerzen auffällt.

Die *Hyperthyreose* führt zu einem gesteigerten *Knochenumbau,* mit Zunahme sowohl des Knochenaufbaus als auch des Knochenabbaus.

Im Nettoeffekt überwiegt der Knochenverlust. Es findet sich eine erhöhte Zahl an Osteoklasten und Resorptionslakunen. Die Demineralisierung des Knochens kann zu einer milden, meist asymptomatisch verlaufenden ***Hyperkalzämie*** führen, mit meßbarem Anstieg insbesondere des freien ionisierten Kalziums im Serum, weniger häufig des Gesamtkalziums. In der Folge resultiert ein Abfall des intakten Parathormons und des aktiven Vitamins D_3. Die intestinale Kalziumresorption ist bei einem Mangel der beiden Hormone eingeschränkt, der renale Kalziumverlust infolge einer verminderten tubulären Rückresorption gesteigert. In-vitro-Versuche konnten eine direkte Wirkung der Schilddrüsenhormone T3 und T4 auf die Knochenresorption nachweisen. Weiterhin werden indirekte zytokinvermittelte Effekte diskutiert. Die Osteocalcin- und AP-Freisetzung ist erhöht, ein Effekt, der sich auch in der Zirkulation an einem Anstieg dieser Parameter nachweisen läßt. Die Osteoidbildung wird durch Schilddrüsenhormone verstärkt, ähnlich der Situation einer Osteomalazie, jedoch ist auch die Mineralisation der Matrix im Gegensatz zur Osteomalazie gesteigert. Da die gesteigerte Knochenneubildung bei der Hyperthyreose den Knochenabbau nicht vollständig kompensieren kann, kommt es zu einem progressiven Verlust an Knochenmasse und einer zunehmenden Demineralisierung des Knochens.

Osteodensitometrisch wurde eine verminderte Knochendichte der LWS, des Schenkelhalses und distalen Radius nachgewiesen. Nach einjähriger thyreostatischer Therapie war der Zustand reversibel und eine Zunahme der Knochendichte zu verzeichnen.

Für die Praxis ergibt sich als wichtigste Konsequenz, eine langdauernde hyperthyreote Stoffwechsellage, auch in Form einer Thyreotoxicosis factitia unter der Einnahme von Levothyroxin, zu vermeiden. Die Strumatherapie wird heute in nicht-TSH-suppressiver Einstellung durchgeführt. Bei zwingender Notwendigkeit einer langdauernden TSH-suppressiven Medikation bei Patienten mit differenziertem Schilddrüsenkarzinom ist darauf zu achten, daß *keine Überbehandlung* stattfindet (T3 im Normbereich!) und eine periphere Euthyreose besteht.

Bei der *Hypothyreose* ist das Stoffwechsel- und Umbauniveau des Knochens reduziert, die Nettobilanz der Knochenmasse bleibt jedoch meist erhalten und es ergeben sich keine wesentlichen klinischen Folgen im Erwachsenenalter.

Bei Feten, Neugeborenen und wachsenden Kindern führt die Hypothyreose zu einer verzögerten Knochenreifung. Die Körperendgröße ist bei zu später oder ungenügender Behandlung reduziert. Bei Übertherapie oder Hyperthyreose kommt es zu einem akzelerierten Skelettwachstum.

4.3 Schilddrüse und Stoffwechsel

Die *Gewichtsabnahme* stellt ein Leitsymptom der Hyperthyreose dar. Schon frühzeitig wurde eine katabole Wirkung der Schilddrüsenhormone bei gesteigertem O_2-Verbrauch nahezu aller Gewebe und erhöhtem respiratorischen Quotienten nachgewiesen.

In den Mitochondrien wird infolge erhöhter Schilddrüsenhormonkonzentrationen die sauerstoffverbrauchende Produktion des Energieträgers ATP angeregt. Folgen der gesteigerten und teilweise ineffizienten Energiebildung sind eine vermehrte Wärmeproduktion, Wärmefreisetzung, leicht erhöhte basale Körpertemperatur, verminderte Wärmetoleranz, Gewichtsabnahme und Appetitssteigerung.

Die Hypothyreose ist durch den entgegengesetzten Effekt einer *Verlangsamung* zahlreicher energieabhängiger Stoffwechselprozesse mit Abnahme des Sauerstoffverbrauchs, Gewichtszunahme, verminderter Wärmeproduktion und Kälteintoleranz gekennzeichnet.

4.3.1 Lipidstoffwechsel

Am Fettgewebe führen Schilddrüsenhormone sowohl zu einer Steigerung der Lipidsynthese als auch der Fettmobilisation. Der Umsatz der Triglyzeride im Plasma ist deutlich erhöht, die freien Fettsäuren und Glyzerin sind bei hyperthyreoter Stoffwechsellage im Plasma erhöht, die Lipidspiegel fallen ab, insbesondere Gesamtcholesterin und LDL-Cholesterin. Neben der direkten Wirkung der Schilddrüsenhormone auf den Fettstoffwechsel üben diese einen indirekten Effekt durch Verstärkung der lipolytischen Wirkung der Katecholamine aus. Den klinisch zu beobachtenden Nettoeffekt der komplexen Wirkmechanismen stellt ein Abbau der Fettdepots im Rahmen der Hyperthyreose dar.

Gegenteilige Effekte sind bei der Hypothyreose zu beobachten. Hervorzuheben ist ein Anstieg des Serumcholesterins, der langfristig mit einem erhöhten koronaren Risiko assoziiert ist. Bereits bei subklinischer Hypothyreose wurden diskrete Störungen des Lipidstoffwechsels, insbesondere eine Erhöhung des LDL-Cholesterins und Erniedrigung des HDL-Cholesterins beobachtet.

4.3.2 Kohlenhydratstoffwechsel

Wesentliche Veränderungen des Kohlenhydratstoffwechsels unter dem Einfluß von Schilddrüsenhormonen sind eine erhöhte Glukoseutilisation extrahepatischer Gewebe, gesteigerte hepatische Glukoneogenese, verstärkter Umbau der aus dem Muskelabbau freiwerdenden Aminosäure Alanin in Glukose und ein Abbau der Glykogenspeicher. Die Nüchternblutzuckerspiegel bleiben bei den meisten Patienten mit Hyperthyreose im Normbereich, jedoch läßt sich häufig eine pathologische Glukosetoleranz oder postprandiale Glukosurie nachweisen. Während die Neumanifestation eines **Diabetes mellitus** mit 2–3 % ein seltenes Ereignis ist, wird bei vielen Patienten ein latenter Diabetes mellitus mit Auftreten der Hyperthyreose manifest und ein vorbestehender Diabetes mellitus nahezu immer verschlechtert. Der Insulinbedarf steigt, die Gefahr einer Ketoazidose nimmt zu. Obwohl der Glukosetransport über die Zellmembran bei Hyperthyreose erleichtert ist, verstärkt sich die Insulinresistenz auf Postrezeptorebene.

Im hypothyreoten Zustand werden die Störungen des Glukosestoffwechsels nur bei schwerer Ausprägung als nachweisbare Hypoglykämie manifest.

4.3.3 Proteinstoffwechsel

Hinsichtlich des Proteinstoffwechsels führen Schilddrüsenhormone zwar zu einer Steigerung der Syntheserate, jedoch überwiegt als Nettoeffekt die katabole Wirkung. Sie führt zu einer negativen Stickstoffbilanz und zum Verlust an Muskelmasse. Die klinischen Krankheitserscheinungen sind eine Muskelatrophie, charakteristische metabolische Myopathie mit nachweisbarer Erhöhung der Kreatinkinase (CK), Osteopenie und dünne Haut infolge des Kollagenabbaus. Durch hochkalorische Ernährung und adäquate Eiweißzufuhr ist der Proteinkatabolismus zu stoppen.

Eine Hypothyreose verlangsamt den Eiweißumsatz.

4.3.4 Medikamentenstoffwechsel

Der Metabolismus zahlreicher Medikamente, körpereigener Hormone und sogar der Schilddrüsenhormone selbst erfährt durch die Schilddrüsenstoffwechsellage eine Modifikation. Die Halbwertszeiten des Thyroxins (ca. 7 Tage) und Triiodthyronins (2–3 Tage) verkürzen sich bei florider Hyperthyreose um die Hälfte und verlängern sich bei Hypothyreose deutlich. Die Konversionsrate von T4 nach T3 steigt mit hohen Thyroxinkonzentrationen an.

4.4 Schilddrüse und Psyche

Der lange bekannte Zusammenhang von psychischen Veränderungen und Hormonstörungen wird allgemein durch den Begriff des ***endokrinen Psychosyndroms*** beschrieben. Schilddrüsenfunktionsstörungen werden nahezu immer von psychischen Veränderungen begleitet, selten entstehen dadurch echte psychiatrische Erkrankungen. Während die subjektive Symptombeschreibung in der Literatur umfangreich dokumentiert ist, fehlen weitgehend objektive Daten und Testbeschreibungen.

4.4.1 Hyperthyreose

Die wesentlichen Merkmale der psychischen Alteration bei *Hyperthyreose* können in die übergeordneten Gruppen:

- depressive Verstimmungen oder manische Zustände,
- allgemeines Furchtempfinden, Psychosen, hysterische Zustände und
- sympathische Übererregbarkeit (gesteigerte Katecholaminempfindlichkeit im Rahmen der Hyperthyreose) unterteilt werden.

Ängstlichkeit, emotionale Labilität, Schlafstörungen, Konzentrationsstörungen, innere Unruhe, Reizbarkeit, Sprunghaftigkeit der Gedanken, überhastete Sprechweise, motorische Überaktivität, manische Phasen, paranoides Verhalten sowie Alpträume sind häufige Symptome einer floriden Hyperthyreose. Dem stehen seltenere apathische Syndrome, die insbesondere bei älteren Patienten vorkommen, gegenüber.

An *objektivierbaren* psychischen Veränderungen wurden im Minnesota Multiphasic Personality Inventory erhöhte Werte auf der Skala für Paranoia, Schizophrenie und Depressionen gefunden, in anderen Tests Denkstörungen, Konzentrationsschwächen und Einbußen der Gedächtnisleistung dokumentiert.

Verstärkte Beachtung als Ausdruck einer Hyperthyreose bei älteren Menschen haben

- depressive Syndrome, Melancholie und Lethargie gefunden.

Gleichermaßen hervorzuheben sind:

- irritable Syndrome, Delirien, Agitationen und eine Pseudodementia.

Häufige Fehldiagnosen werden bei Patienten gestellt, bei denen sich die Hyperthyreose als

- Angstneurose, Panikattacke oder bizarres hyperaktives Verhalten manifestiert.

Bei allen psychiatrischen Auffälligkeiten empfiehlt sich daher eine Screeninguntersuchung (TSH-Bestimmung) zum Ausschluß einer Schilddrüsenfunktionsstörung.

Die Auslösung einer Basedow-Hyperthyreose auf genetischer Grundlage durch psychische Faktoren, insbesondere sog. streßerfüllte

Lebensereignisse (Verlustsyndrome) wird seit langem vermutet und konnte durch neuere Studien bestätigt werden.

Depressive Zustände führen in charakteristischer Weise zu einer Beeinträchtigung des Immunsystems mit Auswirkungen auf die psychoneuroendokrine Kommunikation.

4.4.2 Hypothyreose

Die Hypothyreose weist ein weites Spektrum an psychischen Störungen auf, von denen depressive Syndrome am bekanntesten sind.

Am häufigsten sind unspezifische Klagen des Patienten über

- allgemeine Leistungsschwäche, Konzentrationsstörungen, Verlangsamung des Denkens, gedankliche Konfusion, Schwierigkeiten beim Erfassen von komplexen Zusammenhängen, abnehmende Gedächtnisleistungen (Kurz- und Langzeitgedächtnis), Versagen bei Routineaufgaben.
- Das Interesse an der Umgebung nimmt ab, die Aufmerksamkeit geht zurück, es tritt eine allgemeine Lethargie auf, die Sprache ist langsamer, verarmt im Ausdruck, und es kommt zu Perseverationen, die Patienten legen lange Ruhepausen ein.
- Auch Schwindel, Störungen der Wahrnehmung, Illusionen, bizarres Verhalten und paranoide Züge kommen vor.
- Wenig bekannt sind agitierte Zustände, starke Ängste und Halluzinationen als Symptome einer Hypothyreose sowie hypothyreote psychotische Zustände.

Im *EEG* läßt sich das Auftreten langsamer Theta- und Deltawellen nachweisen. Mit psychologischen Tests kann die Veränderung von kognitiven Leistungen und Stimmungsparametern im Verlauf gemessen werden.

Die Symptome sprechen gut auf eine *Substitution* der Hypothyreose mit Levothyroxin an. Unabhängig von einer notwendigen Substitutionstherapie bei belegter Hypothyreose wird ein günstiger Effekt durch eine zusätzliche Behandlung mit Levothyroxin bei endogenen Depressionen berichtet.

Unter einer antidepressiven Therapie mit *Lithium* ist auf die Entwicklung einer Struma (Iodid- und Schilddrüsenhormontherapie) und das mögliche Auftreten einer Hypothyreose (Hemmung der Hormonfreisetzung) zu achten.

4.5 Schilddrüse und neuromuskuläres System

4.5.1 Hyperthyreose

Neurologische Störungen bei Hyperthyreose umfassen neuropsychiatrische Erkrankungen *(s. Schilddrüse und Psyche)* und neurologische Erkrankungen:

- Delirium, Koma, epileptische Anfälle bei thyreotoxischer Krise
- Chorea
- apoplektische Insulte bei Vorhofflimmern, ausgelöst durch eine Hyperthyreose

Muskuläre Beteiligungen bei Hyperthyreose lassen sich in folgende Gruppen einteilen:

- hyperthyreote Myopathie
- periodische Muskellähmungen
- Myasthenia gravis
- Augenmuskelparalysen im Rahmen einer endokrinen Orbitopathie

Die ***hyperthyreote Myopathie*** äußert sich in leichten Fällen lediglich in einer vermehrten Ermüdbarkeit der Muskulatur und merkbaren Schwäche beim Treppensteigen. In Abhängigkeit von der Dauer und Schwere der Hyperthyreose kommt es zu zunehmender Muskelatrophie und progredienter Muskelschwäche bis zur Gangunfähigkeit. Es bestehen biochemische, metabolische und strukturelle (Faserzusammensetzung) Veränderungen, die zu einer Kontraktionsschwäche des Muskels führen. Die Kreatinkinase kann erhöht sein, EMG-Veränderungen sind nachweisbar, aber von eingeschränkter diagnostischer Bedeutung. Die Achillessehnenrelaxationszeit ist verkürzt. Auffällig kann ein Tremor sein.

Das seltene Krankheitsbild (ca. 1 Fall auf 1000 Hyperthyreosen) der **thyreotoxischen periodischen hypokaliämischen Lähmung** (periodischen Muskellähmung) zeichnet sich durch eine intermittierende bis zu Tage anhaltende Lähmung verschiedener Muskelpartien bis zur Tetraplegie (nicht betroffen ist die Herzmuskulatur und glatte Muskulatur), eine Areflexie und häufig begleitende Hypokaliämie aus. Bei genetischer Grundlage (Asiaten sind häufiger betroffen) kann die Hyperthyreose (Morbus Basedow, seltener Autonomie der Schilddrüse, Hyperthyreosis factitia) oftmals nach einem vorausgehenden Kohlenhydratexzeß über den postulierten Pathomechanismus einer von Haus aus gesteigerten und durch die Hyperthyreose und Hyperinsulinämie weiter erhöhten Na-K-ATPase-Aktivität zur ausgeprägten bedrohlichen Hypokaliämie mit den klinischen Folgen der Muskelschwäche, Muskelschmerzen und Muskellähmungen führen. Die Akuttherapie besteht in der Kaliumsubstitution und Gabe eines Betablockers. Zur Anfallsprophylaxe wurde Acetazolamid vorgeschlagen. Das Krankheitsbild spricht meist gut auf eine Therapie der Hyperthyreose an, obwohl die Erkrankung auch als von einer Hyperthyreose unabhängige genetische Erkrankung (der Alpha-1-Untereinheit des Skelettmuskel-Dihydropyridin-Rezeptors, CACNL1A3, molekularer Kalzium-Kanal-Defekt, ca. ²/₃ autosomal-dominanter Erbgang, 1/3 sporadische Fälle) vorkommen kann.

Eine ***Myasthenia gravis*** kommt selten in Koexistenz mit einer Basedow-Hyperthyreose (ca. 1 %) vor. Man geht in diesen Fällen von einer gleichzeitigen Manifestation von zwei Autoimmunerkrankungen aus.

4.5.2 Hypothyreose

Schilddrüsenhormone sind für die frühkindliche Gehirnentwicklung sehr wichtig. Ihr Mangel führt zum Krankheitsbild des Kretinismus.

Neuromuskuläre Manifestationen einer Hypothyreose im Erwachsenenalter sind:

- Gangstörungen, zerebelläre Ataxie
- Verwirrtheitszustände, demenzielle Syndrome
- Bewußtseinseinschränkungen bis zum Koma
- Schlafapnoe-Syndrom
- Karpaltunnel-Syndrom
- Schwerhörigkeit
- metabolische Myopathie

Die peripheren Mononeuropathien eines *Karpaltunnel-Syndroms* und einer *Fazialisparese* werden durch die Hypothyreose (Ödemneigung) begünstigt. Polyneuropathien treten gehäuft auf. Die Patienten klagen über Parästhesien. Eine lange bestehende schwere Hypothyreose kann zu *Schwerhörigkeit* führen. Demgegenüber ist die Kombination einer Innenohrschwerhörigkeit mit einer Struma infolge einer Iodverwertungsstörung mit meist euthyreoter, selten hypothyreoter Stoffwechsellage als ein genetisch determiniertes Syndrom ***(Pendred-Syndrom)*** anzusehen, dessen Gendefekt kürzlich aufgeklärt werden konnte.

Hypothyreote Myopathien werden im Kindesalter auch als Kocher-Debré-Semélaigne-Syndrom und im Erwachsenenalter als Hoffmann-Syndrom bezeichnet.

Sie fallen klinisch durch eine ausgeprägte Muskelverdickung auf, bei gleichzeitiger langsamer Beweglichkeit mit verlängerter Kontraktions- und Relaxationszeit. Es finden sich myopathische EMG-Veränderungen und laborchemisch eine deutliche Erhöhung der Kreatinkinase. Die Achillessehnenrelaxationszeit ist verlangsamt.

4.6 Schilddrüse und Gastrointestinaltrakt

Schilddrüsenhormone spielen eine wesentliche physiologische Rolle im Rahmen der normalen intestinalen und hepatischen Funktionen. Erwähnenswert ist der enterohepatische Kreislauf der Schilddrüsenhormone. Die beschleunigte Darmpassage mit erhöhter Stuhlfrequenz, verminderter Stuhlkonsistenz und gelegentlicher Malabsorption ist ein klassisches Symptom der *Hyperthyreose.* Die symptomatische Wirksamkeit von β-Rezeptorenblockern weist auf eine Beteiligung des sympathischen Nervensystems hin. Bei manchen Patienten wird der Effekt an einer Verbesserung einer vorbestehenden Obstipation erkennbar. Typischerweise kommt es trotz Appetitsteigerung und Hyperphagie zur Gewichtsabnahme, selten zu einer Gewichtszunahme. Übelkeit und Erbrechen können bei der oligosymptomatischen Altershyperthyreose ganz im Vordergrund stehen.

Bei der *Hypothyreose* findet sich charakteristischerweise eine Hypomotilität des Darmes mit verlangsamter Darmpassage, Dilatation des Kolons und Obstipation. In schweren Fällen wurden funktionelle Darmatonien, Pseudoobstruktionen und das Auftreten eines paralytischen Ileus berichtet.

Besondere Beachtung verdient die *Assoziation* eines Morbus Basedow oder einer Autoimmunthyreoiditis mit anderen Autoimmunerkrankungen, die den Gastrointestinaltrakt befallen, insbesondere der atrophischen Gastritis, perniziösen Anämie (2–5 %) mit Vitamin-B_{12}-Mangel, Sprue, entzündlichen Darmerkrankungen, einer chronisch aggressiven Hepatitis und einer primär biliären Leberzirrhose.

Schilddrüsenfunktionsstörungen können mit Erhöhung der *Leberwerte* (Bilirubin, Transaminasen, alkalische Phosphatase) einhergehen. Bei subakuter Thyreoiditis de Quervain kann auch eine begleitende virale Hepatitis vorliegen. Vor Therapiebeginn bei einer Hyperthyreose empfiehlt sich eine Bestimmung der Leberwerte, um Veränderungen im Rahmen der Grunderkrankung von einer Nebenwirkung der Thyreostatika unterscheiden zu können. Die Auslösung einer immunogenen Hyper- oder Hypothyreose durch eine Interferon-Therapie *(s. Thyreoiditis, S. 69)* kommt insbesondere bei vorbestehender latenter Autoimmunerkrankung (Bestimmung der TPO-Ak vor Therapiebeginn) häufig vor. Andererseits führen Lebererkrankungen zu Veränderungen der Schilddrüsenhormonkonzentrationen. Im Rahmen einer Leberzirrhose finden sich typische Veränderungen im Sinne eines *Low-T3/T4-Syndroms.* Bei *Hepatitiden* kann es zur vermehrten Bildung von thyroxinbindendem Globulin und dadurch zur Hyperthyroxinämie (bei Euthyreose, *s. Hyperthyreose, S. 34*) kommen. Die Entstehung eines *Aszites* auf der Grundlage einer schweren Hypothyreose, ähnlich der Bildung eines Perikardergusses, ist möglich.

4.7 Haut und Hautanhangsgebilde

4.7.1 Hyperthyreose

Kennzeichen der Hyperthyreose ist eine warme, feuchte, weiche, faltenarme und gerötete Haut auf Grund einer verstärkten Durchblutung und vermehrten Wärmeabgabe.

Es besteht eine verstärkte Neigung zum Schwitzen, Auftreten von Flushs und Teleangiektasien.

Das Haar ist dünn und weich, der Haarausfall meist diffuser Natur, selten in Form einer Alopecia areata, die auch Augenbrauen, Axillarbehaarung, Pubesbehaarung und die Körperbehaarung betreffen kann.

Die Nägel sind brüchig, dünn, häufig besteht eine Onycholysis.

Vitiligo und Hyperpigmentationen der Haut können auf eine bestehende Autoimmunerkrankung aufmerksam machen.

Auch Pruritus, Urtikaria und Ekzeme kommen bei Hyperthyreose – nicht nur als Nebenwirkung einer thyreostatischen Therapie – vermehrt vor.

Selten, aber charakteristisch für einen M. Basedow ist das nicht eindrückbare prätibiale Myxödem. Gehäuft tritt ein Lupus erythematodes, eine Sklerodermie oder ein CREST-Syndrom als zweite Autoimmunerkrankung auf. Petechien können auf eine Thrombopenie als Nebenwirkung der thyreostischen Therapie hinweisen oder im Rahmen eines ebenfalls assoziierten Morbus Werlhoff auftreten. Assoziationen zu Pemphigus vulgaris, Pemphigus erythematodes und foliaceus, Dermatitis herpetiformis Duhring, Psoriasis und Atopien sind beschrieben.

4.7.2 Hypothyreose

Patienten mit Hypothyreose haben eine verdickte, trockene und rauhe Haut bei Hyperkeratosis und dünner Epidermis. Die Ödemneigung wird an Händen, Gesicht und Augenlidern sichtbar, typische Gesichtsveränderung, blasse und pastöse Gesichtshaut auf Grund einer Vasokonstriktion und Mukopolysaccharideinlagerung bei nicht selten zusätzlicher Anämie.

Das gelbliche Kolorit bei längerbestehender Hypothyreose geht auf einen vermehrten Karotingehalt infolge einer Störung im Vitamin-A-Stoffwechsel zurück.

Das Kopfhaar ist trocken, verdickt, struppig und spröde, es besteht ein verstärkter Haarausfall.

Die Fingernägel sind dünn und wachsen verlangsamt.

Die Schweißsekretion ist vermindert.

Erworbene Varianten von palmoplantaren Keratoderma, Xeroderma oder Ichthyosis sprechen gut auf die Hormontherapie der Hypothyreose an. Die Beziehung zu kutanen Immunreaktionen und anderen Autoimmunerkrankungen wurde bei der Hyperthyreose beschrieben.

Im Rahmen des Syndroms der multiplen Hamartome (*Cowden-Syndrom*) treten warzenartige (trichilemmomatöse) Hautveränderungen gemeinsam mit benignen und malignen Schilddrüsentumoren und Tumoren anderer Organe (Mamma, intestinale Polyposis) auf. Neurokutane Tumoren (zahlreiche Café-au-lait-Flecken, Lentigo, Neurinome und Neurofibrome der Haut und Schleimhäute [Zungenspitze, Wangenschleimhaut, Augenlieder, Cornea]) sind ein Bestandteil des Syndroms der Multiplen Endokrinen Neoplasie Typ IIb *(s. Schilddrüsentumoren, S. 79).*

4.8 Schilddrüse und Reproduktionssystem

Die *Hyperthyreose* geht häufig mit einer Oligo- oder Amenorrhö einher.

Laborchemisch findet sich ein Anstieg des sexualhormonbindenden Globulins im Serum.

Die Zusammenhänge von Schwangerschaft und Hyperthyreose wurden an anderer Stelle diskutiert.

Bei *Hypothyreose* ist neben Zyklusanomalien und Menorrhagien insbesondere eine herabgesetzte *Fertilität* bemerkenswert, die bereits bei subklinischen Formen nachgewiesen wurde und sich bei einem Teil der Patienten mit *Levothyroxin* erfolgreich behandeln läßt.

Die Abortneigung ist bei Hypothyreose erhöht. Unabhängig von der Funktionslage wurde bei Nachweis von *TPO-Ak* (euthyreote Autoimmunthyreoiditis) eine erhöhte Abortneigung berichtet.

Bei Galaktorrhö und **Hyperprolaktinämie** ist differentialdiagnostisch eine Hypothyreose zu bedenken, da TRH einen stimulierenden Faktor der Prolaktinfreisetzung darstellt.

Bei Jugendlichen führt die Hypothyreose einerseits zu verzögerter Pubertätsentwicklung, andererseits gelegentlich durch Kreuzreaktion des TSH am ovariellen oder testikulären hLH-Rezeptor zur Pubertas praecox.

4.9 Schilddrüse und hämatopoetisches System und Niere

Veränderungen an weiteren Organsystemen im Rahmen einer Hyper- oder Hypothyreose betreffen:

- das hämatopoetische System in Form von Mikrozytose, Anämie, indirekten Auswirkungen eines Vitamin-B_{12}-Mangels, milder Lymphozytose, milder Thrombozytopenie, gehäufter Assoziation mit einem Morbus Werlhoff (autoimmune Thrombozytopenie) oder durch Nebenwirkungen der Thyreostatika (häufige Leukopenie, seltene Agranulozytose)
- die Nieren in Form einer Glomerulonephritis.

4.10 Polyglanduläre Autoimmunsyndrome

In die genetisch determinierte Manifestation eines polyglandulären Autoimmunsyndroms können zahlreiche Organsysteme einbezogen sein, wobei die einzelnen Erkrankungen zu unterschiedlichen Zeitpunkten manifest werden.

Die Patienten bedürfen der langfristigen regelmäßigen endokrinologischen Kontrolle, da im Laufe der Zeit weitere Erkrankungen dazukommen können. Auch Familienangehörige von Patienten mit Polyendokrinopathien sollen auf das Vorliegen von Autoimmunerkrankungen untersucht werden (ca. 50%iges Risiko). Die *Behandlung* besteht in der bedarfsgerechten Substitution der einzelnen hormonellen Ausfälle.

Am häufigsten ist die als *Schmidt-Syndrom* bezeichnete Kombination einer primären Nebennierenrindeninsuffizienz (Morbus Addison) mit einer Autoimmunthyreoiditis. Im Verdachtsfalle ist neben fT4 und TSH der morgendliche Cortisolspiegel zu bestimmen oder ein ACTH-Kurztest durchzuführen. Der Cortisolmangel ist therapeutisch vor dem Schilddrüsenhormonmangel auszugleichen. An das Vorliegen

Tab. 34 Polyglanduläre Autoimmunsyndrome

Polyglanduläres Autoimmunsyndrom Typ I	**Polyglanduläres Autoimmunsyndrom Typ II**
Manifestation meist im frühen Kindesalter bis zum 14. Lebensjahr	Manifestation im Erwachsenenalter meist um das 30. Lebensjahr
häufig Hypoparathyreoidismus M. Addison mukokutane Candidiasis	*häufig* M. Addison Autoimmunerkrankung der Schilddrüse Diabetes mellitus Typ I
seltener Alopecia Malabsorptions-Syndrom perniziöse Anämie Autoimmunerkrankung der Schilddrüse Hypogonadismus chronisch aktive Hepatitis Vitiligo Diabetes mellitus Typ I Myasthenia gravis	*seltener* Hypogonadismus perniziöse Anämie Vitiligo Alopecia

dieser Kombination (Häufigkeit ca. 1–3 % bei Autoimmunthyreoiditis) ist insbesondere zu denken, wenn die Schilddrüsenhormonsubstitution zu einer unerwarteten Verschlechterung des Zustandes führt, bis hin zur Provokation einer Addison-Krise.

Als *Differentialdiagnose* kommt die *Autoimmunhypophysitis* in Betracht, die ebenfalls zu einem Ausfall mehrerer abhängiger endokriner Organe führen kann. Biochemisch handelt es sich um sekundäre Organinsuffizienzen mit im Gegensatz zu den primären Organdefekten beim polyglandulären Autoimmunsyndrom erniedrigten Hypophysenhormonen (TSH, ACTH, LH, FSH).

Polyglanduläres Autoimmunsyndrom Typ I
(Kindesalter)
Morbus Addison, Autoimmunerkrankung der Schilddrüse, Diabetes mellitus, Hypogonadismus, perniziöse Anämie, Vitiligo, Hypoparathyreoidismus, mukokutane Candidiasis, Alopecia, chronisch aktive Hepatitis, Malabsorptionssyndrom, Myasthenia gravis

Polyglanduläres Autoimmunsyndrom Typ II
(Erwachsenenalter)
Morbus Addison, Autoimmunerkrankung der Schilddrüse, Diabetes mellitus, Hypogonadismus, perniziöse Anämie, Vitiligo

Schmidt-Syndrom am häufigsten
primäre Nebennierenrindeninsuffizienz (Morbus Addison) und Autoimmunthyreoiditis

Die *Behandlung* besteht in der Substitution der einzelnen hormonellen Ausfälle.

5 Untersuchungsmethoden

5.1 Anamnese und Untersuchungsbogen Schilddrüse

Die Diagnostik von Schilddrüsenkrankheiten basiert ganz entscheidend auf der Erhebung der Anamnese und des klinischen Befundes. Sie führen zur konkreten Fragestellung, Verdachtsdiagnose oder auch zur Ausschlußdiagnose einer Schilddrüsenkrankheit bei geringen klinischen Anhaltspunkten. Auch müssen alle Laborergebnisse und technischen Befunde in Abhängigkeit vom Beschwerdebild und im Zusammenhang mit dem klinischen Bild gesehen und eingeordnet werden. Eine detaillierte Beschreibung von Anamnese und körperlicher Untersuchung findet sich jeweils bei den einzelnen Erkrankungen unter dem Gliederungspunkt „Untersuchungsschema“. Einen allgemeinen Anamnese- und Untersuchungsbogen Schilddrüse zu Dokumentationszwecken zeigen die Abbildungen 21a und b.

Anamnese

Patient: Datum:

(Etikette) Arzt:

Schilddrüsenerkrankungen in der Familie

☐ Struma ☐ Hyperthyreose ☐ Hypothyreose wer? ____________

☐ Knoten ☐ Malignom ☐ medulläres Schilddrüsenkarzinom

Bekannte Schilddrüsenerkrankung

seit wann? ____________ welche? ____________

Beschwerden ____________

Lokalsymptome im Halsbereich

☐ Globusgefühl ☐ Druckgefühl ☐ Engegefühl ☐ Knoten ☐ Schluckbeschwerden

☐ Luftnot ☐ Schmerzen ☐ Heiserkeit ☐ sonstige ____________

seit wann? ____________ Verlaufsbeurteilung ____________

Allgemeinsymptome

Hyperthyreose

☐ Gewichtsabnahme

☐ Tachykardie ☐ Nervosität

☐ Wärmeintoleranz ☐ Schwitzen

☐ innere Unruhe ☐ Zittern

☐ Haarausfall ☐ Zyklusstörungen

☐ Diarrhöen

☐ sonstige

Hypothyreose

☐ Gewichtszunahme

☐ Müdigkeit ☐ Verlangsamung

☐ Kälteintoleranz ☐ Frieren

☐ depressive Verstimmung ☐ Zyklusstörungen

☐ Haarausfall

☐ Obstipation

☐ sonstige

Augenbeteiligung

Exophthalmus Hertelwerte ____________ ☐ Lidödeme ☐ Konjunktivitis ☐ Doppelbilder

subjektive Beschwerden ____________

Andere Erkrankungen ____________

Medikamente

schilddrüsenspezifische Medikation ____________

Kontrastmittelapplikation ____________ wann? ____________

andere Medikamente ____________

Östrogenpräparate ____________ Nikotingenuß? ____________

Abb. 21a Anamnesebogen

Untersuchungsbefund

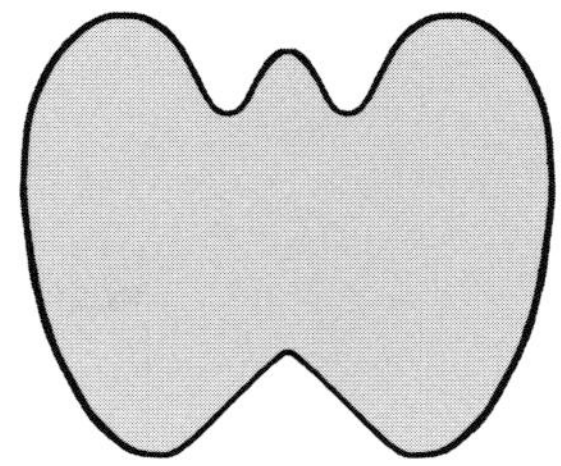

Schilddrüse

☐ Struma I II III Halsumfang ________ cm
☐ diffusa ☐ nodosa

☐ palpabler Knoten Größe ________________ Konsistenz ________________
☐ Schluckverschieblichkeit

☐ Lymphknoten ☐ Heiserkeit ☐ Schmerzhaftigkeit
☐ Stridor ☐ Schwirren ☐ Einflußstauung

☐ sonstiges ____

Allgemeine Untersuchung

Alter ________________ Jahre Größe __________ cm Gewicht __________ kg

Cor, Pulmo ___________ Puls ______________ RR ______________

Haut ________________ Tremor ____________ Reflexverhalten _______

sonstiges ____

Klinischer Gesamteindruck

☐ euthyreot ☐ hyperthyreot ☐ hypothyreot

Abb. 21b Untersuchungsbogen

5.2 In-vitro-Diagnostik

Die Schilddrüsenfunktion wird durch übergeordnete Zentren (Hypophyse, Hypothalamus, ZNS) reguliert. Der hypothalamisch-hypophysäre Regelkreis (Abb. 22) weist folgende Merkmale auf:

- Die basale Hormonproduktion der Schilddrüse ist ohne hypophysäre Anregung durch das thyreoideastimulierende Hormon (TSH) für sich alleine nicht ausreichend. Ein Ausfall des TSH führt daher zur Hypothyreose (sekundäre Hypothyreose).
- Die hypothalamische TRH- und hypophysäre TSH-Produktion unterliegen der negativen Rückkopplung durch die freien Schilddrüsenhormonkonzentrationen in der Zirkulation (fT4, fT3).
- Die negative Beziehung zwischen TSH und fT4 ist nicht linearer Natur. Sie folgt einer logarithmischen oder exponentiellen Funktion. Ein Absinken des fT4 führt damit zu einem überproportionalen TSH-Anstieg.
Dies ist einer der Gründe, warum sich die TSH-Bestimmung zur Diagnose von latenten Funktionsstörungen (subklinische Hyper- und Hypothyreose) eignet, bei denen die peripheren Schilddrüsenhormonkonzentrationen noch im Referenzbereich liegen.

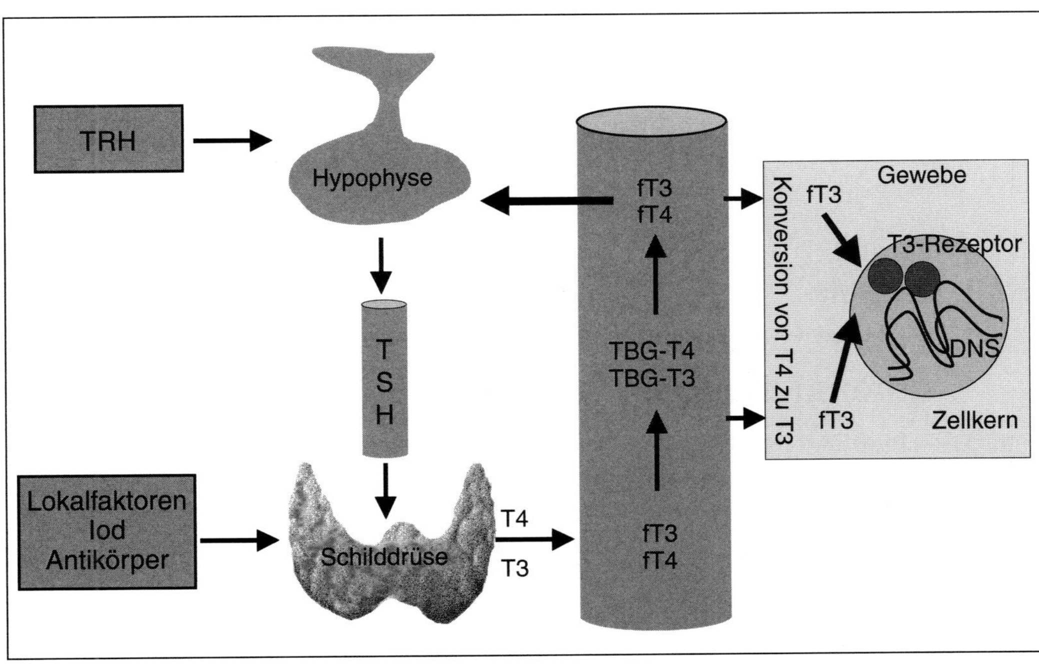

Abb. 22 Regulation der Schilddrüsenhormonsekretion

- Das Ansprechen anderer Organe auf Schilddrüsenhormone darf nicht in jedem Falle mit dem der Hypophyse gleichgesetzt werden, sondern kann davon abweichen (z. B. partielle Schilddrüsenhormonresistenzsyndrome).
- Der hypophysäre-thyreoidale Regelkreis stellt keinen geschlossenen Regelkreis, sondern ein offenes System dar. Lokalfaktoren in der Schilddrüse (Iodmangel, Wachstumsfaktoren) modulieren das Ausmaß der TSH-Antwort (z. B. Sensitivierung gegenüber TSH durch Iodmangel), und zentralnervöse Einflußfaktoren sind in der Lage, den hypophysären Setpoint (Sollwert) zu verändern.

Die Labordiagnostik stützt sich entscheidend auf die gemeinsame Betrachtung des TSH und der Schilddrüsenhormone. Die sich ergebenden typischen Laborkonstellationen sind in Tabelle 35 zusammengefaßt. Physiologische TSH-Konzentrationen im Serum sind mit den heutigen Nachweismethoden (Drittgenerationsassays) gut meßbar. Ein TRH-Test ist daher routinemäßig in der Schilddrüsendiagnostik entbehrlich und wird nur noch im Rahmen einer Hypophysendiagnostik durchgeführt. Die sinnvolle Interpretation von Laborwerten muß stets in Verbindung mit dem klinischen Bild erfolgen.

5.2.1 Basale Laboratoriumsuntersuchungen

Zum Ausschluß und zur Diagnostik von Schilddrüsenkrankheiten stehen empfindliche und spezifische Laborverfahren zur Verfügung, die in Verbindung mit dem klinischen Bild des Patienten und der fachkundigen Interpretation der Ergebnisse einen hervorragenden Stellenwert und eine hohe Aussagekraft besitzen. Die Richtlinien zur Qualitätssicherung und die Überprüfung laborinterner Referenzwerte sind zu beachten.

Einen Überblick über Indikation und Interpretation der Laborparameter geben die Abbildungen 23a und b sowie die Tabellen 35 und 36. Detaillierte Beschreibungen finden sich jeweils in den Kapiteln zu den einzelnen Erkrankungen unter dem Gliederungspunkt „Labormethoden“.

5.2.2 Funktionelle Tests

TRH-Test

Indikation
Verdacht auf sekundäre oder tertiäre Hypothyreose (*s. Hypothyreose, S. 58*)

Durchführung
200 µg TRH i.v. (7 µg/kg KG bei Kindern)
alternativ: 2 mg TRH intranasal
TSH-Bestimmung nach 30 min

Interpretation
Anstieg des TSH 2–25 mU/l = unauffälliges Testergebnis
Anstieg des TSH > 25 mU/l = subklinische oder manifeste Hypothyreose
Anstieg des TSH < 2 mU/l = subklinische oder manifeste Hyperthyreose, sekundäre Hypothyreose
Beachte: Test nicht beurteilbar bei Vorliegen von Störeinflüssen (Steroidmedikation, schwere Allgemeinerkrankung)

Pentagastrinstimulationstest/ Pentagastrin-Kalzium-Stimulationstest

Indikation s. Schilddrüsentumoren, S. 82

Durchführung
nüchterner, liegender Patient
0,5 µg/kg KG Pentagastrin über 15 s i.v.
ggf. vorhergehende Injektion von 2 mg/kg KG Kalzium über 1 min

Bestimmung von Calcitonin nach 0, 2, 5 und 10 min

Interpretation
Laborinterne Standardisierung erforderlich (Anhaltspunkte Frauen < 56 pg/ml, Männer < 125 pg/ml).

5.2.3 Genetische Untersuchung auf Mutationen im RET-Protoonkogen

Indikation s. Schilddrüsentumoren, S. 83

Durchführung
Versand von 5 ml EDTA-Blut an Speziallabor
Extraktion der genomischen DNA aus peripheren Blutlymphozyten
Amplifikation mittels Polymerasekettenreaktion von bekannten Genabschnitten des RET-Protoonkogens, die häufig von Mutationen betroffen sind
[Exon 10, Exon 11, Exon 13, Exon 14, Exon 16 (bei MEN IIb)]
Ausschluß/Nachweis der Mutation mit geeigneter Technik

Interpretation
Nachweis eines Onkogens ⇒ nahezu 100 % Erkrankungswahrscheinlichkeit an einem medullären Schilddrüsenkarzinom
Kein Nachweis einer Mutation ⇒ weitgehender Ausschluß (99 %) eines Onkogens
Beachte: die Blutuntersuchung erfaßt nur genomische Mutationen (hereditäre Formen des medullären Schilddrüsenkarzinoms), nicht somatische Gewebemutationen (sporadische Karzinome).

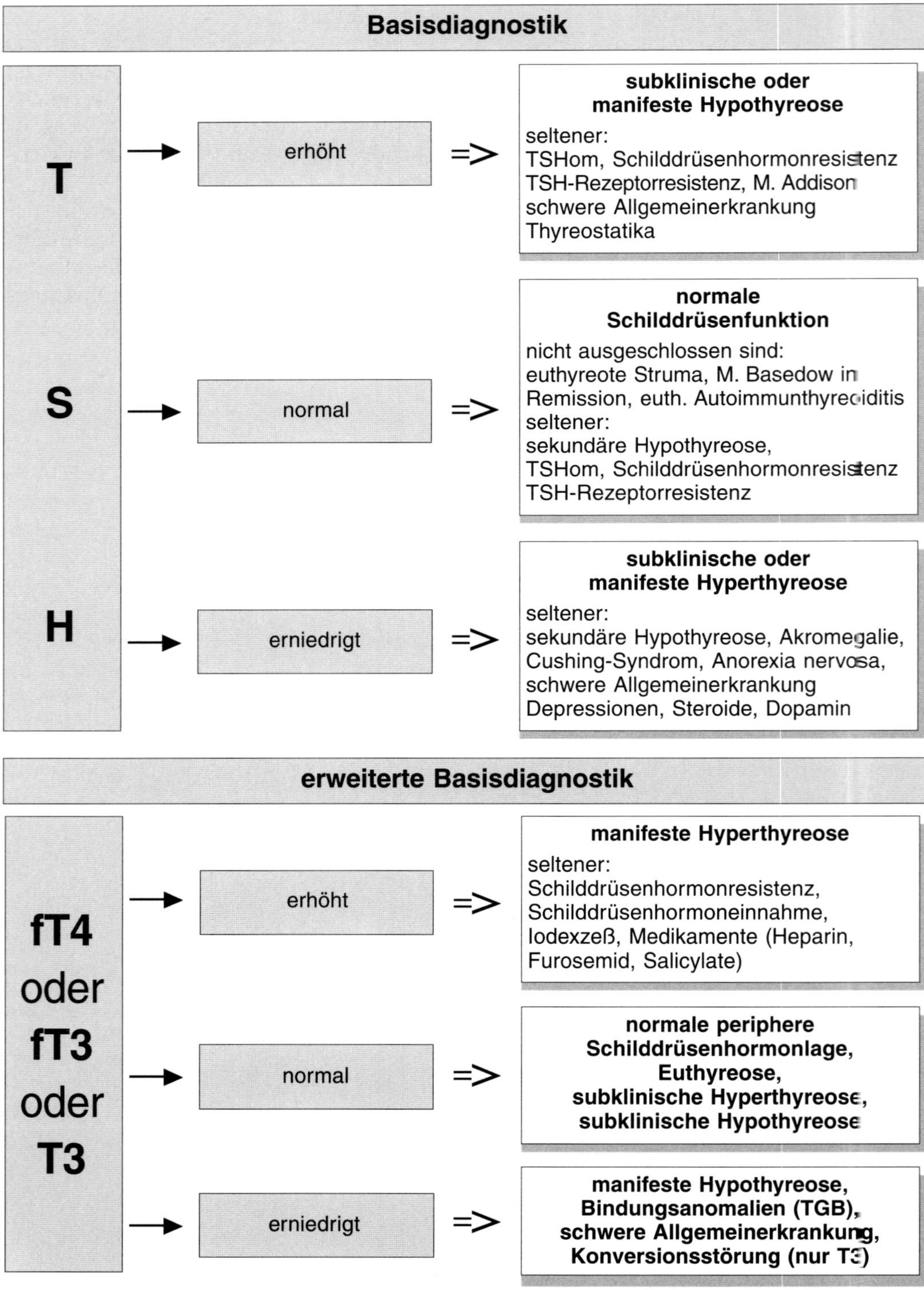

Abb. 23a Labordiagnostik bei Schilddrüsenkrankheiten

Immundiagnostik

Parameter	Befund		Bewertung
TSH-R-Ak	normal	=>	**keine Autoimmunerkrankung** antikörpernegativer M. Basedow (selten), M. Basedow in Remission, Autonomie, Thyreoiditis, Hyperthyreosis factitia
TSH-R-Ak	erhöht	=>	**M. Basedow** selten: Autoimmunthyreoiditis (blockierende Ak), Hashitoxikosis, Thyreoiditis, Struma
TPO-, TG-Ak	normal	=>	**keine Autoimmunerkrankung** antikörpernegativer M. Basedow antikörpernegative Autoimmunthyreoiditis
TPO-, TG-Ak	erhöht	=>	**Autoimmunthyreoiditis M. Basedow** selten, niedriger Titer: nichtimmunogene Schilddrüsenerkrankungen, Schilddrüsengesunde, andere Autoimmunerkrankungen

Tumormaker

Parameter	Befund		Bewertung
Thyreoglobulin	erniedrigt	=>	**Athyreose, Z. n. Thyreoidektomie, Thyreotoxikosis factitia, Schilddrüsenhormonmedikation, Störfaktoren (Tg-Antikörper)**
Thyreoglobulin	normal	=>	**kein Ausschluß einer benignen oder malignen Schilddrüsenerkrankung** bei Schilddrüsenkarzinom erst nach Thyreoidektomie hinweisend für Rezidiv oder Metastasierung
Thyreoglobulin	erhöht	=>	**Struma, M. Basedow, Thyreoiditis, Schilddrüsenkarzinom, Störfaktoren**
Calcitonin	normal	=>	**Schilddrüsengesunde, benigne Schilddrüsenerkrankungen, differenziertes Schilddrüsenkarzinom, Frühstadium des medullären Schilddrüsenkarzinoms**
Calcitonin	erhöht	=>	**medulläres Schilddrüsenkarzinom, Niereninsuffizienz** seltener, leichte Erhöhung: andere Schilddrüsenerkrankungen, andere Tumoren

Abb. 23b Diagnostik von Autoimmunerkrankungen und Tumoren der Schilddrüse

Tab. 35 Typische Laborkonstellationen

Diagnose	**Laborwerte** TSH	fT4	T4	fT3	T3
Euthyreose	n	n			
Euthyreose nach Levothyroxineinnahme	n	↑			n
primäre Hypothyreose	↑	↓			
subklinische Hypothyreose	↑	n			
Hyperthyreose	↓	↑		↑	↑
T4-Hyperthyreose	↓	↑		n	n
T3-Hyperthyreose	↓	n		↑	↑
Hyperthyroxinämie*	n	n	↑	n	↑
Hypothyroxinämie	n	n	↓	n	n, ↓
subklinische Hyperthyreose	↓	n		n	n
sekundäre Hypothyreose	n,↓	↓			
TSH-produzierender Hypophysentumor	↑,n	↑		↑	↑
Schilddrüsenhormonresistenz	↑,n	↑		↑	↑
Low-T3/T4-Syndrom	↓,n,↑	n,↓	n,↓	↓	↓

* TBG-Erhöhung, Schwangerschaft, Östrogeneinnahme, Lebererkrankungen
Beachte: Die Interpretation der Laborwerte sollte immer in Kenntnis des klinischen Bildes erfolgen.

Tab. 36 Referenzwerte für Schilddrüsenparameter

Laborwert		Üblicher Referenzbereich[1] metrische Einheiten	Konversionsfaktor	SI-Einheiten	häufige Störfaktoren, Variationen
Hormone					
Thyreoidea-stimulierendes Hormon	TSH	0,3–4,0 µU/ml	1	0,3–4,0 mU/l	HAMA, Steroide, NTI
freies Thyroxin	fT4	0,8–2,0 ng/dl	12,87	10–25 pmol/l	T4-Gabe, Heparin, NTI
freies Triiodthyronin	fT3	2,1–5,3 pg/ml	1,54	3,3–8,2 pmol/l	Thyroxinmedikation, NTI
Gesamtthyroxin	TT4	4,5–12 µg/dl	12,87	58–154 nmol/l	Östrogene, TBG-Varianten
Gesamttriiodthyronin	TT3	0,8–2,0 ng/dl	0,01536	1,23–3,08 nmol/l	Östrogene, TBG-Varianten
Thyroxinbindungsindex	TBI	0,8–1,2	1	0,8–1,2	
Thyroxinbindendes Globulin	TBG	13–30 mg/l	17	220–510 nmol/l	Östrogene, genetische Variation
Tumormarker					
Thyreoglobulin bei Athyreose	Tg	< 50 ng/ml < 1,6 ng/ml	1 1	< 50 µg/l < 1,6 µg/l	Tg-Ak Tg-Ak
Tg-Wiederfindung		70–130 %	1	70–130 %	Tg-Ak
Calcitonin	CT	< 5 pg/ml Frauen < 10 pg/ml Männer	1	< 5 ng/l Frauen < 10 ng/l Männer	Niereninsuffizienz, HAMA Phäochromozytom
Schilddrüsenantikörper					
TSH-Rezeptorantikörper	TSH-R-Ak	< 10 U/l < 8 U/l[2]	1	< 10 U/l < 8 U/l[2]	Kontrollserum, Standard
Schilddrüsenperoxidaseantikörper	TPO-Ak	< 35 U/l	1	< 35 U/l	benutzter Standard
Thyreoglobulinantikörper	Tg-Ak	< 40 U/l	1	< 40 U/l	benutzter Standard
Iod im Spontanurin		< 100–150 µg/g Kreatinin	1	< 100–150 µg/g Kreatinin	Iodkontamination, Kontrastmittel

Erklärungen:
NTI = Nonthyroidal Illness (schwere Allgemeinerkrankung), HAMA = Humane Anti-Maus-Antikörper
[1] Abweichung möglich, Laborinterne Standardisierung erforderlich
[2] Neuer Standard < 2 U/l

5.3 In-vivo-Diagnostik

5.3.1 Schilddrüsen-sonographie

Indikation
Basisdiagnostik

Apparative Voraussetzung
7,5-MHz-Schallkopf

Durchführung
Lagerung des Patienten in Rückenlage mit leicht, nicht maximal überstreckter Halswirbelsäule, Aufsetzen und Bewegung des Schallkopfes ohne Druck, Untersuchung der Schilddrüse in horizontaler Ebene und Längsachse

Bestimmung des Schilddrüsenvolumens
Einstellung des maximalen Querdurchmessers des jeweiligen Schilddrüsenlappens, Messung von Breite und Dicke jedes Lappens, Einstellung der maximalen Längsausdehnung Messung von Länge und Dicke (sollte mit 1. Messung übereinstimmen) jedes Lappens, Berechnung des Volumens (ml) getrennt für jeden Schilddrüsenlappen nach der Formel:

Länge (L) × Breite (B) × Dicke (D) × 0,5 cm^3

Berechnung des Gesamtvolumens der Schilddrüse:

Addition der Lappenvolumina (der Isthmus bleibt unberücksichtigt)

Beurteilung
Geschlechtsspezifische und altersabhängige Referenzwerte des Schilddrüsenvolumens siehe Tabelle 37 (Nach Delange F. et al., 1997).

Beurteilung des Echomusters
echonormal – echoarm
Beurteilung der Echogenität des Gesamtparenchyms in Relation zur Echodichte der Halsmuskulatur (echoarm)
homogen – inhomogen

Suche nach fokalen Läsionen
hohe Auflösung (mm)
exakte Beschreibung von Läsionen und Knoten:
Lage, Größe, Echogenität, Randsaum, Abgrenzbarkeit, Beschaffenheit, Verkalkungen
Beurteilung benachbarter Strukturen, Lymphknoten, Nebenschilddrüsen

Befunddokumentation
s. Sonographieschein (Abb. 24)

Tab. 37 Altersabhängige Referenzwerte für das Schilddrüsenvolumen

Alter	obere Normgrenze (ml)	
Jahre	männlich	weiblich
6	5,4	5,0
7	5,7	5,9
8	6,1	6,9
9	6,8	8,0
10	7,8	9,2
11	9,0	10,4
12	10,4	11,7
13	12,0	13,1
14	13,9	14,6
15	16,0	16,1
≥ 18	25,0	18,0

Krankenhäuser des Märkischen Kreises GmbH
Kreiskrankenhaus Lüdenscheid

Innere Abteilung I
Chefarzt: Prof. Dr. med. R. Hörmann

Station/Amb./Funkt.	Zi.-Nr.	Telefon	Datum	Uhrzeit

23 – 01 B

Patienten-Nr.
0 1 2 3 4 5 6 7 8 9

HALS-SONOGRAPHIE

vorst. vollst.
nachst. am OP
teilst. priv.

Notf. Ext.
BG
KV Priv.

Storno
Aussteuern

Fach-richt.: I1 ONK I2 AN I3 I4 C1 C2 C3 PLC UR GYN GH NG HN AU NR
PS JUP NU ST DE INT PÄD SCH PSO

Stationen von: **Lüdenscheid**
LKA 6.1 7.1 JUPS KPSO OP1 LCD ANÄS LAB I1 CH1 GYN DE2 SCH
1.2 2.2 3.2 4.2 5.2 6.2 7.2 BEOB DIA OP2 RÖD METH PHT FD1 CH2 HNO DE3 PSO1
1.3 2.3 3.3 4.3 5.3 6.3 8.6 FGEB PAL AWR CT HIV KG ONK CH3 NEU PSE PSO2
1.4 2.4 3.4 4.4 5.4 6.4 8.7 SGL HYG KERN PSIA PAT I2 PLC NUK JPIA DIAB
1.5 2.5 3.5 4.5 5.5 6.5 8.8 IKST PA I4 KAR1 URO STR PÄD
1.6 8.9 INTK AOPZ RÖKI LOG KAR2 AUG DE1

Werdohl
3.1 OP IA
2.1 3.2 PAW CA
2.2 4.1 HE PHT
2.3 4.1I LAB
4.1H AA
4.1M INA

Letmathe
2 PAL IA
3 CA
4 AA
5 PHT
6 LCD

Datum
1 7 JAN JUL 00
2 8 FEB AUG 01
3 9 MRZ SEPT 02
4 10 APR OKT 03
5 20 MAI NOV 04 98
6 30 JUN DEZ 05 99

Fragestellung

Schilddrüsenvolumen

Rechter Lappen: Breite ______ mm Tiefe ______ mm Länge ______ mm Vol. ______ ml

Linker Lapppen: Breite ______ mm Tiefe ______ mm Länge ______ mm Vol. ______ ml

______ **ml**

Binnenstruktur

☐ echonormal ☐ gering echoarm ☐ echoarm
☐ homogen ☐ gering inhomogen ☐ inhomogen

Vaskularisation (Duplexsonographie)

☐ normal ☐ gering vermehrt ☐ deutlich vermehrt

Herdbefunde

☐ nein ☐ ja vollständiger knotiger Umbau: ☐ rechts ☐ links

	Befund 1	**Befund 2**	**Befund 3**	**Befund 4**
Art des Befundes	☐ solider Knoten ☐ zyst. degen. Knoten ☐ Zyste ☐ Verkalkung	☐ solider Knoten ☐ zyst. degen. Knoten ☐ Zyste ☐ Verkalkung	☐ solider Knoten ☐ zyst. degen. Knoten ☐ Zyste ☐ Verkalkung	☐ solider Knoten ☐ zyst. degen. Knoten ☐ Zyste ☐ Verkalkung
Größe (mm)	____x____x____	____x____x____	____x____x____	____x____x____
Echogenität	☐ echonormal ☐ echoarm ☐ echoreich ☐ echokomplex ☐ echoarm. Randsaum ☐ Mikroverkalkungen	☐ echonormal ☐ echoarm ☐ echoreich ☐ echokomplex ☐ echoarm. Randsaum ☐ Mikroverkalkungen	☐ echonormal ☐ echoarm ☐ echoreich ☐ echokomplex ☐ echoarm. Randsaum ☐ Mikroverkalkungen	☐ echonormal ☐ echoarm ☐ echoreich ☐ echokomplex ☐ echoarm. Randsaum ☐ Mikroverkalkungen
Rand-begrenzung	☐ scharf ☐ unscharf	☐ scharf ☐ unscharf	☐ scharf ☐ unscharf	☐ scharf ☐ unscharf
Vaskulari-sation	☐ keine Randvaskul. ☐ mäßige Randvaskul. ☐ starke Randvaskul. ☐ Binnenvaskul.	☐ keine Randvaskul. ☐ mäßige Randvaskul. ☐ starke Randvaskul. ☐ Binnenvaskul.	☐ keine Randvaskul. ☐ mäßige Randvaskul. ☐ starke Randvaskul. ☐ Binnenvaskul.	☐ keine Randvaskul. ☐ mäßige Randvaskul. ☐ starke Randvaskul. ☐ Binnenvaskul.
FN-Punktion	☐ durchgeführt	☐ durchgeführt	☐ durchgeführt	☐ durchgeführt

Befund mit Nr. eintragen

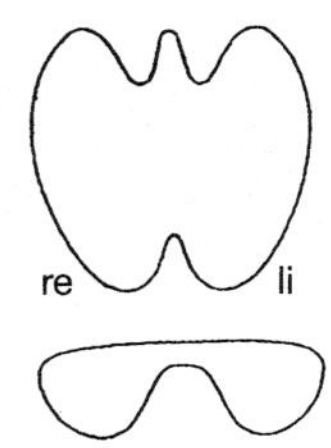

Sonstiges

______
______
______
______

Nebenschilddrüsen

☐ o. B. ☐ V. a. Neben-SD-Adenom ______

Halslymphknoten

☐ o. B. ☐ vergrößerte/r Lkn. ______

Wiedervorstellung erbeten

am ______

Zusammenfassende Beurteilung

______ Datum ______ Chefarzt / Oberarzt ______ Name des Untersuchers ______ Unterschrift

Abb. 24 Beurteilungsbogen Halssonographie

Beispiele typischer sonographischer Befunde

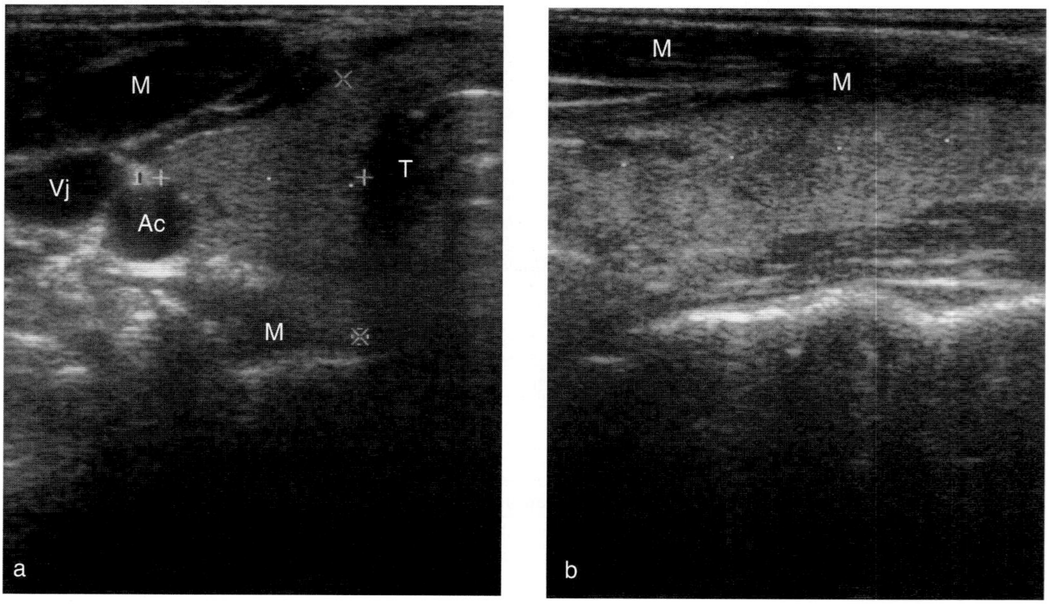

Abb. 25a, b Nicht vergrößerte Schilddrüse (24 ml) eines 35jährigen Mannes, rechter Schilddrüsenlappen; **a** Querschnitt und **b** Längsschnitt (M = Halsmuskulatur, Ac = A. carotis, Vj = V. jugularis, T = Trachea)

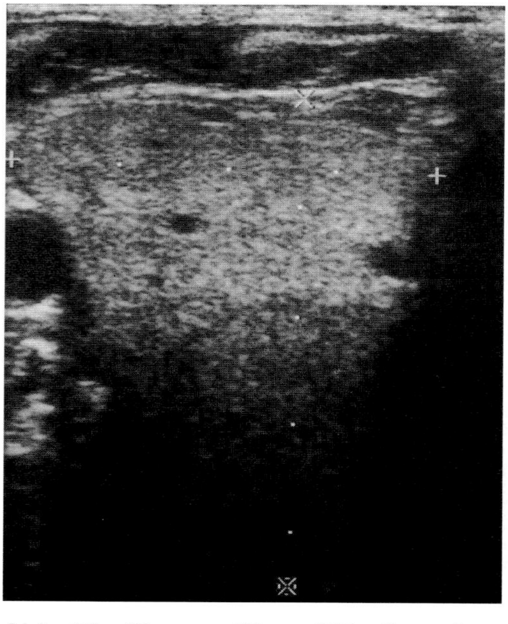

Abb. 26 Struma diffusa (77 ml), rechter Schilddrüsenlappen, Querschnitt

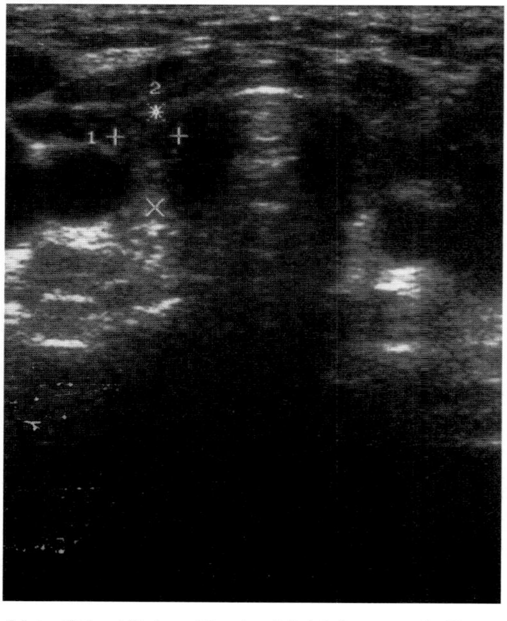

Abb. 27 Kleine Restschilddrüse nach Strumaresektion (ca. 1 ml), Querschnitt

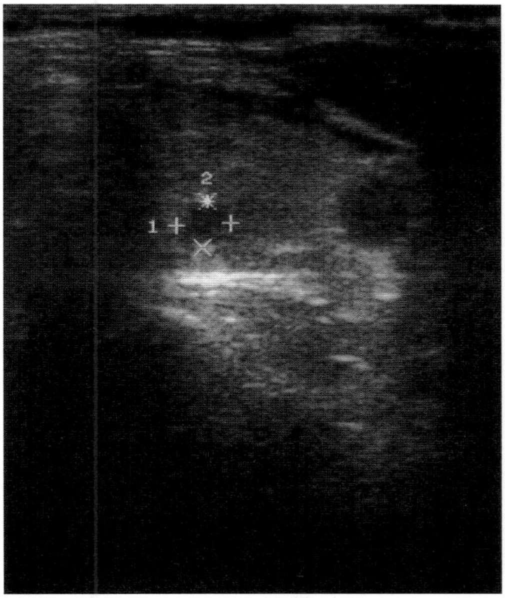

Abb. 28 Kleines echoarmes Areal im linken Schilddrüsenlappen, Querschnitt

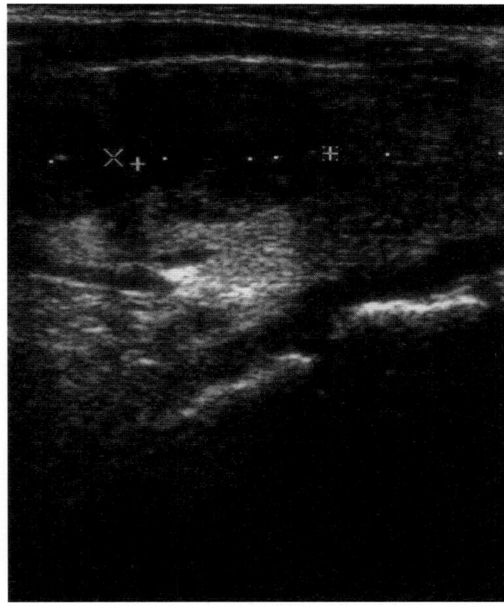

Abb. 29 Zwei echoarme Knoten, Längsschnitt

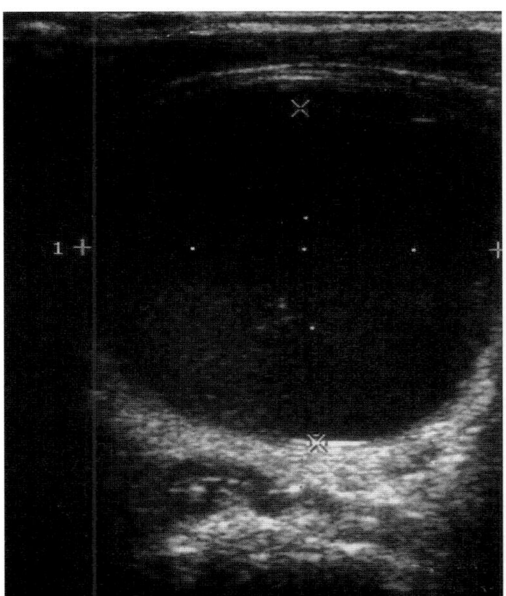

Abb. 30 Große Schilddrüsenzyste, Querschnitt

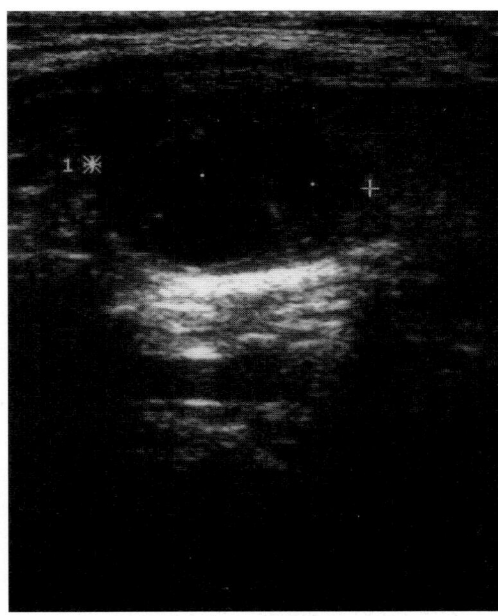

Abb. 31 Echoarmer Knoten mit zentralen zystisch-regressiven Veränderungen (szintigraphischer Nachweis einer unifokalen Autonomie)

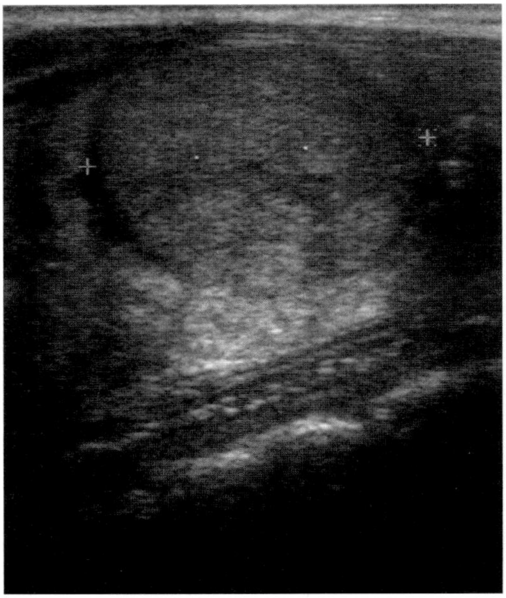

Abb. 32 Echogleicher Knoten mit echoarmem Randsaum

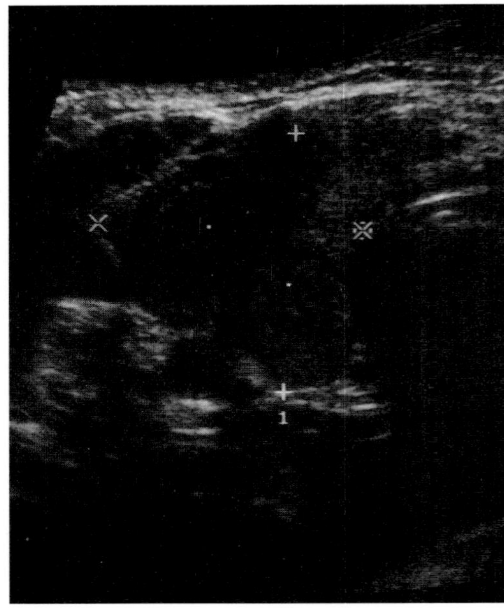

Abb. 34 Thyreoiditis de Quervain, initiales Stadium mit Hyperthyreose, Struma und Knoten, Querschnitt

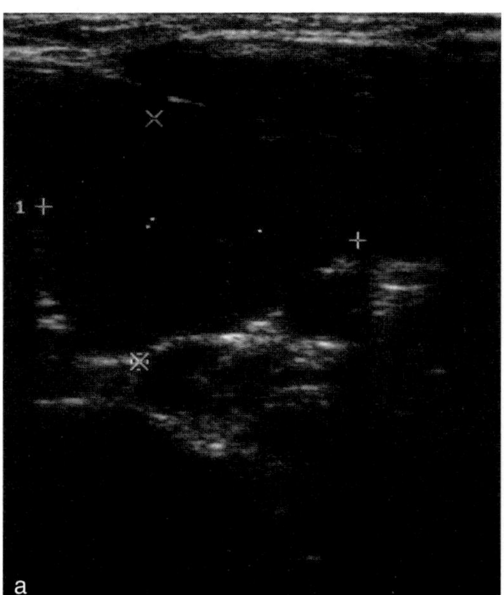

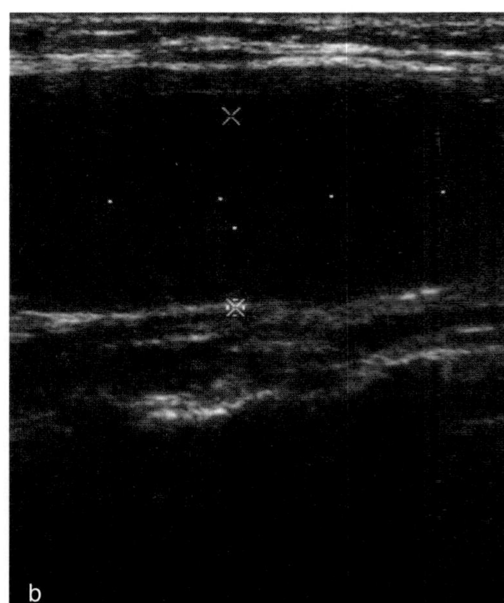

Abb. 33a, b Morbus Basedow, floride Erkrankung mit diffuser Echoarmut; **a** Querschnitt, **b** Längsschnitt

5.3.2 Schilddrüsenszintigraphie

Indikation
s. jeweilige Krankheitsbilder

Kontraindikation
Schwangerschaft, Stillen

Apparative Voraussetzung
Gammakamera mit Rechner

Durchführung
Technetium-Szintigramm: i.v. Injektion von ^{99m}Tc-Pertechnetat (40–75 MBq)
Prinzip: aktive Aufnahme durch Thyreozyten, in ähnlicher Weise wie Iod, jedoch kein Einbau in Schilddrüsenhormone, rasche Ausscheidung des Radionuklids
Messung 5–30 min nach Applikation
Iodszintigraphie:
i.v. Injektion von ^{123}Iod (3–6 MBq)
Radioiodszintigraphie:
orale Gabe von ^{131}Iod (1,5 MBq)
wiederholte Messungen (z. B. nach 4–6, 24, 48 h) im Rahmen eines Radioiodtests zur Bestimmung des maximalen Uptakes und der effektiven Halbwertszeit zur individuellen Dosisberechnung vor Durchführung einer Radioiodtherapie

Strahlenbelastung
gering, am niedrigsten für ^{99m}Tc-Szintigraphie (ca. 0,4 cGy Schilddrüsendosis und 0,5 mSv eff. Dosisäquivalent)

Auswertung
- Darstellung der Schilddrüse: Umwandlung der Aktivitätsverteilung in ein farbkodiertes Bild
- quantitative Uptake-Messung: quantitative Messung der Aufnahme des Radiopharmakons in Prozent der applizierten Aktivität

Beurteilung
Aktivitätsverteilung, Mehranreicherungen, Minderbelegungen
^{99m}Tc-Pertechnetat-Uptake (TcTU) (Referenzwert 0,5–2 %)
erhöhte Werte ⇒ Iodmangel, Hyperthyreose, Thyreostatikaeinnahme
erniedrigte Werte ⇒ Iodkontamination, Levothyroxineinnahme, Hypothyreose, Thyreoiditis
Beachte: Wichtig ist die Korrelation des szintigraphischen Befundes mit dem sonographischen Befund.
Interpretation s. jeweilige Krankheitsbilder

Suppressionsszintigraphie

Zur Beurteilung der funktionellen Autonomie der Schilddrüse

Voraussetzung
Dokumentiertes supprimiertes TSH zum Zeitpunkt der Untersuchung, d. h. entweder bereits endogen supprimiertes TSH oder Suppression des TSH durch exogene Schilddrüsenhormongabe.

Empfohlene Schemata zur TSH-Suppression (bei normalem Ausgangswert des TSH)
- 150 µg (2 µg/kg KG) Levothyroxin für mindestens 4 Wochen (1. Wahl),
- 200 µg Levothyroxin für 14 Tage,
- 60–80 µg Triiodthyronin für 8–10 Tage oder
- 3 mg Levothyroxin Einmalgabe (Szintigramm nach 8–10 Tagen).

Beurteilung
TcTUsuppr. > 2 % klinisch relevante Autonomie (⇒ meist Therapieindikation)
TcTUsuppr. > 3 % höhergradige Autonomie, bestehende Hyperthyreose oder hohes Risiko einer Hyperthyreose im Falle eines Iodexzesses (⇒ Therapieindikation)

5.3.3 Feinnadelpunktion der Schilddrüse

Indikation
s. jeweilige Krankheitsbilder, Schilddrüsentumoren, S. 85

Apparative Voraussetzung
dünne Kanüle (Feinnadel, Nr. 16 oder 17)
Einmalspritze 10–20 ml
Spritzenhalter fakultativ

Durchführung
Desinfektion, keine Lokalanästhesie
Einstechen der Kanüle unter sonographischer Kontrolle in den zentralen Zielbereich der Läsion
Aspiration durch Aufbau eines Unterdrukkes in der Kanüle
Alternative: Punktion mit Kanüle ohne Spritzenaufsatz (bevorzugt bei kleinen Herden)
Fächerförmige Punktion des Zielgebietes durch mehrmaliges Vor- und Zurückziehen der Kanüle
Herausziehen der Kanüle nach vorherigem Abbau des Sogs
leichter Druck auf Punktionsstelle mit einem Tupfer
Abtropfenlassen einer Blutkontamination, Diskonnektion von Kanüle und Spritze
Aufbringen des Aspirats auf Objektträger durch zügiges Austreiben mit luftgefüllter Spritze
Ausstreichen auf Objektträger
Betrachten des Objektträgers:
eine makroskopisch erkennbare körnige Struktur spricht für ein zellreiches Präparat!
Lufttrocknung, Beschriftung, Versand an den beurteilenden Zytologen

Komplikationen
sind sehr selten:
Schmerzhaftigkeit
Blutungen (0,1 %)
minimales Infektionsrisiko
kein Risiko der Verschleppung von Tumorzellen

Interpretation
Zellarmes Präparat ⇒ eingeschränkte Beurteilbarkeit und Aussagekraft ⇒ Punktion wiederholen
Eitrige Thyreoiditis: Nachweis von Granulozyten
Thyreoiditis de Quervain: Nachweis von Epitheloidzellen und histiozytären Riesenzellen
Autoimmunthyreoiditis: Nachweis von reichlich lymphozytären Zellen
Papilläres Schilddrüsenkarzinom: typisches zytologisches Bild
Problem: Mikrokarzinom, da eventuell durch Punktion nicht erfaßt
Follikuläre Neoplasie: zytologische Differenzierung eines benignen follikulären Adenoms von einem follikulären Karzinom (mit Kapsel- oder Gefäßdurchbruch) nicht sicher möglich ⇒ Histologie notwendig
Medulläres Schilddrüsenkarzinom: bei Verdacht zusätzliche immunhistochemische Calcitonin-Färbung
Undifferenziertes Schilddrüsenkarzinom: typisches Bild
Metastase: Nachweis von Karzinomzellen.

Insgesamt hohe Treffsicherheit:
Sensitivität ca. 90 %, Spezifität ca. 95 %.
Beachte: Die Interpretation des zytologischen Befundes sollte immer in Kenntnis und unter Beachtung der klinischen Befunde erfolgen.

6 Präparateverzeichnis gebräuchlicher Schilddrüsentherapeutika

Die Zusammenstellung soll eine kurze Medikamentenbeschreibung und einen Überblick über zugelassene Anwendungsgebiete, Gegenanzeigen, Anwendungsbeschränkungen, Nebenwirkungen, Dosierungsrichtlinien und pharmakologische Eigenschaften häufig eingesetzter Schilddrüsentherapeutika geben. Sie wurde auf der Grundlage der Fachinformationen verschiedener Hersteller erstellt. Zur differenzierten Indikationsstellung und Anwendung der Präparate wird auf die jeweiligen Krankheitskapitel verwiesen.

6.1 Kaliumiodid

Arzneilich wirksamer Bestandteil
131 µg, 262 µg, 654 µg oder 2 mg Kaliumiodid entspricht 100 µg, 200 µg, 500 µg oder 1,53 mg Iod

Anwendungsgebiete
Prophylaxe eines Iodmangels, Strumaprophylaxe, Strumarezidivprophylaxe
Behandlung der Iodmangelstruma bei Neugeborenen, Kindern, Jugendlichen und jüngeren Erwachsenen

Gegenanzeigen
Manifeste Hyperthyreose, latente oder subklinische Hyperthyreose (in einer Dosierung über 150 µg/d), autonome Adenome (> 300 µg/d), fokale und diffuse Autonomien der Schilddrüse (> 300 µg/d),
Iodüberempfindlichkeit, die nicht mit der häufigen Allergie gegenüber Röntgenkontrastmitteln zu verwechseln ist,
Dermatitis herpetiformis Duhring,
bei höherer Dosierung (> 1 mg/d) sind Kontraindikationen für Kaliumtherapie zu beachten.
Anwendung in Schwangerschaft und Stillzeit: Substitution bis 200 µg/d Iod empfohlen, eine höhergradige Iodgabe ist jedoch wegen der verstärkten Empfindlichkeit der fetalen Schilddrüse gegenüber hohen Ioddosen unbedingt zu vermeiden.

Nebenwirkungen
sind nicht zu erwarten bei prophylaktischer Anwendung und therapeutischer Anwendung bei Neugeborenen, Kindern und Jugendlichen. Nur bei Vorliegen größerer autonomer Areale kann in Einzelfällen bei Dosierung über 150 µg/d ausnahmsweise eine Hyperthyreose ausgelöst werden. Im Erwachsenenalter kann die Zufuhr von höheren Ioddosen (> 300 µg) bei Vorliegen einer Schilddrüsenautonomie oder eines Morbus Basedow eine Schilddrüsenüberfunktion auslösen. Bei hochdosierter Iodidgabe (> 1–10 mg/d) kann selten bei vorbestehender Schilddrüsenerkrankung auch eine iodinduzierte Struma oder Hypothyreose ausgelöst werden.

Sehr selten treten Überempfindlichkeitsreaktionen auf, meist unter dem Bild einer schweren Allgemeinreaktion mit sog. Iodschnupfen, Iododerma bullosum oder tuberosum bis hin zur Dermatitis exfoliativa und zu angioneurotischen Ödemen, Iodfieber, Iodakne oder Speicheldrüsenschwellung.

Wechselwirkungen mit anderen Mitteln
Iodüberschuß verschlechtert die Wirkung einer thyreostatischen Therapie der Hyperthyreose. Gleichzeitige Behandlung mit hohen Ioddosen und Lithium, die beide die Hormonsekretion hemmen, kann die Entstehung einer Struma oder Hypothyreose begünstigen.

Dosierung mit Einzel- und Tagesangaben

Prophylaxe:
Kinder 50–100 µg/d Iodid, Jugendliche und Erwachsene 100–200 µg/d Iodid, Schwanger-

schaft und Stillzeit 150–200 µg/d Iodid, Rezidivprophylaxe nach Abschluß einer Therapie der euthyreoten Struma mit Levothyroxin oder Operation einer euthyreoten Struma 100–200 µg/d Iodid.

Therapie der euthyreoten Struma:
Neugeborene, Kinder Jugendliche
100–200 µg/d Iodid,
jüngere Erwachsene
200–500 µg/d Iodid.
Die Einnahme des Iodpräparates mit 1,53 mg Iod wird einmal pro Woche empfohlen.

Art und Dauer der Anwendung
Einnahme mit ausreichend Flüssigkeit nach einer Mahlzeit,
zur Prophylaxe jahrelange, nicht selten lebenslange Anwendungsdauer,
zur Therapie bei Neugeborenen meist 2–4 Wochen ausreichend, bei Kindern, Jugendlichen und Erwachsenen in der Regel 6–12 Monate oder länger erforderlich mit anschließender Durchführung einer Rezidivprophylaxe.

Pharmakologische Eigenschaften
Physiologische Iodmengen bis 300 µg/d dienen der Iodsubstitution und können zur Normalisierung der Schilddrüsengröße und gestörter biochemischer Parameter (T3/T4-Quotient, TSH-Spiegel) beitragen.

Höhere Iodmengen (> 1 mg/d) sind pharmakologisch wirksam. Sie hemmen zeitlich befristet, selten anhaltend mit der Folge einer Hypothyreose und Strumabildung, die intrathyreoidale Iodorganifizierung und Iodaufnahme (Wolff-Chaikoff-Effekt) sowie die Iodfreisetzung (Plummer-Effekt). Letzterer Effekt kann bei immunogenen Hyperthyreosen mit einer insbesondere zur Operationsvorbereitung erwünschten Reduktion der Durchblutung und Verfestigung der Schilddrüse einhergehen.

Pharmakokinetik
Iod wird physiologischerweise über den Magen-Darm-Trakt zugeführt, jedoch auch über die Haut und aus Körperhöhlen aufgenommen. Dies ist insbesondere bei unbeabsichtigter Iodzufuhr zu beachten. Anorganisches Iod wird im Dünndarm zu nahezu 100 %, perkutan gering und unkontrolliert resorbiert. Das Verteilungsvolumen beträgt bei Gesunden im Mittel 23 Liter (38 % des KG). Der Serumspiegel von anorganischem Iod liegt normalerweise zwischen 0,1 und 0,5 µg/dl. Iodid wird von der Schilddrüse und in geringerem Umfange von Speicheldrüsen, Magen und Mammae angereichert und im Urin ausgeschieden. Die Iodausscheidung steht im Gleichgewicht mit der Iodzufuhr und stellt ein Maß der Iodversorgung dar.

6.2 Levothyroxin

Arzneilich wirksamer Bestandteil
Levothyroxin-Natrium 25–200 µg

Anwendungsgebiete
Schilddrüsenhormonsubstitution bei Hypothyreose jeglicher Genese,
Prophylaxe einer Rezidivstruma nach Resektion einer euthyreoten Struma,
benigne Struma mit euthyreoter Funktionslage,
Begleittherapie einer thyreostatischen Behandlung der immunogenen Hyperthyreose nach Erreichen einer euthyreoten Stoffwechsellage (jedoch nicht in der Schwangerschaft),
Suppressions- und Substitutionstherapie beim Schilddrüsenmalignom, vor allem nach Thyreoidektomie,
kurzzeitiger Einsatz zur Durchführung eines Suppressionstests

Gegenanzeigen
Hyperthyreose jeglicher Herkunft, frischer Myokardinfarkt, Angina pectoris bzw. Myokardinfarkt bei älteren Strumapatienten, Myokarditis, unbehandelte Nebennierenrindenfunktionsstörungen, bekannte Überempfindlichkeit gegen Bestandteile des Arzneimittels.

Eine vorsichtige Dosierung ist erforderlich bei älteren Patienten, koronarer Herzkrankheit, Herzinsuffizienz und tachykarden Herzrhythmusstörungen.

Nebenwirkungen
Bei sachgemäßer Anwendung und unter Kontrolle der klinischen und laborchemischen Parameter sind Nebenwirkungen der Therapie mit Levothyroxin nicht zu erwarten. Sie treten in erster Linie bei Überschreiten der erforderlichen Dosis oder bei im Einzelfall zu schneller Dosissteigerung zu Beginn der Behandlung auf. Symptome sind einer Schilddrüsenüberfunktion ähnlich: z. B. Tachykardie, Herzrhythmusstörungen, pektanginöse Beschwerden, Tremor, innere Unruhe, Schlaflosigkeit, Hyperhidrosis, Gewichtsabnahme, Diarrhö. Bei Auftreten der genannten Symptome sollte die Tagesdosis reduziert oder die Medikation für mehrere Tage unterbrochen werden. Sobald die Nebenwirkung verschwunden ist, kann oftmals die Behandlung unter geringerer Dosierung wieder aufgenommen werden.

Bei Kindern mit Anfallsleiden ist eine mögliche erhöhte Anfallsbereitschaft zu beachten.

Wechselwirkungen mit anderen Mitteln
Die blutzuckersenkende Wirkung von Insulin und oralen Antidiabetika kann durch Levothyroxin auf Grund dessen insulinantagonistischer Wirkung vermindert werden. Bei Diabetikern ist deshalb vor allem zu Beginn einer Schilddrüsenhormonbehandlung der Blutzucker regelmäßig zu kontrollieren und die Dosierung der blutzuckersenkenden Medikamente ggf. anzupassen. Die Wirkung von Cumarinderi-

vaten kann verstärkt werden, da Levothyroxin Antikoagulanzien aus ihrer Eiweißbindung verdrängt. Bei gleichzeitiger Anwendung der Medikamente sind regelmäßige Kontrollen der Blutgerinnung und ggf. eine Dosisreduktion des gerinnungshemmenden Arzneimittels erforderlich. Colestyramin hemmt die Resorption von Levothyroxin und sollte deshalb 4–5 h nach der Einnahme des Hormonpräparates verabreicht werden. Levothyroxin kann durch Salizylate, Dicumarol, hohe Dosen von Furosemid (250 µg), Clofibrat und Phenytoin aus seiner Plasmaeiweißbindung verdrängt werden. Die schnelle intravenöse Gabe von Phenytoin kann zu erhöhten Plasmaspiegeln an freiem Levothyroxin führen und in Einzelfällen die Entstehung von Herzrhythmusstörungen begünstigen.

Dosierung mit Einzel- und Tagesangaben
Die Dosierungen gelten als Richtlinien. Die individuelle Dosierung sollte durch klinische Untersuchungen und Laborkontrollen ermittelt werden. Die Einstellung auf den individuellen Tagesbedarf sollte in 2- bis 4wöchigen Abständen erfolgen. Bei älteren Patienten, bei Patienten mit koronarer Herzerkrankung, mit Hypertonus, Anfallsleiden, Nebennierenrindenfunktionsstörung und bei Patienten mit schwerer oder lange bestehender Schilddrüsenunterfunktion ist eine Behandlung mit Levothyroxin vorsichtig und einschleichend mit einer niedrigen Initialdosis zu beginnen und langsam (in 4- bis 6wöchentlichen Abständen) unter häufigen Kontrollen zu steigern. Erfahrungsgemäß ist auch bei niedrigem Körpergewicht und einer großen Struma nodosa eine geringere Dosis zu wählen.
Therapie und Rezidivprophylaxe der euthyreoten Iodmangelstruma: 75–200 µg/d Levothyroxin
Hypothyreose: beim Erwachsenen initial 25–100 µg/d Levothyroxin, Erhaltungsdosis 125–250 µg/d
Begleittherapie bei thyreostatischer Behandlung: 50–100 µg/d Levothyroxin
Hypothyreose im Kindesalter:
initial 12,5–50 µg/d, Erhaltungsdosis 100–150 µg/m^2 Körperoberfläche/d Levothyroxin
Schilddrüsenmalignome:
150–300 µg/d Levothyroxin
Schilddrüsensuppressionsszintigramm:
2–6 Wochen 150–200 µg/d oder 3 mg als Einmaldosis 7 Tage vor dem Wiederholungsszintigramm
Der individuelle Bedarf kann jedoch auch darüber oder darunter liegen.
Kinder erhalten entsprechend ihrem Körpergewicht geringere Dosen.
In der Schwangerschaft kann ein erhöhter Hormonbedarf bestehen. Levothyroxin darf insbesondere bei einer Hypothyreose nicht abgesetzt werden, sondern es ist ggf. eine Dosissteigerung vorzunehmen.

Art und Dauer der Anwendung
Die Tagesdosis wird morgens nüchtern (ca. 30 min vor dem Frühstück) mit etwas Flüssigkeit eingenommen. Auf diese Weise ist eine gute Resorption gewährleistet. Magenempfindliche Patienten können die Tagesdosis auch nach der Nahrungsaufnahme mit etwas Flüssigkeit einnehmen.
Intravenöse Applikationsformen von Levothyroxin sind verfügbar.
Die Anwendungsdauer ist bei Hypothyreose und Thyreoidektomie meist zeitlebens, bei euthyreoter Struma und Strumarezidivprophylaxe einige Monate oder Jahre bis zeitlebens, bei Begleittherapie zur Behandlung der Hyperthyreose entsprechend der Dauer der thyreostatischen Medikation. Die Einnahme muß regelmäßig erfolgen, aber vergessene Tabletten sollten nicht durch Erhöhung der nachfolgenden Dosis ausgeglichen werden.

Pharmakokinetik
Levothyroxin wird in Tablettenform in deutlicher Abhängigkeit von der galenischen Zubereitung bis zu maximal 80 %

bei Nüchterneinnahme vorwiegend aus dem Dünndarm resorbiert. Maximale Plasmaspiegel werden ca. 6 h nach der Einnahme erreicht. Der Wirkungseintritt bei einer oralen Therapie und Wirkungsabfall nach Unterbrechung der Medikation erfolgt auf Grund der hohen Plasmaeiweißbindung (> 99 %) und langen Plasmahalbwertszeit (im Bereich von 7 Tagen) verzögert (nach 3–5 Tagen). Das Verteilungsvolumen errechnet sich auf 0,5 l/kg, die metabolische Clearance liegt bei 1,2 l Plasma pro Tag, der Abbau erfolgt hauptsächlich in Leber, Niere, Gehirn und Muskel. Schilddrüsenhormone erscheinen wegen der hohen Eiweißbindung nur in geringen Mengen im Hämodialysat. Sie passieren die Plazentaschranke nur in geringen Mengen. Die Plasmahalbwertszeit ist bei Hypothyreose verlängert, bei Hyperthyreose verkürzt.

Notfallmaßnahmen, Symptome und Gegenmittel
Bei Überdosierung oder Intoxikation treten Symptome einer mäßigen bis schweren Hyperthyreose auf. Bei milden Symptomen erfolgte eine Unterbrechung der Medikation und Kontrolluntersuchung. Die Beschwerden können durch Gabe eines β-Rezeptorenblockers gemildert werden, Thyreostatika sind nicht indiziert, da die Schilddrüse bereits infolge der erhöhten Hormonzufuhr ruhiggestellt ist. Bei extremen Dosen (Suizidversuch) kann eine Plasmapherese notwendig sein.

Sonstige Hinweise
Vor einer Levothyroxintherapie sollten folgende Erkrankungen ausgeschlossen bzw. behandelt werden: relevante Schilddrüsenautonomie, koronare Herzerkrankung, Hypophysen- bzw. Nebennierenrindeninsuffizienz. Bei Koronarinsuffizienz, Herzinsuffizienz oder tachykarden Herzrhythmusstörungen sind auch leichtere medikamentös induzierte Hyperthyreosen unbedingt zu vermeiden. Bei sekundärer Hypothyreose im Rahmen einer Hypophysenvorderlappeninsuffizienz muß zunächst die Nebennierenrindeninsuffizienz mit Glukokortikoiden (Hydrocortison) substituiert werden. Die Blutzuckereinstellung sollte zu Beginn häufiger kontrolliert werden.

6.3 Kaliumiodid-Levothyroxin-Kombinationspräparate

Arzneilich wirksame Bestandteile
131 µg, 150 µg oder 196 µg Kaliumiodid entsprechen 100 µg, 114,7 µg oder 150 µg Iod und
50, 70, 75, 100 oder 125 µg Levothyroxin-Natrium

Anwendungsgebiete
Therapie der euthyreoten Struma bei Kindern, Jugendlichen, Erwachsenen (Struma diffusa) und Schwangeren, wenn neben der Behandlung mit Schilddrüsenhormonen eine gleichzeitige Ergänzung des Iodbedarfs gewünscht wird, Rezidivprophylaxe nach Strumaoperation.

Gegenanzeigen
Hyperthyreose jedweder Art, Überempfindlichkeit gegen einen Bestandteil, Dermatitis herpetiformis Duhring, frischer Myokardinfarkt, akute Myokarditis, unbehandelte Nebennierenrindeninsuffizienz.

Auch ältere Patienten mit normaler Schilddrüsenfunktion und Angina pectoris, Herzinsuffizienz, tachykarden Herzrhythmusstörungen sollten von der Behandlung ausgeschlossen werden *(s. Beschreibung der Einzelsubstanzen).*

Nebenwirkungen
Symptome einer Schilddrüsenüberfunktion bei Überschreiten der erforderlichen Dosis oder bei im Einzelfall zu schneller Dosissteigerung, Auslösung einer Hyperthyreose insbesondere bei Übersehen einer vorbestehenden Autonomie der Schilddrüse oder eines Morbus Basedow *(s. Beschreibung der Einzelsubstanzen).*

Wechselwirkungen mit anderen Mitteln
Thyreostatika, Antidiabetika, Antikoagulanzien, Colestyramin, Phenytoin *(s. Beschreibung der Einzelsubstanzen).*

Dosierung
Je nach Art der Schilddrüsenerkrankung erforderliche Auswahl eines geeigneten Kombinationspräparates und individuelle Therapieeinstellung durch klinische Untersuchungen und Laborkontrollen *(s. Beschreibung Levothyroxin).*

Art und Dauer der Anwendung
Einnahme der Tagesdosis ca. 30 min vor dem Frühstück unzerkaut mit etwas Flüssigkeit.
Behandlungsdauer in Abhängigkeit von der Art der Erkrankung Monate bis zeitlebens.

6.4 Triiodthyronin

Arzneilich wirksamer Bestandteil
Liothyronin-Natrium 20 oder 50 µg

Anwendungsgebiete
Alle Indikationen zur Schilddrüsenhormontherapie, insbesondere wenn das Behandlungsziel mit einem rasch und kurzzeitig wirkenden Schilddrüsenhormon erreicht werden soll, wie bei der Überbrückung des Abbruchs einer Schilddrüsenhormonbehandlung vor geplanter Szintigraphie oder Radioiodtherapie, Schilddrüsensuppressionstest.

Gegenanzeigen, Nebenwirkungen und Wechselwirkungen
Entsprechen weitgehend denen von Levothyroxin.

Dosierung
Initiale Dosierung 20–25 µg/d, mittlere Erhaltungsdosis 25–80 µg/d

Es gelten prinzipiell die gleichen Vorsichtsmaßnahmen wie bei der Anwendung von Levothyroxin, wobei auf Grund der höheren biologischen Aktivität des Wirkstoffes T3 ein noch vorsichtigerer Umgang und eine Vermeidung des Einsatzes bei Patienten mit Zuständen erhöhter Empfindlichkeit gegen Schilddrüsenhormone empfohlen wird.

Eine intravenöse Darreichungsform ist im Handel erhältlich.

Art und Dauer der Anwendung
Verteilung der Tagesdosen wegen der besseren Verträglichkeit auf 2–3 Gaben, Tabletteneinnahme unzerkaut mit etwas Flüssigkeit 30 Min. vor der Mahlzeit, vergessene Tabletteneinnahme nicht durch Erhöhung der nachfolgenden Dosis ausgleichen.

Anwendungsdauer: meist kurzzeitig, überwiegend als überbrückende Maßnahme.

Pharmakokinetik
Liothyronin wird in Tablettenform in Abhängigkeit von der galenischen Zubereitung bei Nüchterneinnahme vorwiegend aus dem Dünndarm zu 75–95 % resorbiert. Der Wirkungseintritt erfolgt bereits nach wenigen Stunden, das Wirkungsmaximum wird nach 2–3 Tagen erreicht, nach Absetzen ist die Wirkung nach 7–9 Tagen vollständig abgeklungen. Die metabolische Clearance liegt bei 15 l Plasma pro Tag/m^2 Körperoberfläche, der Abbau erfolgt hauptsächlich in Leber, Niere, Muskel und Gehirn. Die Plasmahalbwertszeit ist bei Hypothyreose verlängert, bei Hyperthyreose verkürzt.

6.5 Triiodthyronin-Levothyroxin-Kombinationspräparate

Sind für zahlreiche Indikationen zugelassen. Ihr bevorzugter Einsatz gegenüber einem reinen Levothyroxinpräparat wird bei Vorliegen einer Konversionsstörung empfohlen.

Gegenanzeigen, Nebenwirkungen und Wechselwirkungen entsprechen denen von Levothyroxin und Triiodthyronin.

6.6 Thyreostatika

Gebräuchliche Thyreostatika sind Thiamazol, Carbimazol, Propylthiouracil und Perchlorat.

Arzneilich wirksame Bestandteile
Thiamazol 5, 10 oder 20 mg/Tbl.
Carbimazol 5 oder 10 mg/ Tbl.
Propylthiouracil 25 oder 50 mg /Tbl.
oder Perchlorat flüssige Darreichungsform 300 mg/15 Trpf.

Anwendungsgebiete
Konservative Behandlung der Hyperthyreose, insbesondere bei kleiner oder fehlender Struma sowie bei jüngeren Patienten,
Operationsvorbereitung bei allen Formen der Hyperthyreose,
Vorbereitung von Hyperthyreosepatienten vor einer geplanten Radioiodtherapie zur Herabsetzung des Risikos einer thyreotoxischen Krise im Rahmen der Therapie,
Intervalltherapie nach Radioiodtherapie zur Überbrückung der Zeit bis zum vollen Einsetzen der Radioiodwirkung (2–3 Monate),
Dauerbehandlung der Hyperthyreose in Ausnahmefällen, wenn definitive Therapiemaßnahmen wegen des Allgemeinzustandes oder aus persönlichen Gründen nicht durchführbar sind oder abgelehnt werden und die Substanz (möglichst in niedriger Dosierung) gut verträglich ist.
Prophylaktische Behandlung bei latenter Hyperthyreose, autonomen Adenomen und anamnestisch bekannter Hyperthyreose, wenn eine Iodexposition (z. B. Kontrastmitteluntersuchung) unumgänglich ist.

Gegenanzeigen
Bekannte Überempfindlichkeit gegen einen Bestandteil, absolute Kontraindikation bei früherer Knochenmarksschädigung (Agranulozytose) nach Thyreostatikaeinnahme, relative Kontraindikation bei weniger gefährlichen früheren Nebenwirkungen (allergische Exantheme, Pruritus), große Strumen mit Einengung der Trachea sollten nur kurzfristig und unter besonders engmaschiger Kontrolle (TSH-Spiegel, Tracheallumen) und ggf. in Kombination mit Levothyroxin mit einem Thyreostatikum behandelt werden, da bei langfristiger Behandlung und Überdosierung die Gefahr eines verstärkten Strumawachstums besteht.

Hinweise zur Anwendung in Schwangerschaft und Stillzeit
Im allgemeinen wird eine Hyperthyreose durch die Schwangerschaft meist günstig beeinflußt. Ist eine thyreostatische Therapie erforderlich, soll das Medikament in möglichst niedriger Dosierung ohne Zugabe von Levothyroxin gegeben werden, da Thyreostatika, nicht aber Levothyroxin die Plazentaschranke passieren. Hinweise auf teratogene Schäden durch die Einnahme des Medikamentes gibt es nicht, doch kann eine zu hohe Dosis zur Strumabildung und Hypothyreose beim Feten führen. Die Behandlung muß entsprechend überwacht und die Dosis im Verlauf der Schwangerschaft häufiger angepaßt werden. Obwohl Thyreostatika in die Muttermilch übergehen, gibt

es keine Hinweise, daß niedere Dosen (bis 15 mg Thiamazol oder Carbimazol) das TSH oder die Schilddrüsenhormonkonzentrationen beim Säugling beeinflussen.

Nebenwirkungen
Die Gesamtnebenwirkungsrate liegt bei 7–10 %. Allergische Hauterscheinungen wechselnden Schweregrades zwischen Pruritus ohne Exanthem, flüchtigen multiformen Exanthemen, Urtikaria und schwerwiegender generalisierter Dermatitis sind häufig und in leichteren Fällen auch unter fortgeführter Therapie rückbildungsfähig. Arzneimittelfieber, Geschmacksstörungen (Dysgeusie, Ageusie) treten selten auf und sind im Laufe von Wochen nach dem Absetzen rückbildungsfähig. Agranulozytosen treten in etwa 0,3–0,6 % der Fälle auf. Sie können sich noch Wochen bis Monate nach Therapiebeginn manifestieren und erfordern in jedem Fall das unverzügliche Absetzen des Medikamentes. In den allermeisten Fällen sind die Blutbildveränderungen nach Tagen bis Wochen reversibel. Die Gabe eines Granulozyten-Stimulationsfaktors wird heute als Gegenmaßnahme zur Beschleunigung der Erholung des Blutbildes empfohlen. Abzugrenzen sind leichtere Leuko- oder Granulozytopenien, die bereits bei unbehandelter Hyperthyreose dosisabhängig unter thyreostatischer Therapie oder im Rahmen eines Virusinfektes auftreten können. Einzelfälle von cholestatischem Ikterus oder toxischer Hepatitis mit Rückbildungsfähigkeit nach Absetzen wurden berichtet. Durch die Hyperthyreose selbst können ebenfalls leicht Veränderungen der Leberenzyme und alkalischen Phosphatase (Knochen-AP) hervorgerufen werde. In Einzelfällen wurden beschrieben: generalisierte Lymphadenopathie, akute Speicheldrüsenschwellung, Thrombopenien, Panzytopenien, Polyneuropathien, ein medikamentös induzierter Lupus erythematodes und Thyreostatika-, nicht Hyperthyreose-bedingter Haarausfall. Weitere seltene und vorübergehende Nebenwirkungen sind gastrointestinale Störungen, Übelkeit und Kopfschmerzen.

Warnhinweise
Patienten sollten vor Behandlungsbeginn auf die Symptome einer Agranulozytose (Stomatitis, Pharyngitis, Fieber) hingewiesen werden. Sie sollten bei Auftreten derartiger Symptome, besonders in den ersten Therapiewochen, das Medikament unverzüglich absetzen und sich zu einer Blutbildkontrolle zum Arzt begeben. Bei Überdosierungen kann es zu einer subklinischen oder klinischen Hypothyreose sowie zum Strumawachstum kommen, bedingt durch den TSH-Anstieg. Aus diesem Grund ist nach Erreichen der euthyreoten Stoffwechsellage eine Dosisreduktion oder ggf. Levothyroxinzugabe erforderlich. Nicht sinnvoll ist es, das Thyreostatikum zu diesem Zeitpunkt bereits ganz abzusetzen.

Wechselwirkungen
Iodmangel verstärkt, Iodüberschuß verringert die Wirkung von Thyreostatika, die intrathyreoidal angereichert werden und mit Iod in einer Kompetition um die Schilddrüsenperoxidase stehen. Mitteilungen über den Einfluß anderer Pharmaka liegen nicht vor.

Dosierung mit Einzel- und Tagesgaben
Die Anfangsdosis ist individuell nach Art und Schwere der Hyperthyreose festzulegen: Thiamazol und Carbimazol 10–15 mg in leichteren Fällen, 20–30 mg in schwereren Fällen und 40–60 mg in schweren Fällen. Es erfolgt entsprechend der Normalisierung des klinischen Befundes und der Laborkontrollen die schrittweise Reduktion bis zur Erhaltungsdosis (durchschnittlich 5–10 mg). Da Thyreostatika strumigen wirken, kann eine Levothyroxinzugabe während der Erhaltungstherapie sinnvoll sein. In der Schwangerschaft sollte die Erhaltungsdosis möglichst niedrig gehalten werden und grundsätzlich keine zusätzliche Gabe von Levothyroxin erfolgen.

Bei Kindern wird eine Anfangsdosis von 0,5–0,7 mg/kg KG und eine Erhaltungsdosis von 0,3–0,5 mg/kg KG empfohlen.

Art und Dauer der Anwendung
In der Anfangsphase erfolgt bei höherer Dosierung die Einnahme der Tagesdosis in 2–3 Einzeldosen mit ausreichend Flüssigkeit nach den Mahlzeiten, später genügt die einmalige Gabe nach dem Frühstück. Eine intravenöse Applikationsform ist nur von Thiamazol erhältlich.

Die Therapiedauer richtet sich nach der Ursache der Hyperthyreose. Die Schilddrüsenoperation kann nach Erreichen der euthyreoten Stoffwechsellage durchgeführt werden und das Medikament am Operationstag abgesetzt werden. Bei der Radioiodtherapie einer Autonomie der Schilddrüse ist darauf zu achten, daß zum Therapiezeitpunkt TSH nicht durch eine Übertherapie ansteigt und dadurch das paranoduläre Gewebe aktiviert wird. Nach einer Radioiodtherapie kann eine Fortführung der thyreostatischen Therapie für weitere 2–3 Monate erforderlich sein.

Notfallmaßnahmen, Symptome und Gegenmittel
Eine wirksame Gegenmaßnahme bei Hypothyreose und Strumawachstum infolge einer Überdosierung ist abgesehen von der notwendigen Dosisreduktion/Medikamentenpause die Zugabe von Levothyroxin.

Pharmakologische Eigenschaften
Thiamazol, Carbimazol und Propylthiouracil hemmen den Iodeinbau in Tyrosin und damit die Neusynthese von Schilddrüsenhormonen, Perchlorat hemmt die aktive Iodidaufnahme in die Schilddrüse. Nicht beeinflußt wird die Freisetzung synthetisierter Schilddrüsenhormone. Hierdurch erklärt sich eine im Einzelfall unterschiedlich lange Latenzperiode bis zur Normalisierung der Serumkonzentrationen von Thyroxin und Triiodthyronin und der damit verbundenen klinischen Besserung. Nicht beeinflußt wird auch die Hyperthyreose infolge Destruktion von Schilddrüsenzellen, z. B. nach einer Thyreoiditis.

Pharmakokinetik
Die Resorption von Thyreostatika erfolgt rasch und vollständig. Carbimazol wird bereits während oder unmittelbar nach der Resorption in Thiamazol umgewandelt. Maximale Serumspiegel werden binnen einer Stunde erreicht, die Plasmaeiweißbindung von Thiamazol ist zu vernachlässigen, Propylthiouracil weist eine höhere Plasmaeiweißbindung auf, die Plasmahalbwertszeit von Thiamazol liegt bei 3 h und ist bei Leberinsuffizienz verlängert. Thiamazol wird in der Schilddrüse angereichert und dort nur langsam metabolisiert, so daß sich trotz schwankender Serumspiegel ein Konzentrationsplateau bildet. Aus diesem Grunde weist eine Einzeldosis von Thiamazol eine Wirkdauer von fast 24 h auf. Die Elimination erfolgt renal und biliär, ein Teil wird im Darm rückresorbiert. Nur ein geringer Teil des Medikamentes wird unverändert im Urin ausgeschieden. Die Kinetik ist unabhängig von der Schilddrüsenfunktionslage.

Literatur

Bücher

Bardin CW. Current Therapy in Endocrinology and Metabolism. Fifth Edition. Missouri: Mosby; 1994.

Bauch K, Neser F, Ortweiler W. Lexikalisches Kompendium der Medizin: Schilddrüse. Basel: Aesopus; 1994.

Braverman LE, Utiger RD. The Thyroid. Seventh Edition. Philadelphia, New York, London, Hagerstown: Lippincott-Raven; 1996.

Buhr HJ, Mann B. Operationskurs Schilddrüse. Pathophysiologie und operative Technik. 2. erweiterte Auflage. Berlin: Blackwell; 1998.

Classen M, Dierkesmann R, Heimpel H, Kalden JR, Koch KM, Meyer J, Spengel FA, Ziegler R. Rationelle Diagnostik und Therapie in der Inneren Medizin. München: Urban & Schwarzenberg; 1996.

Dröse M. Punktionszytologie der Schilddrüse. Stuttgart: Schattauer; 1995.

Hehrmann R. Schilddrüsenerkrankungen. Ursachen, Erkennung, Verhütung und Behandlung. 3. Auflage. Stuttgart: Gustav Fischer; 1998.

Herrmann F, Müller M. Endokrinologie für die Praxis. 2. Aufl. Leipzig, Berlin, Heidelberg: Barth; 1992.

Horster FA. Schilddrüsenkrankheiten, Diagnose und Therapie in der Praxis. Köln: Dt. Ärzte-Verlag; 1989.

Köbberling J, Pickardt CR. Struma. Berlin, Heidelberg, New York: Springer; 1990.

Meng W. Schilddrüsenerkrankungen. 3. Aufl. Jena, Stuttgart: Fischer; 1992.

Meng W, Pinchera A. Autoimmune Hyperthyreose. Berlin: Blackwell; 1997.

Pfannenstiel P, Hotze LA, Saller B. Schilddrüsenkrankheiten. Diagnose und Therapie. 3. Aufl. Berlin: Berliner Medizinische Verlagsanstalt GmbH; 1997.

Pfannenstiel P, Hotze LA. Neue und vergessene Aspekte der Therapie von Iodmangelstrumen. Frankfurt: pmi; 1996.

Reinwein D, Weinheimer B. Schilddrüse 1993, Therapie der Hyperthyreose. Berlin: de Gruyter; 1994.

Reinwein D, Benker G. Endokrinologie und Stoffwechsel, Checkliste. 3. Aufl. Stuttgart, New York: Thieme; 1996.

Röher HD. Endokrine Chirurgie. Stuttgart, New York: Thieme; 1987.

Röher HD, Weinheimer B. Schilddrüse 1991, Therapie der Struma. Berlin: de Gruyter; 1992.

Schicha H, Schober O. Nuklearmedizin. Stuttgart: Schattauer; 1997.

Schicha H. Nuklearmedizin 2. Aufl. Stuttgart: Schattauer; 1993.

Schober O. Nuklearmedizinische In-Vivo-Untersuchung. Stuttgart: Schattauer; 1994.

Usadel KH, Weinheimer B. Schilddrüse 1995, Schilddrüsenerkrankungen in verschiedenen Lebensabschnitten. Berlin: de Gruyter; 1996.

Ziegler R, Pickardt CR, Willig RP. Rationelle Diagnostik in der Endokrinologie. Stuttgart, New York: Thieme; 1993.

Ziegler R, Landgraf R, Müller OA, von zur Mühlen A. Rationelle Therapie in der Endokrinologie. Stuttgart, New Yok: Thieme; 1997.

Übersichten und ausgewählte Originalarbeiten in Zeitschriften

Allgemeines, Diagnostik, Methoden

Bähre M, Hilgers R, Lindemann C, Emrich D. Thyroid autonomy: sensitive detection in vivo and estimation of its functional relevance using quantified high resolution scintigraphy. Acta Endocrinol (Copenh) 1988; 117: 145–153.

Becker W. Nuklearmedizinische Verfahren in der Diagnostik von Schilddrüsenerkrankungen. Nuklearmediziner, 1995; 18: 105–118.

Brunn J, Block U, Bos U, Kunze WP, Sciba PC. Volumetrie der Schilddrüsenlappen mittels Real-Time-Sonographie. Dtsch Med Wschr 1981; 41: 1338–1340.

Costagliola S, Morgenthaler NG, Hoermann R, Badenhoop K, Struck J, Freitag D, Poertl S, Weglohner W, Hollidt JM, Quadbeck B, Dumont JE, Schumm-Draeger PM, Bergmann A, Mann K, Vassart G, Usadel KH. Second generation assay for thyrotropin receptor antibodies has superior diagnostic sensitivity for Graves' disease. J Clin Endocrinol Metab. 1999; 84: 90–97.

Derwahl M, Goretzki PE, Mann K. Molecular Aspects in the Pathogenesis and Diagnostics of Thyroid Diseases. Exp Clin Endocrinol Diabetes, 1996; 104 (Suppl 4): 1–132.

Derwahl KM. Spezielle Laboruntersuchungen bei der Diagnose und Therapie von Schilddrüsenkrankheiten. Der Nuklearmediziner 1995; 2: 95–103.

Emrich D, Erlenmaier U, Pohl M, Luig H. Determination of the autonomously functioning volume of the thyroid. Eur J Nucl Med 1993; 20: 410–414.

Gutekunst R, Becker W, Hehrmann R, Olbricht T, Pfannenstiel P. Ultraschalldiagnostik der Schilddrüse. Dtsch Med Wschr 1988; 113: 1109–1124.

Hörmann R. TSH-Rezeptorantikörper beim Morbus Basedow. In: Reinwein D, Weinheimer B. Schilddrüse 1993. Therapie der Hyperthyreose. 11. Konferenz über die menschliche Schilddrüse Heidelberg. Henning Symposium. Berlin, New York: Walter de Gruyter; 1994; 13–22.

Mann K, Hörmann R. Schilddrüsenkrankheiten. In: Therapiehandbuch, München: Urban & Schwarzenberg; 1996; K11–15.

Mann K, Saller B, Hoermann R. Update in diagnosis of thyroid diseases. Thyroid International.1997; 2: 1–16.

Olbricht T, Benker G, Reinwein D. Sonographie der euthyreoten Struma im Iodmangelgebiet. Int Welt 1988; 6: 193–199.

Saller B, Esser I, Horn K, Jockenhövel F, Klett M, Köbberling J, Moll C, von zur Mühlen A, Raue F, Schober O, Schürmeyer Th, Schuppert F, Mann K. Diagnostik und Therapie von Schilddrüsenkrankheiten. Empfehlungen zur Qualitätssicherung. Teil 1 – Diagnostik von Schilddrüsenkrankheiten. Internist.1997; 38: 177–185.

Scherbaum WA, Paschke R. Bedeutung von Schilddrüsenantikörpern in Diagnose und Verlauf von Schilddrüsenerkrankungen. Internist 1995; 36: 303–309.

Schicha H. Wann zum Hausarzt, wann zum Spezialisten? Therapiewoche 1992; 42: 160–171.

Schuppert F, Brabant G, Dralle H, Grüters A, Hehrmann R, Hintze G, Hüfner M, Kahaly G, Mann K, Saller B, Schicha H, Schumm-Draeger PM, von zur Mühlen A. Diagnostik und Therapie von Schilddrüsenkrankheiten. Empfehlungen zur Qualitätssicherung. Teil 2 – Therapie von Schilddrüsenkrankheiten. Internist.1997; 38: 272–280.

Spencer CA, Schwarzbein D, Guttler RB, Lo Presti JS, Nicoloff JT. Thyrotropin (TSH)-releasing hormone stimulation test responses employing third and fourth generation TSH assays. J Clin Endocrinol Metab 1993; 76: 494–498.

Struve C, Hinrichs J. Schilddrüsenvolumina und Häufigkeit herdförmiger Veränderungen bei schilddrüsengesunden Männern und Frauen verschiedener Altersstufen. Dtsch Med Wschr 1989; 114: 283–287.

Vassart G, Dumont JE. The thyrotropin receptor and the regulation of thyrocyte function and growth. Endocr Rev 1992; 13: 596–611.

Struma, Iodmangel und Prävention

Delange F. The disorders induced by iodine deficiency. Thyroid 1994; 4: 107–128.

Feldkamp J, Röher HD, Scherbaum WA. Rezidivprophylaxe und medikamentöse Therapiestrategien nach Operationen an der Schilddrüse. Dt Ärztebl. 1998; 95: A-2324–2328.

Gärtner R, Dugrillon A. Vom Iodmangel zur Struma. Pathophysiologie der Iodmangelstruma. Internist. 1998; 39: 666–573.

Gärtner R, Greil W, Demhartner R, Horn K. Involvement of cyclic AMP, iodine and metabolites of arachidonic acid in the regulation of cell proliferation of isolated porcine thyroid follicies. Mol Cell Endocrinol 1985; 42: 145–155.

Gärtner R. Struma. Pathophysiologie und Definition des Krankheitsbildes. In: Struma. Köbberling J, Pickardt CR. Berlin, Heidelberg, New York: Springer; 1990; 7–13.

Großklaus R, Somogyi A. Notwendigkeit der Iodsalzprophylaxe. bga Schriften 3/94 München: MMV; 1994.

Grüters A, Schumm-Draeger P. Diagnostik und Therapie von Schilddrüsenfunktionsstörungen bei Jugendlichen. Kinderarzt 1998; 29: 44–50.

Gutekunst R, Magiera U, Teichert HM. Iodmangel in der Bundesrepublik Deutschland. Med Klinik 1993; 88: 525–528.

Hampel R, Kühlberg T, Klein K, Jerichow JU, Pichmann EG, Clausen V, Schmidt I. Strumaprävalenz in Deutschland größer als bisher angenommen. Med Klinik 1995; 90: 342–349.

Hehrmann R. Iodmangelstruma: Medikamentöse Therapie bei Kindern, Judendlichen, jungen Erwachsenen und Schwangeren. Apotheker J 1994; 16: 29–34.

Hintze G. Struma. Internist 1993; 34: 987–1001.

Kahaly G, Dienes HP, Beyer J, Hommel G. Randomized, double blind, placebo-controlled trial of low dose iodide in endemic goiter. J Clin Endocrinol Metab. 1997; 82: 4049–4053.

Klett M. Iodmangel und Iodprophylaxe. Pharmazeutische Rundschau 1995; 5.

Manz F, Fuchs A, Terwolbeck K, Wiese B, Lombeck I. Iodversorgung gesunder Säuglinge in Deutschland. Klin Pädiat. 1993; 205: 424–428.

Meng W. Deutschland – ein Iodmangelgebiet. Dtsch Ärztebl, 1994; 19: 1366–1370.

Rendl J, Börner W. Iod und Autoimmunthyreoiditis. Nuklearmediziner 1993; 16: 209–218.

Saller B, Hoermann R, Ritter MM, Morell R, Kreisig T, Mann K. Course of thyroid iodine concentration during treatment of endemic goitre with iodine and a combination of iodine and levothyroxine. Acta Endocrinol (Copenh) 1991; 125: 662–667.

Scriba PC, Beckers et al. Goitre and iodine deficiency in Europe. Report of the subcommitte for the study of endemic goitre and iodine deficiency of the European Thyroid Association. Lancet 1985; 1289–1293.

Scriba PC, Gärtner R, Heufelder AE. Kontroversen in der Behandlung benigner Schilddrüsenerkrankungen. Internist, 1994; 35: 346–354.

Scriba PC, Pickardt CR. Iodprophylaxe in Deutschland. Dtsch Ärztebl 1995; 21: 1529–1531.

Seeler M. Die Folgen des Iodmangels in der Frauenheilkunde und Geburtshilfe. Pharmazeutische Zeitung. 1996; 15: 11–16.

Hyperthyreose, Morbus Basedow, Autonomie, endokrine Orbitopathie

Azizi F. Enviromental iodine intake affects the response to methimazole in patients with diffuse toxic goiter. J Clin Endocrinol Metab 1985; 61: 374–377.

Bahn RS, Heufelder AE. Pathogenesis of Graves' ophthalmopathy. N Engl J Med 1993; 11; 329 (20): 1468–1475.

Bartalena L, Marcocci C, Chiovato L, Laddaga M, Lepri G, et al. Orbital cobalt irradiation combined with systemic corticosteroids for Graves´ ophthalmopathy: comparison with systemic corticosteroids alone. J Clin Endocrinol Metab 1983; 56: 1139–1144.

Boergen KP. Ophthalmological diagnosis in autoimmune orbitopathy. Exp Clin Endocrinol 1991; 97: 235–242.

Burch HB, Wartofsky L. Graves´ ophthalmopathy: current concepts regarding pathogenesis and management. Endocr Rev 1993; 14: 747–793.

Burch HB, Wartofsky L. Life-threatening thyrotoxicosis. Thyroid storm. Endocrinol Metab Clin North Am 1993; 22: 263–267.

Cooper D. Antithyroid drugs. N Engl J Med 1984; 311: 1353–1362.

Dralle H, Schober O, Hesch RD. Operatives Therapiekonzept der Immunthyreopathie. Langenbecks Arch Chir 1987; 371: 217–232.

Esser J, Sauerwein W, Olbricht T. Corticoid- und Strahlentherapie bei endokriner Orbitopathie. Nuklearmediziner 1995; 18: 163–177.

Feldt-Rasmussen U, Schleusener H, Carayon P. Meta-analysis evaluation of the impact of thyrotropin receptor antibodies on long term remission after medical therapy of Graves´ disease. J Clin Endocrinol Metab 1994; 78:98–102.

Förster G, Kahaly G. Endokrine Orbitopathie 1998. Med Klin. 1998; 93: 365–373.

Frilling A, Goretzki PE, Horster FA, Grußendorf M, Röher HD. Subtotale Schilddrüsenresektion bei thyreotoxischer Krise. Dtsch med Wschr 1990; 15: 735–739.

Gemsenjäger E. Die chirurgische Behandlung der autonomen Knotenstruma. Schweiz Med Wschr 1992; 122: 687–692.

Goretzki PE, Wahl RA, Branscheid D, Joseph K, Tsuchiaya A, Röher HD. Indication for operation of patients with autonomously functioning thyroid tissue in endemic goiter areas. World J Surg 1985; 9: 149–155.

Hashizume K, Ichikawa K, Sakurai A et al. Administration of thyroxine in treated Graves' disease. Effects on the level of antibodies to thyroid-stimulating hormone receptors and on the risk of recurrence of hyperthyroidism. N Engl J Med 1991; 324: 947–953.

Hehrmann R. Die thyreotoxische Krise. Fortschr Med. 1996; 10: 3–6.

Hintze G. Oligosymptomatische Formen der Hyperthyreose. Klin Wschr 1990; 68: 647–649.

Hofbauer LC, Hörmann R, Heufelder AE. Morbus Basedow: Neuester Stand zur Pathogenese, Diagnostik und Therapie. Dtsch Ärztebl 1996; 93: A-2690–2696.

Kahaly G, Stover C. Therapie der endokrinen Orbitopathie. In: Allolio B, Olbricht T, Schulte HM. 1. Intensivkurs für Klinische Endokrinologie: Essen, 2.–5. Okt. 1991; Fortbildungsveranstaltung der DGE. Frankfurt: PMI 1991; 428–439.

Lippi F, Ferrari C, Manetti L, Rago T, Santini F et al. Treatment of solitary autonomous thyroid nodules by percutaneous ethanol injection: results of an italian multicenter study. J Clin Endochrol Metab 1996; 81: 3261–3264.

Mann K. Schwere Verlaufsformen einer Hyperthyreose bis hin zur thyreotoxischen Krise. Klin Wschr 1990: 68: 650–653.

Mann K. Thyreotoxische Krise. In: Usadel KH, Weinheimer B. Schiddrüse 1995, Schilddrüsenerkrankungen in verschiedenen Lebensabschnitten. Berlin: de Gruyter; 1996.

Mann K, Hoermann R. Antithyreoidale und TSH-suppressive Behandlung bei M. Basedow? Internist 1998; 39: 607–609.

Mann K, Gieseler R, Hoermann R. Ätiopathogenese des Morbus Basedow. Z ärztl Fortbild Qualsich. 1999; 93 (Suppl1): 29–34.

Meng W. Diagnsostik und Therapie der endokrinen Orbitopathie. Münch Med Wochenschr. 1997; 6: 74–78.

Meyer-Geßner M, Benker G, Olbricht T, Windeck R, Cissewski K, Reiners C, Reinwein D. Nebenwirkungen der antithyreoidalen Therapie der Hyperthyreose. Dtsch Med Wschr 1989; 114: 166–171.

Nolte W, Müller R, Hüfner M. Die Behandlung iodinduzierter Hyperthyreosen. Med Klinik 1995; 90: 246–253.

Parma J, Duprez L, Van Sande J, Paschke R, Tonacchera M, Dumont J, Vassad G: Constitutively active receptors as a disease-causing mechanism. Mol Cell Endocrinol 1994; 100: 159–162.

Paschke R. Konstitutiv aktivierende Mutationen des TSH-Rezeptors als Hyperthyreoseursache – Pathophysiologische und diagnostische Bedeutung. Dtsch Ärztebl 1995; 40: 2648–2654.

Paschke R, Ludgate M. The thyrotropin receptor in thyroid diseases. N Engl J Med. 1997; 337: 1675–1681.

Perros P, Crombie AL, Kendall-Taylor P. Natural history of thyroid associated ophthalmopathy. Clin Endocrinol. 1995; 42: 45–50.

Reiners C. Radioiodtherapie: Indikation, Durchführung und Risiken. Dtsch Ärztebl 1993; 45: 1996: 3003.

Reinwein D, Scriba PC. The Various Types of Hyperthyroidism. München, Vienna, Baltimore: Urban & Schwarzenberg; 1990.

Reinwein D, Benker G, Lazarus JH, Alexander WD, and the European Multicenter Study Group on antithyroid drug treatment. A prospective randomized trial of antithyroid drug dose in Graves´ disease therapy. J Clin Endocrinol Metab 1993; 76: 1516–1521.

Reinwein D, Roeher HD, Emrich D. Therapie der Hyperthyreose: aktueller Stand. Dtsch med Wschr 1993; 118: 1036–1043

Rosch RJ. Stressful life events and Graves´ disease. Lancet 1993; 342: 566–567.

Sandrock D, Olbricht T, Emrich D, Benker G, Reinwein D. Long-term follow-up in patients with autonomous thyroid adenoma. Acta Endocrinol (Copenh) 1993; 128: 51–55.

Saller B, Mann K. Iodinduzierte Hyperthyreose. Nuklearmediziner 1995; 18: 266–274.

Schleusener H, Schwander J, Fischer C, Holle R, Holl G et al. Prospective multicenter study on the prediction of relapse after antithyroid drug treatment in patients with Graves´ disease. Acta Endocrinol (Copenh) 1989; 120: 689–701.

Smith BR, McLachlan SM, Furmaniak J. Autoantibodies to the thyrotropin receptor. Endocr Rev 1988; 9: 106–121.

Studer H, Derwahl M. Mechanism of nonneoplastic endocrine hyperplasia – a changing concept: a review focused on the thyroid gland. Endocr Rev 1995; 16: 411–426.

Tallstedt L, Lundell G, Torring O et al. Occurrence of ophthalmopathy after treatment for Graves‘ hyperthyroidism. N Engl J Med 1992; 326: 1733–1738.

Volpe R. Autoimmunity causing thyroid dysfunction. Endocrinol Metab Clin North Am 1991; 20: 565–587.

Wahl RA, Greuling K, Dyck R, Pfannenstiel P. Operative Therapie der immunogenen Hyperthyreose. Akt Endokrinol Stoffw 1992: 13: 47–52.

Wartofsky L, Glinoer D, Solomon B, Lagasse R. Differences and similarities in the treatment of diffuse goiter in Europe and the United States. Exp Clin Endocrinol 1991; 97: 243–251.

Weetman AP, McGregor AM. Autoimmune thyroid disease: further developments in our understanding. Endocr Rev 1994 15: 788–830.

Hypothyreose, Thyreoiditis

Mann K, Hörmann R. Stellt die subklinische Hypothyreose eine Behandlungsindikation dar? Nuklearmediziner 1991; 14: 158–182.

Meng W. Diagnose und Therapie der Hypothyreose im Erwachsenenalter. Z ärztl Fortbildung 1996; 90: 43–49.

Roti E, Emerson CH. Clinical review 29: Postpartum thyroiditis. J Clin Endocrinol Metab 1992; 74: 3–5.

Schatz H, Löbig H. Postpartum-Thyreoiditis. Nuklearmediziner 1993; 16: 197–208.

Schumm-Draeger PM. Thyreoiditis. Internist. 1998; 39: 594–598.

Toft AD. Thyroxine therapy . N Engl J Med 1994; 331: 174–80.

Schilddrüsenkarzinom

Belfiore A, La Rosa GL, La Porta GA, Giuffrida D, Milazzo G, Lupo L et al. Cancer risk in patients with cold thyroid nodules: relevance of iodine intake, sex, age, and multinodularity. Am J Med 1992; 93: 363–369.

Benker G, Reiners C. Schilddrüsenkarzinome. In: Seeber S, Schütte J. Therapiekonzepte Onkologie, 2. Aufl. Berlin, Heidelberg, New York: Springer; 1995.

Frank-Raue K, Höppner W, Frilling A et. al. Mutations of the ret protooncogene in German multiple endocrine neoplasia families: relation between genotype and phenotype. J Clin Endocrinol Metab 1996; 81: 1780–1783.

Frilling A, Liedke MO. Medulläres Schilddrüsenkarzinom. Sporadisch/Familiär. Wann und warum ein Screening? Internist; 1998; 39: 588–591.

Georgi P, Emrich D, Heidenreich P, Moser E, Reiners C, Schicha H. Radioiodtherapie des differenzierten Schilddrüsenkarzinoms. Empfehlungen der Arbeitsgemeinschaft

Therapie der Deutschen Gesellschaft für Nuklearmedizin. Nuklearmedizin 1992; 31: 151–153.

Grimm O, Dralle H. Current primary surgery of thyroid carcinoma. Onkologie 1995; 18: 8–15.

Hedinger C, Willmans ED, Sobin LH. Histological typing of thyroid tumors, WHO International histological classification of tumours No. 11, Second Edition. Berlin, Heidelberg, New York: Springer; 1988.

Mann K. Schilddrüsenkarzinome. In: Wilmans W, Huhn D, Wilms K. Internistische Onkologie. Stuttgart, New York: Thieme; 1994; 600–611.

Mazzaferri EL. Thyroid cancer in thyroid nodules: finding a needle in the haystack. Am J Med 1992; 93: 359–362.

Mazzaferri EL, Jhiang SM. Long-term impact of initial surgical and medical therapy on papillary and follicular thyroid cancer. Am J Med 1994; 97: 418–428.

Raue F, Scherübl H. Medikamentöse Therapie des Schilddrüsenkarzinoms. Med Welt 1993; 44: 692–696.

Raue F, Frank-Raue K, Höppner W, Frilling A. Multiple endokrine Neoplasie Typ 2. Dtsch Ärztebl 1994; 49: 2520–2523.

Raue F, Frank-Raue K, Grauer A. Multiple endocrine neoplasia type 2. Clinical features and screening. Endocrinol Metab Clin North Am 1994; 23: 137–156.

Reiners C, Biko J, Bauer W, Demidchik EP. Schilddrüsenkrebs bei weißrussischen Kindern nach dem Reaktorunfall von Tschernobyl. Kinderarzt. 1995; 10: 16–21.

Ritter M. Höppner W. Multiple Endokrine Neoplasien (MEN). Internist. 1999; 40: 486–492.

Williams ED. Thyroid tumorigenesis. Horm Res 1994; 42: 31–34.

Besondere Situationen und Organmanifestationen

Buchfelder M, Fahlbusch R, Becker W, Mann K. TSH-sezernierende Hypophysenadenome. Med Welt 1991; 42: 1033–1037.

Chanson P, Weintraub BD, Harris AG. Octreotide therapy for thyroid-stimulating hormone-secreting pituitary adenomas. A follow-up of 52 patients. Ann Intern Med 1993; 119: 236–240.

Delange F, Benker G, Caron Ph, Eber O, OHW, Peter F et al. Thyroid volume and urinary iodine in European school children: standardization of values for assessment of iodine deficiency. Europ J Endocrinol, 1997; 136: 180–187.

Frilling A, Röher HD. Schilddrüsenchirurgie im Alter – Operationsrisiko. Med Welt 1992; 43: 800–803.

Glinoer D. Maternal thyroid function in pregnancy. J Endocrinol Invest 1993; 16: 374–378.

Grüters A, Helge H. Pädiatrische Aspekte des Morbus Basedow in der Schwangerschaft. Akt Endokrinol Stoffw 1992; 13: 32–36.

Grüters A, Delange F, Giovannelli G, Klett M, Rochiccioli P et al. Guidelines for neonatal screening programs for congenital hypothyroidism. European Society for Pediatric Endocrinology Working Group on Congenital Hypothyroidism. Horm Res 1994; 41: 1–2.

Grüters A, Finke R, Krude H, Meinhold H. Etiological grouping of permanent congenital hypothyroidism with a thyroid gland in situ. Horm Res 1994; 41: 3–9.

Herrmann J. Diagnostik und Therapie der Hyperthyreosen im höheren Lebensalter. Med Welt 1992; 43: 790–792

Heufelder AE, Wiersinga WM. Störungen der Schilddrüsenfunktion durch Amiodaron. Dt Ärztebl. 1999; 96: A-853–860.

Hörmann R. Besonderheiten der Hyperthyreose in Schwangerschaft und Stillzeit. In: Usadel KH, Weinheimer B. Schilddrüse 1995, Schild drüsenerkrankungen in verschiedenen Lebensabschnitten. Berlin: de Gruyter, 1996.

Jansen OE. Resistenz gegen Schilddrüsenhormone. Internist. 1998; 39: 613–618.

Kahaly GJ. The thyroid and the heart. Thyroid International. 1998; 4: 1–24.

Kann P, Jocham A, Beyer J. Hypothyreose, Hyperthyreose und Therapie mit Schilddrüsenhormonen: Einflüsse auf das Skelettsystem. Dtsch Med Wschr. 1997; 122: 1392–1397.

McKenzie JM, Zakarija M. Fetal and neonatal hyperthyroidism and hypothyroidism due to maternal TSH receptor antibodies. Thyroid 1992; 2: 155–159.

Menken KU, Engelhardt S, Olbricht T. Schilddrüsenvolumina und Iodurie bei Kindern im Alter von 2–16 Jahren. Dtsch Med Wschr 1992; 117: 1047–1051.

Niepomniszcze H, Huaier Amad R. Skin disorders associated with and dependent on thyroid abnormalities. Thyroid International. 1998; Suppl 1: 1–11.

Perrild H, Grüters-Kieslich A, Feldt-Rasmussen U, Grant D, Martino E et al. Diagnosis and treatment of thyrotoxicosis in childhood. A European questionnaire study. Eur J Endocrinol 1994; 131: 467–473.

Refetoff S, Weiss RE, Usala SJ. The syndromes of resistance to thyroid hormone. Endocr Rev 1993; 14: 348–399.

Reinhardt W, Jockenhövel F, Deuble J, Chatterjee VKK, Reinwein D, Mann K. Schilddrüsenhormonresistenz: unterschiedlicher klinischer Ausprägungsgrad bei fünf Patienten. Nuklearmed. 1997; 36: 250–255.

Reinhardt W, Mann K. Non-thyroidal Illnes oder Syndrom veränderter Schilddrüsenhormonparameter bei Patienten mit nichtthyreoidalen Erkrankungen. Med Klin. 1998; 93: 662–668.

Sawin CT, Geller A, Wolf PA, Belanger AJ, Baker E et al. Low serum thyrotropin concentrations as a risk factor for atrial fibrillation in older persons. N Engl J Med 1994; 331: 1249–1245.

Scriba PC, Pickardt CR. Iodprophylaxe in der Schwangerschaft. Dtsch Med Wschr 1994; 119: 1339–1340.

Staub JJ, Althaus BU, Engler H, Ryff AS, Trabucco P et al. Spectrum of subclinical and overt hypothyroidism: effect on thyrotropin, prolactin, and thyroid reserve, and metabolic impact on peripheral target tissues. Am J Med 1992; 92: 631–642.

Strahlenschutzkommission. Iodmerkblätter. 1997.

Stubbe P. Schilddrüsenerkrankungen im Kindesalter. Therapiewoche 1991; 41: 2631.

Wenzel KW. Schilddrüsenfunktionstests und Medikamente. Münch Med Wschr. 1996; 40: 658–661.

Sachwortverzeichnis

S